Après l'accouchement

SYLVIA GAUSSEN

Après l'accouchement

Le guide complet de la période postnatale

Préface du Dr Daniel de Pariente
Illustrations de Christiane Schaeffer Cinqualbre

J'AI LU
Bienêtre

Précédemment publié sous le titre :
Le Guide de l'après-accouchement

Pour Adrien et Laure, les plus belles
raisons de vivre un « dixième mois »

Préface

Il faut saluer la réédition du livre de Sylvia Gaussen, qui décrit avec talent cette période postnatale débutant à la maternité avec l'accouchement et se prolongeant au domicile avec des phénomènes physiologiques, physiques ou psychiques frôlant parfois le pathologique, voire en faisant partie. C'est ce qu'elle appelait fort justement le dixième mois, en mettant l'accent sur la période heureuse et souvent difficile du post-partum immédiat – et il faut féliciter Sylvia Gaussen de souligner ainsi l'état maternel.

En effet, la plupart du temps, les guides du « bien accoucher » ou du « bien s'occuper de son bébé » sont assez succincts sur l'état des jeunes mamans, car l'on sait que cette période de l'après-accouchement est réellement inconfortable : fatigue physique légitime, manque de sommeil, anxiété, inquiétude, inexpérience et, surtout, douleurs qui dominent la scène.

Sylvia Gaussen a raison de se révolter contre l'indifférence, contre cette attitude plus ou moins blasée, plus ou moins réconfortante, qui consiste à recommander la patience. Il n'est pas exagéré de se demander si nous n'avons pas fait se déplacer le moment de la douleur de l'accouchement à la période post-partum, toutes proportions gardées bien sûr. En effet, un bon nombre de femmes peuvent accoucher, si tel est leur désir, à l'aide d'une analgésie péridurale, qui autorise le plus souvent la naissance quasi indolore d'un superbe bébé – en espérant toutefois que cette pratique ne diminue pas, faute de praticiens compétents et disponibles en nombre suffisant.

Et ensuite, n'observe-t-on pas dans la première semaine une relative démission médicale ? Alors que l'après-naissance, moment le plus douloureux, survient inéluctablement, les prescriptions deviennent économes afin de respecter l'allaitement, et les produits utilisés sont peu actifs. Quant aux petits moyens, ils ne sont guère utilisés, faute d'être connus.

Ce livre a le double mérite de répondre aux désirs des accouchées, tant pour les conseils pratiques concernant les soins que pour l'approche personnelle de cette situation, et d'interroger utilement les équipes des maternités sur le traitement, ou plutôt l'absence de traitement des difficultés du post-partum. J'espère que d'autres se joindront à Sylvia Gaussen et à moi. Il ne s'agit pas de médicaliser à outrance l'après-naissance, mais il ne faut pas oublier que la médicalisation si décriée a fait ses preuves au cours du siècle qui vient de s'écouler. Ses excès ne doivent pas provoquer un retour à un soi-disant âge d'or naturel lors du prochain millénaire. La médicalisation bien comprise, qui veille à la normalité du phénomène naturel, doit surtout permettre d'éviter les aspects douloureux, gênants, voire contraignants.

Sylvia Gaussen, qu'elle en soit remerciée et félicitée ici, fait profiter les jeunes mamans de tous les conseils qu'elle a su recueillir. Elle les informe sur tout ce que les différentes spécialités médicales, officielles ou non, peuvent leur offrir et les encourage à les utiliser sans crainte. Elle les aide à s'adapter à cette situation difficile, pas toujours heureuse, pour s'engager dans une renaissance physique et psychique, pour elles-mêmes, leur couple et leur enfant.

Dr Daniel De Pariente

Introduction

Lors de ma quatorzième douche de la journée, j'ai vraiment commencé à me fâcher. Pourquoi avais-je si mal ? Personne ne m'avait prévenue que les jours qui suivaient l'accouchement pouvaient être aussi pénibles. J'avais pourtant suivi des cours de préparation avec une sage-femme, longuement discuté avec mes amies, lu une dizaine de livres sur la grossesse. Aucun d'entre eux ne m'avait signalé que j'aurais l'impression d'avoir l'intérieur passé à la râpe à fromage ni que les hémorroïdes pourraient faire aussi mal ni qu'il me serait impossible de trouver une position confortable, même allongée. J'étais dans une maternité de grand renom, mais hormis un petit comprimé antalgique quatre fois par jour, personne ne me proposait d'astuce ou de remède paramédical pour soulager tous ces désagréments (l'astuce de l'eau tiède, je l'ai découverte toute seule – d'où mes dix-sept douches le deuxième jour après l'accouchement). Par un mauvais hasard, la sage-femme que j'aimais bien était en stage et mon médecin se rendait à un mariage à la campagne : il n'y avait pas beaucoup de réconfort à attendre de ce côté-là.

Une fois rentrée à la maison, je me suis retrouvée sans mari (en mission prolongée à l'étranger, il avait dû regagner son poste immédiatement après l'accouchement), sans mère ni belle-mère, dans une ville que je connaissais mal, donc sans le fameux « réseau de soutien » que je prône dans ce livre. Comme beaucoup de jeunes mères, je ne pensais pas que mes multiples petits « bobos » justifiaient de déranger mon médecin. Les quelques pages que j'avais pu lire sur l'après-accouchement dans de nombreux guides traitant de la grossesse et de l'accouchement semblaient toutes banaliser ces troubles et n'offraient que peu de conseils autres que l'incontournable « ... et tout rentrera dans l'ordre ». C'est alors que l'idée m'est venue d'écrire mon propre guide de la période postnatale, un livre pour les mères écrit par une mère, rempli de conseils pratiques et de solutions réalistes.

J'ai commencé par en parler à mon médecin : « Vous êtes un accoucheur formidable, mais votre suivi postnatal laisse à désirer... Je vous propose donc de m'aider pour ce projet qui permettra aux femmes de prendre en main leur santé et de mieux savoir quand faire appel à vous. » Enthousiaste, il m'a donné ce qu'un médecin a de plus précieux : son temps. Étant franco-américaine, j'ai pu entreprendre mon enquête des deux côtés de l'Atlantique. Au cours de mes trois années de recherches, cinquante-cinq spécialistes ont accepté de partager avec moi leurs connaissances et de m'apporter leur soutien.

Forte de dix années d'expérience professionnelle en marketing financier, j'ai jugé important d'interroger d'abord mes futures lectrices. J'ai donc distribué un questionnaire anonyme à plus de trois cents mères. Leurs réponses ont corroboré les statistiques nationales : 64 % des femmes gardent un mauvais souvenir de leur période postnatale. De plus, 47 % des jeunes mères ont au moins un problème de santé dans les six semaines qui suivent l'accouchement (mal de dos, migraines, incontinence urinaire...) et les deux tiers de ces femmes en souffrent encore bien après la période postnatale. En effet, la grossesse et l'accouchement ont une fâcheuse tendance à exacerber certains troubles existants ou à en révéler d'autres.

Cinq années après la première parution de ce livre en grand format, voici une nouvelle édition de poche, entièrement réactualisée et mise à jour. Entre-temps, deux éditions sont parues aux États-Unis et j'ai pu rencontrer des centaines de jeunes mamans des deux côtés de l'Atlantique qui m'ont fait part de leurs joies et de leurs peines. Si les techniques médicales ont peu changé ces dernières années, d'autres tendances se sont manifestées en France. Non seulement les futures mamans et les jeunes mères ne se ménagent-elles pas assez, mais elles se laissent également trop influencer par l'attention accordée par la presse aux célébrités qui paraissent se remettre instantanément d'un accouchement. Les taux de césariennes et de prématurité ne cessent d'augmenter. Les séjours en maternité sont de plus en plus courts – une sortie au 3e jour n'est souvent plus considérée comme précoce. Il y a toutefois des éléments positifs. La demande d'allaitement, par exemple, est en forte augmentation. En 2002, le taux d'allaitement en maternité a dépassé le seuil des 50 %. Les jeunes mères ont compris l'importance de la rééducation périnéale et négligent moins les dix séances qui leur sont offertes. Un meilleur accompagnement, notamment avec l'entretien du 4e mois, ainsi qu'une plus grande vigilance permettent de mieux dépister les risques de dépression postnatale. Les femmes s'intéressent de plus près aux médecines douces et aux gymnastiques holistiques. Cette nouvelle édition comprend ainsi une section sur le yoga et la méthode Pilates. Mais la véritable révolution se situe au niveau de l'accès à l'information et au soutien dont peuvent bénéficier les jeunes mères grâce à l'Internet. Même coincée à la maison avec son bébé, une femme peut maintenant s'informer, échanger des avis et des idées avec d'autres mamans dans le cadre de forums et de « tchats », obtenir une écoute et de l'aide. C'est pourquoi cette nouvelle édition comprend de nombreuses adresses de sites Internet qui lui seront d'une aide précieuse.

Dans toutes les cultures autres que la nôtre, la période postnatale est considérée comme un temps de rénovation, de repos et de récupération, avec des traditions et des rituels bien précis. Quelle que soit l'efficacité de ces gestes, ils donnent l'impression à la jeune mère d'être choyée et entourée à un moment extrêmement vulnérable de sa vie – et cela accélère inévitablement sa remise en forme. Ces rituels soulignent le bouleversement physiologique que constituent la grossesse et l'accouchement, et le fait que la jeune mère a besoin de temps pour se remettre. Nos arrière-grands-mères et, pour certaines, grands-mères restaient couchées vingt et un jours après leur accouchement. En 1970, le séjour habituel en maternité était de douze jours. Aujourd'hui, en France, il s'est souvent réduit à trois jours. Dans certains pays européens, telle l'Angleterre, une jeune mère est renvoyée à la maison au bout de six heures. Mais, de retour à la maison, nous sommes en général moins aidées et entourées que ne l'étaient nos mères. On nous dit tellement que la grossesse n'est pas une maladie que nous avons tendance à sous-estimer l'énorme effort physique et psychique que requiert la mise au monde d'un enfant.

Au début du XXe siècle, une femme avait 10 % de risque de mourir en couches à chaque naissance. L'accouchement était la deuxième cause de mortalité après la tuberculose. Aujourd'hui, il est normal de s'attendre à sortir d'une maternité tout à fait indemne. La procréation médicalement assistée, les méthodes de diagnostic prénatal, l'accès à l'anesthésie péridurale nous donnent une perception de la maternité foncièrement différente de celle de nos aïeules. Nous avons maintenant le luxe de vivre l'accouchement comme une expérience enrichissante et de penser au bien-être du bébé. Aussi, chemin faisant, avons-nous un peu oublié qu'il est aussi important de s'occuper de soi.

Nos attentes étant plus importantes que celles des générations précédentes, nous risquons de subir bien plus de déceptions et de frustrations. Nous pensons intégrer sans peine un bébé dans une vie professionnelle structurée souvent depuis longtemps. Nous exigeons de nos conjoints qu'ils deviennent de parfaits pères et les jugeons maintenant sur leur aptitude à donner le bain ou à changer les couches. Et, surtout, nous acceptons mal que la période postnatale soit une période de transition à tous les niveaux, que l'arrivée d'un enfant change notre vie pour toujours, et que cet ajustement demande du temps.

Trop de femmes gardent un mauvais souvenir de leur « dixième mois ». C'est vraiment dommage. Il semblerait exister une espèce de tabou autour du sujet, comme si personne n'osait admettre que cette période de transition peut être pénible. Pourtant, les progrès médicaux dans le domaine de l'après-accouchement sont impressionnants. Une femme avertie, au courant du fonctionnement de son corps, vivra plus sereinement cette période qu'une femme déroutée par des phénomènes qu'elle ne comprend pas et auxquels elle ne s'attend pas.

La plupart des femmes sont motivées pendant leur grossesse. Elles désirent s'informer, « se prendre en main ». Leur suivi médical n'a jamais été aussi intense. Mais, si elles modifient leurs habitudes, c'est surtout pour le bien-être du bébé qui est dans leur ventre... La période de suites de couches devrait être un moment unique pour penser aussi à elles. La remise en forme après l'accouchement est l'occasion d'un nouveau départ pour un mode de vie plus sain. Cela signifie apprendre à bien connaître son corps, savoir identifier ses troubles, s'alimenter correctement, pratiquer régulièrement une gymnastique appropriée, surveiller sa posture et son activité.

On a tellement évoqué l'image de la jeune accouchée bienheureuse que la plupart des jeunes mères n'osent pas parler de leurs troubles et prennent leur mal en patience. Pourtant, de nombreuses solutions existent. Comment soulager soi-même sa douleur ? Quelles précautions prendre ? Comment comprendre ce que l'on ressent ? Comment savoir si une intervention médicale est nécessaire ? Tout au long de ce livre, de nombreux moyens sont indiqués pour vous faciliter la vie. Nous vous parlerons des situations graves qui justifient une consultation médicale immédiate. En plus des traitements de la médecine classique seront proposés les remèdes des médecines complémentaires (homopathie, phytothérapie, aromathérapie, médecine chinoise, thérapies manuelles).

Avertissement

Un livre à consulter après l'accouchement

S'il est utile d'acheter cet ouvrage avant d'accoucher afin de l'avoir à portée de main à la maternité, il est préférable de le consulter après la naissance du bébé. Aucune femme ne souffre jamais de tous les désagréments, gênes et douleurs qui y sont évoqués. Mais chacune pourra y trouver les *sujets* qui la concernent, la réponse à sa question et la solution à son problème.

Le bébé occupant principalement le devant de la scène, c'est volontairement que ce livre ne concerne que la mère. C'est avant tout un ouvrage de référence qui décrit aussi bien les symptômes de pathologies nécessitant une intervention médicale d'urgence, que les conseils et les astuces pratiques pour soulager divers troubles légers du post-accouchement – le tout éclairé par une idée maîtresse : Une maman bien dans sa tête et dans son corps transmettra son bien-être à sa famille.

À tous les maux des remèdes

Les médicaments « classiques »

Ces médicaments sont généralement proposés dans les maternités.

- **Les antalgiques**, tels que le paracétamol, calment la douleur. **Les morphiniques** et autres dérivés de synthèse sont réservés aux douleurs plus importantes, souvent postopératoires (césarienne). Leurs notices contre-indiquent **parfois** l'allaitement, mais de nombreux médecins ne les considèrent pas comme nocifs s'ils sont consommés de façon raisonnable, et surtout s'ils sont pris uniquement pendant les quelques jours qui précèdent la montée de lait.
- **Certains anti-inflammatoires non stéroïdiens** possèdent des propriétés antalgiques pour réduire l'œdème du périnée. Très efficaces pour calmer la douleur, ils sont cependant contre-indiqués en cas d'allaitement. Ils ne seront donc prescrits que pour les quarante-huit heures qui précèdent la montée de lait. Ces médicaments se retrouveront dans le colostrum, mais les médecins considèrent que la quantité de colostrum qu'ingurgite le bébé n'est pas suffisante pour constituer un risque.
  À noter : une femme qui désire donner son lait à un lactarium ne pourra pas prendre d'antalgiques ou d'anti-inflammatoires.

- **Les antispasmodiques** calment les tranchées douloureuses. Cependant, ces médicaments diminuant les contractions nécessaires de l'utérus, ils comportent un risque d'hémorragie. Ils sont donc peu utilisés ou prescrits à très petites doses.
- **Les antibiotiques** sont prescrits en cas d'infection bactérienne (ils n'agissent pas sur les virus).
- **Les ocytociques de synthèse** sont des hormones de synthèse qui entraînent la contraction utérine et donc la fermeture des vaisseaux sanguins.
- **Des anticoagulants** peuvent être prescrits en cas de problèmes cardiaques, d'insuffisance veineuse importante ou d'obésité, sous forme de piqûres quotidiennes.

> *N'hésitez pas à poser au personnel médical toutes vos questions concernant un médicament : ses modes d'action, ses contre-indications ou ses effets secondaires.*

Les médecines douces

La période postnatale est un excellent moment pour utiliser les médecines douces (appelées aussi médecines holistiques ou « de terrain »). La thérapeutique classique, dite allopathique, agit le plus souvent par destruction ou substitution. Si l'on sait par exemple qu'une maladie est provoquée par un germe, on cherchera à le détruire chimiquement. Les « médecines douces », à l'opposé, font appel à des substances qui agissent dans le même sens que la réaction globale de l'organisme, et dans le même sens que ses propres défenses. Or, les troubles courants du post-accouchement sont souvent dus à des difficultés d'ajustement du corps, soit pendant la grossesse, soit pendant sa période de remise en état. Il s'agit donc d'aider le corps et de l'encourager à retrouver son équilibre, en travaillant dans le même sens que ses processus naturels. Le nom de « médecine douce » correspond bien à l'idée d'une approche harmonieuse et progressive. L'accouchement est un choc : le corps a maintenant besoin de douceur.

Par ailleurs, la transformation du corps pendant la grossesse et l'attitude d'écoute qu'elle suppose rendent les femmes plus conscientes de leur corps. Elles devraient conserver cette attitude au-delà de l'accouchement, malgré les exigences de la vie quotidienne qui les amènent souvent à négliger leur santé. Toutes les médecines douces décrites dans ce livre sont des moyens d'entretenir cette prise de conscience. Elles réclament une participation active du patient à l'écoute de son corps – son terrain –, le principe de base étant de renforcer ce terrain grâce à ses propres défenses naturelles.

Enfin, les mécanismes de remise en forme de la femme en post-partum forment un tout : le corps est indissociable de l'esprit, l'état du périnée détermine l'état des viscères, la bonne statique dépend de la tonicité des abdominaux, la condition des cheveux, de la peau, des dents et même de l'humeur est dictée par la nutrition. Bref, une approche globale, holistique, est nécessaire.

Les médecines douces et les médecines allopathiques classiques sont compatibles et même complémentaires.

Rien ne vous empêchera de suivre un traitement médical pour un problème spécifique et un traitement holistique pour accélérer votre remise en forme, renforcer votre santé, soulager la douleur et retrouver votre tonus.

Les médecines douces peuvent agir rapidement : si un médicament homéopathique est bien indiqué et pris correctement, il agira aussi vite qu'un médicament allopathique. Elles ont une certaine efficacité contre les virus. L'approche allopathique ne peut rien contre les virus puisque les antibiotiques ne combattent que les bactéries. L'homéopathie, par contre, en renforçant les défenses de l'organisme en amont, permet d'éviter la surinfection.

Comme pour la médecine allopathique classique, chaque femme réagit différemment aux médecines douces. Lorsque vous serez à la maternité, vous pourrez essayer les remèdes homéopathiques ou phytothérapeutiques conseillés dans ce livre, quitte à prendre en plus les médicaments classiques proposés par la maternité. Si vous êtes sous traitement pour une pathologie ou un problème de santé sérieux (infection, phlébite, hémorragie, etc.), vous devrez bien sûr suivre les prescriptions du médecin.

L'homéopathie

En 1790, un médecin allemand, Samuel Hahnemann, formula la loi des similitudes, qui allait donner naissance à l'homéopathie : « Toute substance qui produit des symptômes chez une personne bien portante peut guérir ces mêmes symptômes apparus chez une personne malade. » Voulant minimiser les effets toxiques de ses remèdes, le Dr Hahnemann en utilisa des quantités de plus en plus faibles et de plus en plus diluées. Ce faisant, il découvrit qu'en secouant vigoureusement chaque dilution le remède devenait moins toxique et plus puissant.

L'essentiel de l'œuvre de Hahnemann est d'avoir compris que l'important n'était pas de soigner des symptômes ni une maladie, mais de soigner le malade. Contrairement à la médecine allopathique classique, l'homéopathie considère que les symptômes sont la manière par laquelle le corps essaie de se débarrasser de la maladie. Au lieu de supprimer les symptômes, l'homéopathie veut inciter le corps à les combattre lui-même en utilisant sa propre capacité à guérir. L'homéopathie est donc une approche très individualiste. Chacun ayant besoin d'une prescription différente, il est essentiel de consulter un médecin homéopathe afin d'établir le traitement approprié.

Les remèdes homéopathiques sont tellement dilués qu'aucune molécule de la substance d'origine ne subsiste dans la préparation finale. Le procédé le plus courant est de diluer une part du remède avec quatre-vingt-dix-neuf parts d'eau ou d'alcool, puis de secouer le mélange. Le chiffre qui suit le nom du remède homéopathique indique le nombre de fois qu'il a subi ce procédé. Ainsi, Arnica 6 CH veut dire que le remède a été dilué et mélangé puis redilué et mélangé encore six fois. Incroyablement, plus le remède est dilué, plus il est fort. En effet, le processus répété de dilution et de mélange fixe sur les molécules d'eau l'impression énergétique de la substance d'origine.

Toutefois, un certain nombre de remèdes de base, maintes fois testés avec succès, sont généralement efficaces pour les pathologies courantes du post-accouchement. Ils sont aussi tout à fait complémentaires des traitements allopathiques.

Selon des études comparatives, l'homéopathie est particulièrement efficace et rapide pour guérir de nombreux problèmes courants du post-accouchement car elle n'entraîne aucun effet secondaire et ne contre-indique pas l'allaitement. Si le remède n'est pas le bon, il ne marchera tout simplement pas. Souvent, une dose unique suffit. Et lorsque le trouble est résolu, le traitement est terminé. De nombreux remèdes sont disponibles sans ordonnance. Souvenez-vous simplement des consignes suivantes :

- Ne touchez pas les granules. Comptez-les dans le capuchon et versez-les sous votre langue afin de les y laisser fondre.
- Évitez de manger vingt minutes avant et après une prise de granules.
- Évitez la menthe, l'eucalyptus, les cigarettes et la caféine lorsque vous entreprenez un traitement homéopathique.

Parmi les problèmes couramment rencontrés après l'accouchement, les suivants :

- ♦ **Les troubles de l'allaitement.**
- ♦ **Les tranchées** : ces contractions destinées à comprimer les vaisseaux sanguins de l'utérus sont soulagées au bout

de seize heures et disparaissent en vingt-quatre heures. Contrairement aux antispasmodiques ou aux antalgiques donnés habituellement dans les maternités, l'homéopathie ne contre-indique pas l'allaitement.

- **L'épisiotomie** : les remèdes homéopathiques permettent une meilleure cicatrisation de la plaie. La douleur disparaît généralement en trois jours.
- **La césarienne** : l'utilisation systématique de l'homéopathie après une césarienne suscite une reprise plus rapide du transit intestinal (reprise des gaz en vingt-quatre heures au lieu de deux-trois jours sans traitement allopathique classique, reprise des selles en deux jours au lieu de quatre), donc une remise en forme accélérée.
- **Le « baby blues »** : l'homéopathie entraîne une amélioration sous vingt-quatre heures, par rapport à une moyenne de deux jours avec des traitements allopathiques classiques qui, de plus, contre-indiquent souvent l'allaitement.

La phytothérapie

L'utilisation des plantes pour soigner le corps humain est à la base de la plus ancienne médecine du monde. À l'origine transposition de la diététique, la phytothérapie était jusqu'au début du xxe siècle pratiquement la seule forme de traitement médical connue. De nombreux médicaments qui nous sont familiers reproduisent synthétiquement des plantes bien connues : l'aspirine provient de l'écorce de bouleau, la morphine et la codéine du pavot, la quinine de l'écorce de quinquina, les traitements anti-ulcère de la réglisse. Mais avec l'avènement de l'industrie pharmaceutique et des médecines de synthèse, l'ancestrale tisane perdit de son attrait.

Aujourd'hui, la phytothérapie s'est transformée. Les parties inutiles de la plante (comme la fibre de cellulose) sont éliminées. De nouvelles techniques de conservation, d'atomisation, de nébulisation et de mise en gélules ont permis de transformer l'ancienne infusion en un médicament moderne et efficace. Les extraits de plantes liquides ou en poudre sont trente fois plus concentrés en principes actifs que les plantes séchées à l'état pur. (Nous savons maintenant que, certains des principes actifs d'une plante n'étant pas solubles dans l'eau, la tisane n'est pas un moyen très efficace pour transmettre les bienfaits d'une plante.) Il existe également à l'heure actuelle des suspensions de plantes fraîches, des microparticules broyées à moins 50 °C mises en suspension dans l'alcool. Enfin, pour être transmis par voie cutanée, des extraits liquides de plantes fraîches, les phytols, sont mélangés à des gels puis inclus dans des produits de beauté, des shampooings, des crèmes ou des parfums.

L'aromathérapie

L'aromathérapie, autre thérapeutique qui connaît aujourd'hui une vogue sans précédent, tente d'engendrer des réactions de la part de l'organisme, cette fois à l'aide des principes actifs de plantes aromatiques. Le processus d'extraction de ces principes actifs fut élaboré dans les années 1930 par le pharmacien français René Maurice Gattefosse. Les parties de la plante qui dégagent une odeur sont soit distillées à la vapeur d'eau pour en extraire l'essence, soit pressées, soit soumises à l'action d'un solvant. Le produit final s'appelle huile essentielle (mais ne contient aucun corps gras). La présentation des huiles essentielles dans de petits flacons permet de les stocker facilement.

Les huiles essentielles, extrêmement concentrées et donc très puissantes, doivent être utilisées avec précaution. Peu d'entre elles peuvent s'appliquer directement sur la peau. Elles doivent être, au préalable, diluées dans des huiles grasses telles l'huile d'amande douce, l'huile de noyaux d'abricot, l'huile de noisette ou autre plante oléagineuse. Certaines huiles essentielles comme l'hélichryse présentent ainsi des propriétés anti-inflammatoires et cicatrisantes supérieures à celles des remèdes homéopathiques comme l'arnica. Mais attention : la puissance de l'hélichryse, par exemple, est telle qu'elle ne doit pas être administrée oralement à la femme qui allaite.

L'aromathérapie est particulièrement efficace dans le domaine de l'antisepsie. Appliquée sur une plaie, l'huile essentielle permettra à la cicatrice d'être moins chéloïde (boursouflée, dure), et diminuera la douleur de l'œdème. Cette approche est également utilisée pour soigner les troubles du système nerveux et les troubles hormonaux. Des études démontrent en effet que l'inhalation d'huiles essentielles peut alterner la circulation sanguine et l'activité électrique du cerveau. Le nez ayant un accès direct au système limbique (tableau de bord émotionnel du cerveau), l'odorat agit donc sur la pensée et les émotions.

L'administration d'huiles essentielles se fait :

- Par voie orale : un certain nombre de gouttes sont versées sur un sucre ou dans de l'eau. Il existe aussi des gouttes vendues déjà « emprisonnées » dans une gélule.
- Par voie cutanée : les huiles essentielles peuvent être appliquées sur la peau, mélangées à des huiles grasses, ou versées dans l'eau du bain (attention, l'huile essentielle ne se dissout pas dans l'eau ; versée en trop grande quantité, elle peut entraîner des brûlures).
- Par inhalation : quelques gouttes sont versées dans un diffuseur. Comme la voie cutanée, cette méthode d'absorption permet d'éviter le passage par l'estomac.
- Par suppositoires ou ovules vaginaux dans certains cas.

Comme pour la phytothérapie, il est essentiel que les plantes soient acheminées vers des laboratoires sérieux, et soient ensuite rigoureusement vérifiées pour éliminer tout risque de contamination, de pollution, etc. Il faut donc être extrêmement prudent et s'assurer que le label HEBBD (Huile essentielle botaniquement et biochimiquement définie) de l'Institut scientifique d'aromatologie figure bien sur le produit.

Les fleurs guérisseuses du Dr Bach : persuadé que nos maladies ne sont que le reflet de conflits entre l'âme et la personnalité, le médecin anglais Edouard Bach découvrit que les extraits de certaines fleurs des champs agissaient de manière impressionnante sur les troubles psychiques. En 1935, il établit son système de trente-huit essences de fleurs ayant un impact sur l'ensemble des états émotionnels négatifs de l'esprit humain.

Regroupée par le Dr Bach en sept rubriques correspondant à sept catégories de troubles émotifs, chaque fleur présente des caractéristiques qui font qu'elle est particulièrement adaptée à certains types de situations et d'individus. Un naturopathe ou un pharmacien spécialisé peut vous indiquer les combinaisons de fleurs appropriées à votre cas. Bien qu'ayant une action forte et efficace, ces produits ne sont pas pour autant des médicaments et peuvent être utilisés sans risque par toute personne désirant se prendre en charge.

Très appréciées dans les pays anglo-saxons, les fleurs de Bach sont vendues en France dans des pharmacies spécialisées et certains magasins de produits naturels.

L'énergétique chinoise

Vieille de 3 000 ans, l'approche chinoise se base sur les notions d'opposition et de complémentarité. L'univers se divise selon un système de référence permettant de pouvoir comparer deux éléments : le principe du **yin**, qui correspond à l'aspect matériel et inerte des choses, et celui du **yang**, qui correspond à leur aspect spirituel et dynamique. Lorsque les deux se trouvent en équilibre, le corps assure lui-même sa bonne santé.

Notre corps est parcouru de réseaux, appelés « méridiens », qui relient les viscères à travers les structures profondes de l'organisme et remontent jusqu'à la peau. Le long du trajet, l'activité des viscères affecte en chemin d'autres organes. Ainsi, une atteinte du foie peut aussi se traduire par des crampes aux jambes, une mycose entre les cuisses, un torticolis ou un rhume, le méridien du foie passant par toutes ces zones. Les viscères travaillent comme des machines à l'intérieur d'une usine, chacune ayant sa ou ses fonctions spécifiques. Ce « processus de fabrication » dégage de la chaleur : c'est l'énergie.

Grâce aux méridiens, ces sortes d'autoroutes de l'énergie, il est possible d'intervenir sur un point de la peau pour solliciter un organe qui ne peut être touché directement. Ce principe est à la base l'*acupuncture* (les points sont stimulés par des aiguilles) et du *shiatsu* (les points sont stimulés par la pression du toucher).

L'énergétique chinoise a une vision très concrète de l'interaction entre le corps et l'esprit. Un exemple bien concret est la fatigue. Elle peut être physique, lorsque la tête fonctionne bien mais que le corps est douloureux et n'a pas envie de bouger : c'est une fatigue yin. Elle peut aussi être psychique, lorsque la personne manifeste des syndromes dépressifs et perd le goût des choses : c'est une fatigue yang. Les deux ne se traitent pas de la même manière.

De même, la médecine chinoise intègre la notion d'énergie nocive (par exemple, un excès de vent, de froid ou d'humidité) et d'énergie correcte, qui doit pouvoir circuler librement, guidée, gérée pour être disponible à tout instant. L'équilibre énergétique est nécessaire avant toute chose ; si une désynchronisation apparaît, les pathologies suivent. Ainsi, pour guérir les pathologies, il faut rétablir l'équilibre énergétique total.

Un deuxième principe, particulièrement important pour une jeune mère, est le rapport entre le sang et l'énergie. C'est l'énergie qui met le sang en mouvement, et le sang qui nourrit l'énergie. Si le sang n'est pas mis en mouvement, il stagne, provoquant des troubles circulatoires tels que les hémorroïdes, les varices ou les lourdeurs de jambes. Si le sang stagne, il ne peut plus nourrir l'énergie et la fatigue s'installe.

Selon la médecine chinoise, un accouchement représente une rupture brutale dans l'équilibre du corps. Pendant neuf mois, le bébé et le liquide amniotique, des présences yin, ont progressivement augmenté. Soudain, toute cette énergie yin disparaît. Ce vide énergétique bloque la circulation sanguine, entraînant toute la série des pathologies typiques de la période postnatale. Le surplus de yang cause des troubles de nature yang touchant à l'état d'esprit, tels que la dépression.

Il faut donc « faire redémarrer la machine », retrouver l'équilibre en ressourçant l'énergie yin afin que celle du yang soit également stimulée. Tout le fonctionnement sera alors remis en route.

La médecine chinoise préconise à la jeune mère de se soigner :

- **Par une alimentation irréprochable qui favorise les aliments de nature yin**, en particulier les protéines (animales et végétales). Consommez vos boissons chaudes. Diminuez au maximum les sucres qui agressent la rate, ainsi que les produits de nature yang tels que les crudités, les céréales acides et les laitages. Ne sautez pas de repas. Mangez des fruits et des légumes le matin, des légumes cuits pour le goûter et des soupes pour le dîner.
- **En respirant le plus « bas »** possible afin de masser le foie.
- **En chauffant la région des reins**, car la chaleur fait circuler l'énergie : toutes les cures asiatiques le préconisent. Au Vietnam, par exemple, une jeune mère est allongée sur une plate-forme ou assise sur une chaise plusieurs fois par jour, un brasero placé à la hauteur du bassin. Il est possible de reproduire cet effet par une douche

chaude dirigée sur le bas des reins, un bain de siège chaud, un pack chauffant ou une bouillotte calés dans le bas des reins.

- **Une cure cuivre-or-argent en oligo-éléments.**

L'acupuncture

L'acupuncture utilise des aiguilles comme antennes pour catalyser l'énergie ambiante dans un des trois cent soixante points chinois. Parfois, l'acupuncteur place à l'extrémité extérieure de l'aiguille une boule de « moxa » séchée (de l'armoise, plante qui brûle très lentement) afin de transmettre de la chaleur. Cette technique est efficace pour combler les vides d'énergie et leurs symptômes (difficultés de cicatrisation par exemple).

L'acupuncture peut avoir des effets spectaculaires dans le traitement des pathologies immédiates du post-accouchement, notamment des problèmes vasculaires et inflammatoires tels que les hémorroïdes, les douleurs de l'épisiotomie, des tranchées douloureuses, des saignements particulièrement forts qui durent plus de trois jours, d'importantes douleurs lombaires si elles ne sont pas d'origine mécanique (déplacement du coccyx), des problèmes d'allaitement (engorgements, baisses de lait), de l'asthénie et des syndromes dépressifs.

Plus tard, l'acupuncture pourra avoir un effet considérable sur les pathologies du post-accouchement qui perdurent : fatigue et troubles du sommeil (problèmes de rythmicité), troubles vasculaires (lourdeurs de jambes, varices, hémorroïdes qui persistent), poids (problèmes d'élimination par le foie).

Comment choisir un bon acupuncteur ?

Comme pour beaucoup de médecines « alternatives », les abus sont courants. L'acupuncture demande au minimum trois à cinq années de formation. Mais un médecin peu scrupuleux peut inscrire sur sa plaque le titre d'acupuncteur après un stage de quelques jours. Il est donc indispensable de commencer par vérifier les références du praticien. Bien qu'il existe d'excellents acupuncteurs non médecins, il faudra veiller à ce que la personne possède de sérieuses bases de médecine occidentale (une sage-femme, par exemple) pour qu'elle ne passe pas à côté de pathologies graves.

Conseils

- *L'acupuncteur doit s'adresser à la personne « entière » : chaque séance doit donc comprendre une période de dialogue (discussion sur les circonstances d'apparition du problème, sur le style de vie, etc.).*
- *La séance doit commencer par la prise du pouls et par un examen de la langue.*
- *Attention aux praticiens qui ont trop de spécialités différentes.*
- *Vous devez ressentir une nette amélioration dès la 2e ou 3e séance.*
- *Moins l'acupuncteur place d'aiguilles (5 à 8 maximum), plus il est sûr de ses connaissances. 15 à 20 aiguilles sont beaucoup trop.*
- *Les mesures d'hygiène doivent être scrupuleusement respectées : aiguilles jetables, mains très propres, etc.*

Le shiatsu

Si l'acupuncture est particulièrement efficace pour un traitement de terrain, le shiatsu possède un effet de « déblocage » dans les traitements symptomatiques.

Cette technique venue du Japon consiste à presser trois ou quatre fois tous les points qui se situent le long d'un méridien (il y en a 300 à 400), et à s'arrêter sur les points sensibles pour les travailler et réactiver l'énergie du corps. Les mouvements s'enchaînent de manière asymétrique et non systématique sur les différentes parties du corps. C'est un massage sans effleurements, qui se pratique souvent au travers des vêtements (un plus pour la jeune mère, qui est souvent gênée de montrer son corps). La perception que l'on a de son propre corps est souvent modifiée à la suite d'une séance – on a envie d'en prendre soin. Les massages shiatsu peuvent aussi s'accompagner d'aromathérapie.

Le shiatsu est particulièrement recommandé pendant la période postnatale pour tous les maux d'origine fonctionnelle – perte de cheveux, difficultés relationnelles, angoisses. Le toucher et la douceur des mouvements sécurisent une jeune mère fragile (certaines femmes considèrent que l'utilisation des aiguilles augmente leur stress). Voici quelques points de shiatsu qui peuvent soulager la jeune mère :

- Toute la zone pelvienne est reliée à un point situé sur la face interne de la cheville, trois doigts plus haut que la malléole (bosse osseuse). Vous sentirez tout de suite une zone plus sensible lorsque vous aurez trouvé ce point. Le masser de temps en temps au cours de la journée, dans le sens des aiguilles d'une montre, pour stimuler l'énergie du bassin.
- Pour se donner un coup de fouet, stimuler le « 36e estomac », le point que touche l'annulaire lorsque l'on pose la paume de la main sur la rotule.
- Le mal au dos peut être soulagé par une pression sur le point appelé « 14e rein », qui se localise de la façon suivante : placer trois doigts sous le nombril. Avec l'autre main, placer l'index et le majeur écartés juste sous le troisième doigt, et faire de petits cercles.

Comment choisir un bon masseur shiatsu ?

Au Japon, la pratique du shiatsu nécessite trois ans d'études. En France, cette méthode n'est pas officiellement reconnue mais elle est pratiquée par certains kinésithérapeutes ou par des adeptes de médecines parallèles. Comme pour l'acupuncture, le praticien doit démontrer un sens de l'écoute, une préoccupation pour la « personne entière ».

Les thérapies manuelles

De même que les autres approches holistiques, la thérapeutique manuelle cherche à rétablir les déséquilibres du corps. Comme l'énergétique chinoise, elle diffère de la vision statique et symptomatique de la médecine occidentale classique, s'intéressant surtout à la dynamique corporelle et aux rapports entre les différentes composantes du corps. Et, à l'égal de toutes les médecines de terrain, elle perçoit de manière très concrète la relation entre le corps et l'esprit, le fait que la tension psychique cause le trouble mécanique, ce qui se traduit par une pathologie.

Le principe de base des thérapies manuelles est celui de l'« énergie vitale », ce souffle de vie présent dans tout être humain lorsque les liquides organiques (le sang, le liquide céphalo-rachidien) circulent librement.

Ces mécanismes circulatoires ont lieu dans le « tissu conjonctif », la matière dont est fait le corps. Si, pour une raison quelconque, ces mécanismes sont bloqués, la maladie s'installe, car les liquides ne peuvent plus nourrir, nettoyer et drainer ; l'influx nerveux ne peut plus transmettre les informations nécessaires au cerveau ; le tissu est mal exploité sur le plan mécanique.

Le corps a donc besoin de trois types de stimulation – circulatoire, neurologique et mécanique – travaillant en harmonie. L'objectif des thérapies manuelles est d'apprendre au corps à se guérir lui-même en restaurant une qualité tissulaire par le mouvement. Trois thérapies manuelles représentent un intérêt particulier pour la jeune mère.

L'ostéopathie : l'équilibre global

Pour l'ostéopathe, le « baromètre » de l'harmonie corporelle est le mouvement du liquide céphalo-rachidien : la « respiration crânienne ». Entre le sacrum (au bas de la colonne vertébrale, à la hauteur du bassin) et l'occiput (au point où le crâne rejoint le cou), un mouvement de dilatation et de contraction d'un cycle de huit à quinze pulsations par minute assure une bonne circulation du liquide céphalo-rachidien. Cette « respiration » commence par le crâne et descend, par l'intermédiaire des enveloppes de la moelle épinière et du tissu conjonctif, jusqu'au sacrum. Elle est pratiquement imperceptible sans une longue formation au palper, mais l'ostéopathe peut la sentir lorsqu'il place une main sous la tête et l'autre sous le bassin du patient.

Entre l'occiput et le sacrum, la colonne vertébrale est reliée à la moelle épinière, et donc aux systèmes neurologiques et neurovégétatifs du corps. Ainsi, toutes les fonctions corporelles peuvent être affectées par une perturbation de la « respiration crânienne ». En intervenant par une palpation mécanique, avec un maximum de douceur, l'ostéopathe peut engendrer le rééquilibre des systèmes neurologiques.

Chez une jeune mère, par exemple, l'occiput et le sacrum peuvent être bloqués pour deux raisons :

- L'une, **mécanique**, peut être due à un accouchement difficile, aux effets sur la colonne vertébrale d'une mauvaise posture pendant la grossesse, au déplacement du coccyx causé lors du passage du bébé, ou inversement au fait que les tissus cicatriciels d'une épisiotomie tirent sur le coccyx. Tous les blocages mécaniques se traduisent par une rigidité au niveau du sacrum.
- La deuxième cause est principalement **psychique**. La manifestation la plus évidente de notre état d'esprit est la présence ou l'absence de tension. La déprime et le stress que peuvent ressentir les jeunes mères se tra-

duiront par des blocages au niveau de l'occiput. L'empreinte du mécanisme psychique se lit sur le corps. C'est à l'ostéopathe de comprendre d'où est parti ce déséquilibre, et ce qu'a fait le corps pour le compenser. À l'aide de ses mains, il va tenter de restaurer l'équilibre pour stimuler le potentiel de guérison du corps. Le cerveau « sent » la main du thérapeute et prend conscience d'une force bienfaitrice. L'énergie sera restaurée.

À la grande différence des vertébrothérapeutes qui font des manipulations, les ostéopathes remettent en mouvement. Le lieu précis du mal importe moins que sa cause et que la compréhension du mécanisme qui l'a provoqué.

Comment choisir un bon ostéopathe ?

Bien que cette thérapie existe depuis le XIXe siècle, il n'existe pas en France de diplôme reconnu d'ostéopathie, alors que c'est une thérapeutique légale en Grande-Bretagne et aux États-Unis, et en cours de légalisation dans de nombreux pays européens. Jusqu'à ce que l'unification européenne entraîne la légalisation probable de l'ostéopathie en France, choisissez un ostéopathe inscrit au Registre des ostéopathes de France, et qui a reçu soit une formation à temps plein (cinq années), dans l'un des six collèges ostéopathiques de France (et non uniquement des stages), soit une formation reconnue à l'étranger.

En prenant rendez-vous pour la première fois, n'hésitez surtout pas à demander des précisions au thérapépeute concernant sa formation. Comment le faire sans l'offusquer ? Lui confier que vous êtes un peu incertaine et lui demander de vous rassurer...

À son tour, l'ostéopathe vous interrogera tout d'abord sur l'origine et les manifestations de la souffrance, puis sur votre style de vie et votre environnement. Il cherchera ensuite à interpréter la qualité du mouvement à trois niveaux : superficiel (interprétation visuelle, surtout par l'étude de la peau, de la statique), fluidique (en sentant les zones de chaud et de froid) et profond (en palpant les organes).

L'ostéopathie diffère de la kinésithérapie classique, qui intervient surtout sur le symptôme et non sur la totalité du corps. De nombreux kinésithérapeutes ont suivi une formation ostéopathique de qualité et fournissent une feuille de Sécurité sociale pour des actes qui ne sont normalement pas remboursés en France. Il est cependant indéniable que les meilleurs thérapeutes sont ceux qui pratiquent à plein temps sans se disperser, ayant choisi une fois pour toutes l'approche holistique.

L'étiopathie : chercher la « cause »

À la base de l'approche étiopathique existe la détermination de retrouver la cause d'une pathologie. Pour l'étiopathe, le symptôme n'est que le point de départ d'une recherche rigoureuse qui commence aussi près que possible du problème (l'endroit qui souffre) : il peut s'y arrêter ou bien remonter par étapes jusqu'à la découverte de son origine. Le travail est parfois difficile, car la « cause » de la maladie est muette. En effet, le corps humain essaie toujours de s'adapter aux situations qui lui sont imposées. Il faudra soit qu'« une goutte d'eau fasse déborder le vase », soit qu'une énorme perturbation se produise pour que le corps « crie au secours » par le biais de symptômes pathologiques. Il ne suffit pas d'enrayer les symptômes pour guérir la maladie. La maladie profite de l'extraordinaire capacité d'adaptation du corps humain pour s'auto-entretenir une fois installée. Lorsque l'étiopathe réussit à déceler la cause de la maladie, il produit grâce à un geste manuel une onde de choc jusqu'aux tissus concernés. Appelée « thrust », cette impulsion va engendrer une réaction réflexe vasculaire, neurologique ou mécanique, une espèce de « prise de conscience » des tissus, pour briser le processus de capitulation du corps devant la maladie. L'étiopathe va ainsi compter sur l'« intelligence innée » des tissus pour que, une fois stimulés, ceux-ci résolvent eux-mêmes le problème.

Selon l'approche étiopathique, la dépression postnatale par exemple n'est pas uniquement le résultat de facteurs hormonaux, émotionnels et sociologiques directement liés à l'accouchement ; elle est plutôt le résultat d'un manque fondamental d'une certaine « bonne santé », problème qui existait sûrement bien avant la grossesse. Les bouleversements physiques et psychologiques de l'accouchement ne sont souvent que la « goutte d'eau » qui fait déborder le vase.

Une jeune mère pourra consulter un étiopathe pour « retrouver son énergie ». Il débutera la séance avec un interrogatoire qui lui permettra d'apprécier le poids du passé de sa patiente. Il recherchera ensuite dans son corps les déséquilibres mécaniques, circulatoires ou neurologiques qui s'expriment par la fatigue et la déprime... L'étiopathie est aussi un moyen remarquable de soigner les problèmes de congestion du petit bassin, qui sont souvent une cause d'incontinence urinaire à l'effort.

Comment choisir un bon étiopathe ?

Comme l'ostéopathie, l'éthiopathie n'est pas reconnue en France. Il existe toutefois des organismes semi-officiels tels que l'Association française d'étiopathie et l'Association suisse d'étiopathie.

Avant d'entamer une formation, un étiopathe devra être diplômé dans le monde médical (infirmier, kinésithérapeute...) afin d'avoir une connaissance préalable des sciences fondamentales, ainsi qu'une expérience du travail de thérapeute en cabinet et dans un contexte hospitalier. La formation comprend 1 500 heures de cours réparties sur cinq ans, destinées non seulement à éduquer le geste mais aussi à inspirer cette démarche rigoureuse, logique et fondamentale qui caractérise l'étiopathie.

La relation entre le thérapeute et le patient sera très étroite, il est donc important que l'étiopathe fasse preuve d'un profond respect du corps et de la nature humaine. Il n'est pas possible de prévoir la durée d'un traitement, mais environ trois séances seront suffisantes dans un premier temps pour juger si le travail du thérapeute s'avère efficace. Tout n'ira peut-être pas mieux immédiatement, mais le patient sentira « quelque chose » de changé... L'intensité du travail de l'étiopathe déclenche des processus tellement profonds qu'il est conseillé de ne pas cumuler trop de séances sur une courte période, afin de laisser au corps le temps de déclencher ses propres mécanismes bienfaisants.

La réflexologie

La réflexologie plantaire vise à détendre, à harmoniser, à stimuler et à tonifier tant le corps que l'esprit. C'est une thérapie manuelle pratiquée sur des zones réflexes, surtout les pieds, qui correspondent aux différents organes et parties du corps humain. Les Chinois disent que « le sourire vient des pieds ». Chaque partie du pied est donc en relation, par l'intermédiaire du système nerveux, avec les organes du corps, selon une topographie bien précise. La stimulation d'un point réflexe du pied entraîne ainsi instantanément la stimulation de l'organe correspondant. Entre trois à huit séances d'une heure, à raison d'une fois par semaine, seront nécessaires pour soulager divers maux. Cette technique améliore la circulation de l'énergie vitale et entraîne une relaxation générale profonde.

À LIRE :

Médecines douces

Sophie Pensa, *Guide de la grossesse naturelle : neuf mois de santé et de bien-être*, Ambre, 2003.

Jackie Péric, *Jeune maman, la nature est votre alliée ! Guide pratique des premières années*, Le Souffle d'Or, 2002.

—, *Produits et soins naturels pour maman et bébé : Guide pratique*, Le Souffle d'Or, 2002.

Dr Maurice Rubin et Dr J.-P. Messali, *Choisir les médecines douces en pratique quotidienne*, Ellipses Marketing, 2003.

Homéopathie

Dr Jocelyne Greco, *Homéopathie – spécial femmes*, Presses du Châtelet, 2004.

Dr Gérard Pacaud, *L'Homéopathie au féminin*, Marabout, 2003.

Dr Charles-André Pigeot et Dr Jean-Manuel Tétau, *Homéo femme*, Hachette Pratique, 2001.

Dr Claudette Rocher, *Homéopathie : la femme enceinte*, Marabout, 2003.

Dr Jean-Manuel Tétau, *Homéo grossesse*, Hachette Pratique, 2004.

Phytothérapie et Aromathérapie

Le grand classique : Dr Jean Valnet, *Aromathérapie*, Le Livre de Poche, 1984.

Et aussi :

Danièle Festy, *100 réflexes aromathérapie : Je me soigne avec les huiles essentielles + pratiques + efficaces + faciles*, Leduc Éd., 2005.

Marie-France Muller, *L'Aromathérapie*, Hachette Pratique, 2003.

V. Sibley, *L'Aromathérapie au quotidien*, Octopus, 2004.

Sunsun-S Weed, *Le Trèfle de vie : Recueil des plantes médicinales au fil de la grossesse*, Mamamélis Éd., 2004.

Fleurs du Dr Bach

Monique Dewarrat, *La Santé spirituelle : Traité de floropathie selon le Docteur Bach*, Médicis, 2002.

Alicia Hart, *Manuel d'utilisation des élixirs du Dr Bach*, Éditions Cristal, 2003.

Judy Howard, *Les Remèdes floraux du Dr Bach recommandés aux femmes*, Médicis, 2004.

Ostéopathie

Pierre Hammond, *La Mémoire du corps*, Presses de la Renaissance, 2004.

Réflexologie

Barbara et Kevin Junz, *Réflexologie pour les mains et les pieds*, Le Courrier du livre, 2003.

ADRESSES UTILES :

www.doctissimo.fr – Site pour le grand public proposant de nombreux articles sur l'actualité médicale allopathique et les médecines douces.

www.medecinesdouces.com (relié à ***www.homeophyto.com*** et ***www.sophrologie.com***) – Un excellent site sur toutes les médecines douces proposant des bases de données, des bibliographies et des annuaires de praticiens en diverses médecines douces, en médecine chinoise et en thérapies manuelles.

www.naturosante.com – Un très bon portail sur toutes les pratiques et tous les remèdes parallèles qui propose également des informations générales et des listes de praticiens.

www.pharmacie-madeleine.com – Site de la Pharmacie de la Madeleine à Paris proposant de nombreux conseils en médecines douces.

http ://homeopathiepratique.free.fr – Un petit guide pratique avec des conseils médicaux en cas d'urgence.

Le Syndicat national des médecins homéopathes français
70, rue de Tocqueville
75017 Paris
Tél. : 01 44 29 01 31.
www.upml.fr//snmhf

www.centre-aromatherapie.com – Un important site proposant de nombreuses informations et annuaires.

La Fédération nationale de médecine traditionnelle chinoise
73, Bd de la République
06400 Cannes
Tél. : 04 93 99 40 16.
www.fnmtc.com
La FNMTC gère le registre national des praticiens installés et des écoles de formation, définit les critères de formation et élabore les règles du code éthique et de déontologie professionnelle.

La Fédération française de shiatsu
12, rue des Épinettes
75017 Paris
Tél. : 08 90 71 00 17.
www.shiatsu.asso.fr

Pour trouver un ostéopathe :

Le Registre des ostéopathes de France
6, rue Joule
33692 Mérignac Cedex
Tél. : 05 56 18 80 44.
www.ostéopathie.org

Le Syndicat français des ostéopathes
9, Bd du 1er RAM
1000 Troyes
Tél. : 03 25 73 76 55.
www.sfdo.info

L'Union fédérale des ostéopathes de France
www.ostéofrance.org
Rue des Trois-Capitaines
26400 Crest
Tél. : 04 75 25 79 04.

En Suisse : *www.osteopathy.ch* – Site du Registre suisse des ostéopathes.

Au Canada : *www.soc-ostéopathes.qc.ca*
Un excellent survol de toute l'ostéopathie en Europe se trouve sur *www.ostéopathie-France.net*

Pour trouver un étiopathe :

L'Institut français d'étiopathie
44, rue de l'Ermitage
75020 Paris
Tél. : 01 43 49 57 14.
www.etiopathie.com – Propose aussi des adresses dans tous les pays francophones.

Pour trouver un réflexologue :

Fédération française des réflexologues
75, rue de Lourmel
75015 Paris
Tél. : 01 45 34 24 03.
www.reflexologues.fr

Le site général *www.médecine-douce.com* propose également des annuaires de réflexologues.

www.reflexo-santé.com – Site d'informations sur la réflexologie.

Première partie

LES PREMIERS JOURS

Chapitre 1

Un grand bouleversement physique

Immédiatement après l'accouchement, la plupart des femmes ressentent un merveilleux bien-être physiologique provoqué par les endorphines (ces hormones qui procurent un sentiment de bonheur et d'euphorie, celles-là mêmes qui sont stimulées par l'alcool, la drogue ou le chocolat). Cette sensation peut s'accompagner d'une grande lassitude – comme ce que l'on ressent après avoir passé plusieurs heures au soleil –, à la limite de l'engourdissement, et d'une irrésistible envie de dormir. Mais aussi d'un regain d'énergie, d'une excitation et d'une vivacité qui rendent une jeune mère particulièrement réceptive à son bébé. Après une période d'observation d'environ deux heures dans la salle d'accouchement, vous serez transportée dans votre chambre et installée dans votre lit. Votre pouls et votre tension seront vérifiés, ainsi que la quantité de sang sur votre garniture.

Pendant que vous vous reposez, votre corps s'est déjà remis au travail car il doit maintenant entamer une nouvelle entreprise d'une ampleur considérable. Neuf mois durant, il a fourni tous les éléments nécessaires à la gestation d'un être humain. Au cours de l'accouchement, il s'est ouvert et s'est assoupli pour permettre le passage du bébé.

Maintenant, le corps commence à se refermer, à retrouver ses proportions d'avant la grossesse, à éliminer les excès de tissus, d'eau, de sang et d'autres fluides produits au cours des neufs mois précédents. Tout cela va être possible grâce à la révolution hormonale dont est capable le corps féminin pour retrouver son équilibre et supprimer les fonctions spécifiques à la grossesse. Mais, au quotidien, cela ne va pas sans troubles plus ou moins gênants. Heureusement, il existe des remèdes pour chacun.

La révolution hormonale

Tout au long de ce livre, nous parlerons des hormones, ces « liens entre l'esprit et le corps » qui régissent nos émotions ainsi que nos mécanismes physiques. Les hormones (du grec *hormôn*, « inciter ») servent à déclencher un processus vital. Elles contrôlent toutes nos activités. Leur rôle est particulièrement important durant la grossesse et pendant la période du post-accouchement. La médecine ne maîtrise pas encore les changements hormonaux. En effet, il n'existe pas de rapport strict de cause à effet entre la quantité d'hormones sécrétées et l'intensité des symptômes constatés. Tout dépend de la santé physique et psychique de la femme au départ, et de son contexte sociologique. Chaque femme réagira donc différemment à la présence ou à l'absence d'hormones dans son corps.

Pendant la grossesse

Pendant la grossesse, les hormones ovariennes sont sécrétées à des doses très importantes. Ainsi, les **œstrogènes** vont stimuler le développement de l'utérus et des seins, augmenter la production de protéines indispensables à la croissance du fœtus et entraîner un certain assouplissement de tous les tissus de l'organisme. Une autre hormone, la **progestérone**, inhibe la contraction de tous les muscles lisses de l'organisme : l'utérus ne se contracte pas, mais le tube digestif a du mal à faire son travail.

Après l'accouchement

Avec l'expulsion du placenta, qui servait d'« usine de production » des hormones de la grossesse, le corps subit une impressionnante chute hormonale. Le taux d'œstrogènes, par exemple, se réduit de 90 %. La difficile adaptation de la femme à la brutalité de cette baisse est une des causes du « baby blues » et aussi, en partie, de la dépression postnatale. Pendant la grossesse, l'hormone principale de la production du lait, la **prolactine**, a multiplié son taux par dix ou par vingt. Après l'accouchement, le taux de prolactine baisse mais demeure néanmoins supérieur à son taux normal durant quatre à six semaines. Pendant cette période, le phénomène de la tétée provoque des pics de prolactine. Après quoi le mécanisme de l'allaitement fonctionnera indépendamment de la sécrétion de cette hormone.

Même les jeunes mères qui n'allaitent pas ont intérêt à porter constamment un soutien-gorge quelques jours après l'accouchement. Elles auront aussi inévitablement quelques pertes de colostrum, puis de lait. Comme celles qui allaitent, elles doivent nettoyer soigneusement le bout de leurs seins (avec un brumisateur d'eau minérale ou du sérum physiologique mais surtout pas avec de d'alcool) et les sécher avec une compresse stérile.

L'**ocytocine**, l'hormone qui provoque la contraction et la remise en forme de l'utérus, prend la relève des hormones de la grossesse. L'utérus est également stimulé par le fait que le bébé tète le sein de sa mère, ce qui explique les douleurs contractiles (« **tranchées** ») que ressentent certaines femmes dans les jours qui suivent l'accouchement.

Enfin, entre le 25ᵉ et le 45ᵉ jour, les œstrogènes réapparaissent en quantité suffisante pour permettre la reprise du cycle menstruel vers le 45ᵉ jour après l'accouchement (si vous n'allaitez pas).

Stopper la montée laiteuse

Il existe deux moyens d'enrayer la production de lait.
La méthode la plus efficace et la plus habituelle en France consiste à bloquer la sécrétion de prolactine par un inhibiteur, essentiellement la **bromocriptine** (Parlodel®) pendant deux à trois semaines. Les effets secondaires, très variables selon les femmes, peuvent être assez pénibles: bouche sèche, nausées, vertiges, baisses de tension, et même évanouissements. La bromocriptine est strictement contre-indiquée en cas d'antécédents psychiatriques ; selon plusieurs études, elle peut accentuer le « baby blues ». Certaines femmes peuvent aussi avoir des montées de lait intempestives. Mais, en général, les seins retrouvent leur taille normale en quinze jours.
Il ne faut surtout pas oublier que, lorsque la prolactine est supprimée, les hormones sexuelles remontent très vite et entraînent une ovulation, en général quinze jours après l'accouchement. **Une contraception locale est donc nécessaire** car sous Parlodel® une femme est extrêmement fertile.
Les nausées et les vertiges peuvent être minimisés en respectant scrupuleusement certaines règles :

- Prenez toujours votre comprimé au milieu du repas.
- Restez allongée une demi-heure après la prise du matin, après celle de midi et après celle de l'après-midi, et ne vous relevez pas après la prise du soir.
- Augmentez les doses progressivement pour arriver à deux comprimés par jour :
  - Le 1er jour (lendemain de l'accouchement) : 1/4 de comprimé le matin, 1/4 de comprimé à midi, 1/2 comprimé le soir.
  - Le 2e jour : 1/4 de comprimé le matin, 1/4 de comprimé à midi, 1/2 comprimé le soir.
  - Le 3e jour : 1/2 comprimé aux trois repas.
  - Le 4e jour : 1/2 comprimé quatre fois par jour (prendre un bon goûter avec celui de l'après-midi).

- Une autre méthode consiste à insérer un comprimé entier dans le vagin. Pour certaines femmes, c'est un bon moyen de combattre les vertiges.

Il est aussi possible d'utiliser des **médecines douces** pour bloquer la montée laiteuse.

- Prendre simultanément **Lac caninum** en hautes dilutions et de grosses quantités de **persil** (concentration phytothérapeutique vendue en pharmacie).
- Poser sur les seins des cataplasmes tièdes à base de **kaolin** et d'**acide salicylique** (aspirine). Les fixer avec un bandage très serré que vous changerez quatre fois par jour pendant trois jours. (Attention, certains spécialistes estiment que les bandages serrés écrasent les tissus des seins et provoquent des séquelles inesthétiques.)

À éviter en dehors de certaines pathologies : la restriction hydrique (forcer la mère à avoir soif), les purges et les diurétiques (dangereux pour une femme en période postnatale), ou encore les anti-inflammatoires, qui ne bloquent pas la fabrication de lait.

Attention : les affections du sein ne sont pas réservées aux femmes qui allaitent, elles peuvent toucher aussi des femmes qui n'allaitent pas mais qui ont malgré tout des montées de lait intempestives ou qui arrêtent subitement d'allaiter avec des seins encore engorgés. Heureusement, 99 % des affections du sein sont de banales lymphangites qui, traitées à temps, présentent un risque de complication minime.

Le système reproductif

♦ **Pendant la grossesse**, l'utérus peut être comparé à une montgolfière rattachée au petit bassin, vers le bas, en avant, en arrière et sur les côtés, par des ligaments. Les fibres utérines s'étirent pour atteindre une taille quarante fois supérieure à leur taille initiale. La « montgolfière » passe d'un poids d'environ 60 grammes (la taille d'une petite poire) à plus de 1 kilo (la taille d'une grosse pastèque). Après l'accouchement, un impressionnant travail de contraction et de rétrécissement est entrepris afin de faire retrouver à l'utérus son volume normal. Cela s'appelle l'**involution**.

- Pendant neuf mois, l'appareil génital s'engorge de sang. Une fois le bébé né, le corps devra se débarrasser de tout ce sang superflu.
- **L'accouchement terminé**, l'utérus retrouve la taille qu'il avait au cours du 5e mois de la grossesse. Après la **délivrance** (l'expulsion du placenta), il demeure contracté et apparaît comme un petit ballon, dur au toucher, à travers les parois de l'abdomen. Dès qu'il commence à se ramollir, une contraction est automatiquement déclenchée afin de resserrer les fibres utérines et de comprimer les vaisseaux sanguins, ce qui les empêche de saigner, assurant ainsi une **hémostase** physiologique. Durant les douze premières heures qui suivent l'accouchement, ces contractions peuvent être aussi fortes qu'au cours du travail, mais elles sont beaucoup moins douloureuses.
- Au fil des naissances, une femme aura des contractions chaque fois plus intenses et plus fréquentes en raison d'un certain degré d'augmentation de volume de l'utérus.
- Grâce à cet étonnant processus, l'utérus et les organes génitaux retrouveront leur poids et leur taille initiaux. Rapide au départ (puisque l'utérus devient impalpable au bout de neuf à onze jours et retrouve sa taille normale en quinze jours), l'involution ralentit au cours de la 3e semaine qui suit l'accouchement, pour ne s'achever qu'au bout de deux mois.

La rénovation de l'utérus

Le signal de départ de ce processus de rénovation est donné par l'expulsion du placenta quelques minutes après la naissance du bébé. Les contractions du post-partum compriment les vaisseaux sanguins qui alimentaient le placenta. En même temps, l'utérus est envahi par une multitude de globules blancs qui absorbent les cellules de sa couche supérieure (appelée **endomètre** ou muqueuse utérine) lorsqu'elles meurent, et le tout s'écoule ensuite comme des règles. Ces écoulements sont appelés les **lochies**.

Abondants et rouge vif pendant les quatre premiers jours, ces écoulements contiennent surtout du sang pur, de nombreux petits caillots et des morceaux de muqueuse. Vers le 5e jour, les écoulements s'éclaircissent pour devenir rose pâle. Ils sont constitués de globules blancs qui ont accompli leur travail de nettoyage, de cellules utérines usagées et de liquide extracellulaire. Enfin, les lochies deviennent jaune-rose, presque blanches. Durant le mois qui suit l'accouchement, les cellules de la couche profonde de la muqueuse utérine se multiplient pour créer une nouvelle paroi de l'utérus.

Les trois tailles de l'utérus

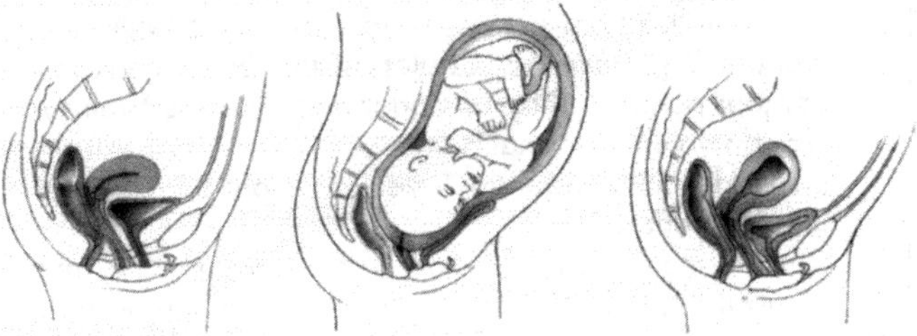

Disposition des différents organes avant la grossesse, avant l'accouchement, juste après l'accouchement. Au retour des couches, l'utérus a repris sa taille d'avant la grossesse.

Les saignements

Certaines femmes peuvent saigner jusqu'à quatre à six semaines après l'accouchement. Par ailleurs, une césarienne entraîne des pertes de sang plus importantes qu'un accouchement par voie basse (donc un plus gros risque d'anémie).

Comme l'utérus se débarrasse de sa muqueuse superficielle, il est fréquent de remarquer sur la garniture des caillots qui peuvent aller de la taille d'une pièce de 5 centimes à celle d'une petite tomate. Quand le caillot est important, la sensation de l'expulsion l'est également.

Quelques remèdes

Homéopathie

- Aussitôt après l'accouchement, prendre une dose d'**Arnica** 30 CH pour combattre le choc psychologique. Cette dose doit être répétée toutes les quatre heures dans les vingt-quatre heures qui suivent l'accouchement.
- Prendre une dose de **China** 9 CH si les saignements ont été très importants pendant l'accouchement.
- Prendre 3 granules de **Caulophyllum** 5 CH deux fois par jour pendant trois jours pour aider l'utérus à retrouver son volume normal.
- En cas de lochies abondantes ou qui se prolongent longtemps, prendre :
  - si le sang coule rouge et trop abondamment : **Arnica montana** 5 CH, 3 granules trois fois par jour jusqu'à disparition des symptômes ;
  - si le sang coule rouge foncé : **China** 5 CH, même posologie ;
  - si les pertes sont irritantes et accompagnées d'une sensation de brûlure (surtout lorsque vous urinez) : **Kreosotum** 5 CH, 3 granules le soir.

Oligothérapie

- Démarrer une cure de cuivre-or-argent (1 cuillerée sous la langue chaque matin au réveil) pendant vingt jours. Cela vous aidera à retrouver moral et forme.
- Démarrer également une cure de cuivre (qui a la propriété de rendre le fer biologiquement disponible dans l'organisme) pendant vingt jours.

Aromathérapie

- Deux huiles essentielles qui ont des propriétés utérotoniques (tonifiants de l'utérus) naturels sont proposées : **Palma rosa** et **Cymbopogon martini**. Cette dernière est également un antimicrobien et un tonique général, à prendre oralement (3 gouttes sur un morceau de sucre).

Les caillots peuvent aussi être expulsés au cours d'une tétée ou à la suite d'une « tranchée » (contraction utérine douloureuse typique du post-partum) particulièrement forte. Si vous avez le moindre doute, montrez votre garniture à une infirmière.

En cas d'utérus très distendu (gros bébé, jumeaux, excès de liquide amniotique), de grossesses répétées qui ont fortement diminué la contractilité du muscle utérin, ou bien à la suite de certaines insertions du placenta, ou encore lorsqu'il y a une particularité de l'utérus telle qu'un fibrome, une jeune mère peut saigner plus abondamment que la normale sans pour autant qu'il s'agisse d'une véritable hémorragie. Dans ces cas, pour éviter un surcroît de fatigue dû à d'importantes pertes de sang, le médecin pourra faire administrer de l'ocytocine de synthèse afin d'augmenter les contractions du muscle utérin.

♦ **Combien de temps durent ces saignements importants ?** Généralement pas plus de quatre jours, et tout au plus une semaine. Mais il est normal d'imprégner cinq ou six garnitures spéciales « suites de couches » dans les vingt-quatre heures suivant l'accouchement.

♦ **Ce que vous pouvez faire :** bien que les maternités fournissent des garnitures spéciales, plus longues et plus absorbantes que celles que l'on trouve couramment, mettre deux serviettes superposées pour la nuit est une sécurité. De plus, en position allongée, le sang a tendance à s'accumuler et à se coaguler dans le vagin, ce qui peut provoquer un désagréable jaillissement de sang quand on se lève. Il faudra prévoir à portée de main une serviette hygiénique à ajouter à la garniture afin d'atteindre sans gêne les toilettes, ainsi que des slips jetables. Les aides-soignantes placeront parfois une alèse jetable sur votre drap.

Affaires à prévoir outre celles qui figurent sur la liste proposée par la maternité

- Quelques grands sachets en plastique pour conserver au propre les garnitures et les coussinets d'allaitement. Le personnel apporte souvent ces articles assez intimes en vrac dans des bacs ouverts à tous les regards et à tous les microbes.
- Des lingettes d'alcool (la maternité devrait en avoir) pour essuyer le siège des W-C et le bord des bidets, surtout si vous partagez un cabinet de toilette. Même si le ménage est fait régulièrement, vous êtes entourée de femmes qui perdent du sang, et le sang est le domaine de culture favori des microbes.
- Des préservatifs ou gants en latex (la maternité devrait en avoir) à remplir de glaçons pour soulager les douleurs des hémorroïdes et de l'épisiotomie.
- Une petite lampe (type spot) avec une ampoule de 40 watts et un long fil électrique (ou une rallonge) pour chauffer en douceur la cicatrice de l'épisiotomie.
- Deux grands draps de bain : les lit sont toujours équipés d'alèses en plastique bien utiles mais très inconfortables.

Pour éviter de trop transpirer, demandez à l'aide-soignante d'en placer un entre l'alèse et le drap du dessous, l'autre servant de rechange.

- Trois soutiens-gorge d'allaitement : il est souvent conseillé de n'en acheter qu'un avant l'accouchement puisqu'on ne sait pas d'avance quelle sera la taille exacte de sa poitrine lors de l'allaitement. Mieux vaut pourtant en acheter trois, d'une taille supérieure à ceux de la fin de grossesse, en prévision des débordements ou des fuites des premiers temps. Emportez un peu de lessive pour en laver un, tandis que l'autre séchera et que vous porterez le troisième.
- Des chemises de nuit s'ouvrant par-devant, pas trop fragiles, de préférence en coton car on transpire beaucoup. Les grands tee-shirts ne sont pas pratiques si on veut allaiter en dehors du lit, car rien ne cache la partie inférieure du corps. De plus, les tee-shirts ont tendance à retomber sur le visage du bébé. Plus tard, avec l'habitude d'allaiter, le type de vêtement que l'on porte a moins d'importance. Certaines femmes préfèrent les pyjamas, mais attention à la taille car, le ventre restant assez gros, si le haut va, le bas peut être trop petit.
- Une robe de chambre qui s'attache bien (ou mieux, qui se boutonne) pour ne pas être incommodée en baignant le bébé ou en allaitant en dehors du lit.
- Une paire de pantoufles bien amples car les pieds gonflent avec la rétention d'eau qui suit l'accouchement.
- Une bouée pour soulager la douleur des hémorroïdes et de l'épisiotomie. Renseignez-vous à l'avance pour savoir si la maternité en fournit, et à quel prix. Sinon, on en trouve conçues à cet effet en pharmacie, mais une petite bouée d'enfant fait aussi bien l'affaire. Attention cependant à ce que le diamètre de l'intérieur soit inférieur à celui des fesses. Ne la gonflez pas trop car, si elle est trop dure, son effet bénéfique sera atténué.
- Vos produits de beauté préférés, et surtout un brumisateur d'eau minérale, du shampooing sec, un déodorant hypoallergénique et une bonne crème hydratante. Avec la transpiration, les saignements, les fuites de lait, on se

sent sale et mal à l'aise les premiers jours. Pour celles qui auront eu une césarienne, il sera encore plus important de se sentir « bien dans leur peau » car elles ne pourront pas prendre de douche avant trois jours. Prévoyez un peu de maquillage pour les visites et pour le photographe de la maternité. Et n'oubliez pas du baume pour les lèvres, souvent desséchées pendant l'accouchement lorsqu'on respire surtout par la bouche.

- Une petite résistance électrique à tremper dans une tasse d'eau ou une mini-bouilloire afin d'avoir de l'eau bien chaude pour faire une tisane ou une tasse de thé ou de café si vous êtes occupée à allaiter au moment du repas.
- Des sachets de boisson réhydratante (électrolytique) pour sportifs. Ou un mélange naturel reminéralisant, contenant une quantité égale de prêle, de thym et de menthe, à diluer à raison d'une cuillerée à soupe pour 25 centilitres d'eau.
- Des pruneaux secs, des barres de céréales (riches en fibres), des fruits croquants pour le milieu de la nuit lorsque vous allaiterez. Évitez le chocolat, qui est très constipant. Vous pouvez garder le yaourt de votre plateau du dîner pour une collation de nuit (ou bien en demander un deuxième) ou vous en faire apporter un chaque jour. Assurez-vous d'avoir toujours assez d'eau pour en boire un grand verre avant d'allaiter.
- Les médicaments homéopathiques, les tisanes et les huiles essentielles indiqués tout au long de ce livre, sauf si par chance la maternité les utilise.
- Une robe se boutonnant devant (ou un chemisier) pour rentrer à la maison : vous aurez probablement à nourrir le bébé en quittant la maternité, surtout si les formalités administratives ou le trajet du retour sont plus longs que prévu.

Chapitre 2

Soigner l'appareil génital

L'utérus

Les contractions utérines de l'après-accouchement sont appelées **tranchées** et doivent comprimer les vaisseaux sanguins afin d'empêcher une hémorragie. Ce terme, qui signifiait « colique » en vieux français, décrit bien les crampes utérines douloureuses que ressent une femme à partir de son deuxième accouchement. Les tranchées peuvent persister une semaine, mais il est plus normal qu'elles durent entre un et quatre jours. Parfois, les contractions sont tellement fortes durant les deux premiers jours que vous pouvez en avoir le souffle coupé.

Les tranchées débutent dans les vingt-quatre heures suivant l'accouchement – environ douze heures après une césarienne. Si elles durent plus d'une semaine, il faut absolument le signaler au médecin ou à la sage-femme car c'est peut-être le signe d'une infection de l'utérus.

Soulager les tranchées

- **Anticipez les spasmes.** Ils seront inévitablement déclenchés par l'allaitement car l'ocytocine (l'hormone sécrétée en réaction à un effet de succion sur le mamelon) incite l'utérus à se contracter. Essayez donc d'allaiter lorsque vous êtes installée confortablement, au calme. Préparez-vous d'abord en faisant quelques exercices de respiration.

- **Videz fréquemment votre vessie** (surtout avant d'allaiter). À mesure que la vessie se remplit, elle pousse l'utérus vers l'arrière, ce qui l'empêche de bien se contracter, et donc de comprimer les vaisseaux sanguins. Il est donc conseillé d'uriner fréquemment, surtout le 2e et le 3e jour.
- **Reposez-vous sur le ventre** en plaçant un oreiller sous l'abdomen pour faire pression sur l'utérus. Si les seins sont trop comprimés, placez un oreiller de part et d'autre afin de créer un creux dans lequel les seins peuvent « se caler ».

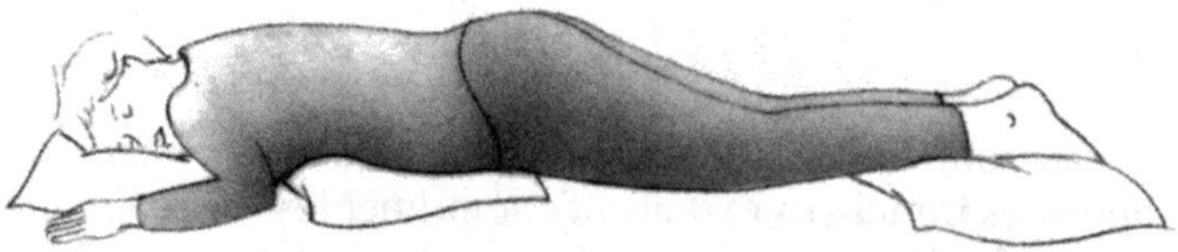

Sur le ventre, avec ou sans petits coussins, sous les aines et sous les seins, ou sous les côtes pour ne pas écraser les seins. À chacune d'en moduler la taille et de les déplacer pour trouver la meilleure disposition. Cette position soulage la sensation de pesanteur et décongestionne le périnée.

- **Faites des exercices** de relaxation et de respiration (voir p. 85-86).
- **Dormez sur le côté ou sur le ventre,** un oreiller pressé contre l'utérus. Cela fait mal pendant quelques minutes au début mais, dès que l'utérus se durcit, on se sent plus à l'aise. Il est aussi possible d'allaiter dans cette position si le bébé est bien calé avec des coussins.
- **Lors d'un spasme, arrêtez tout.** Fermez les yeux et concentrez-vous sur vos muscles abdominaux, qu'il faut détendre le plus possible. Avec une main, pressez sur l'os du pubis. Croisez les jambes. Pliez-vous en avant. Avec la paume de l'autre main, pressez sur l'utérus. Secouez doucement le ventre si ce n'est pas trop pénible. Respirez profondément.

Masser l'utérus

Les massages externes de l'utérus sont efficaces pour accélérer la remise en forme et pour soulager les tranchées. Ce conseil est aussi très utile juste avant d'allaiter. Plus l'utérus sera dur, moins il se contractera sous l'effet de l'ocytocine déclenchée par l'allaitement. Mais ce massage est aussi important si vous n'allaitez pas.

- **Cherchez à repérer l'utérus** entre le nombril et le pubis. Si vous ne le sentez pas, remontez un peu vers la poitrine en pressant assez fort. L'infirmière peut aussi vous l'indiquer.
- **Massez** en dessinant de petits cercles, à 4 centimètres environ au-dessus du nombril.
- L'utérus devrait réagir **en se contractant** : on sent se former une grosse boule dure de la taille d'un pamplemousse.
- Essayez de le masser environ **toutes les quatre heures**, surtout juste avant une tétée afin de minimiser les tranchées.

Attention, les lochies risquent d'augmenter juste après un massage : c'est l'utérus qui se régénère. La contraction stimulée par le massage lui fait évacuer tous les détritus. Prévoyez donc une serviette hygiénique de plus.

Bander le bassin

Dans les sociétés traditionnelles, les femmes se bandent le bas-ventre après l'accouchement comme le faisaient nos arrière-grands-mères. Ce geste était considéré comme obsolète il y a quelques années, mais il regagne du terrain. Des sages-femmes ont en effet remarqué que les jeunes mères qui se bandent le bassin pendant les huit jours qui suivent l'accouchement ressentent moins une « sensation de vide » après la sortie du bébé, et sont donc moins sujettes au « baby blues ». Les femmes se sentent aussi plus à l'aise grâce à ce bandage, surtout lorsqu'elles doivent sortir de la maison et se tenir debout pendant un long moment. Cela évite également une descente d'organes au cas où les ligaments de la femme sont trop affaiblis. Bander son ventre ne remplace pas les exercices, mais peut aider à retrouver l'équilibre du bassin.

Bandage du bassin

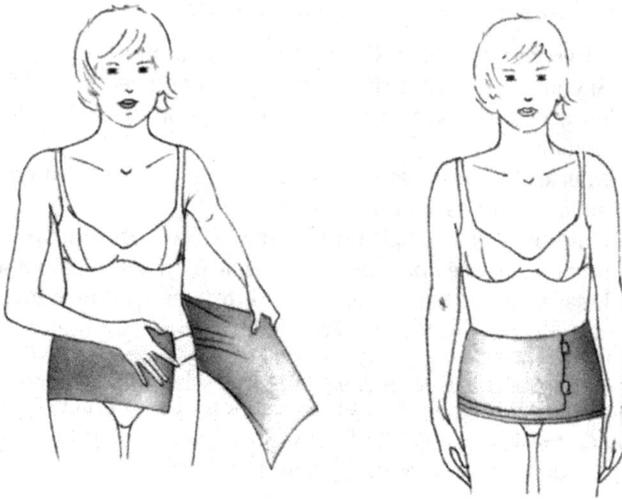

Quelques remèdes

Allopathie

- Les antispasmodiques ont le désavantage d'être transmis au bébé par le lait maternel. Certains médecins autorisent toutefois leur prise les deux premiers jours, avant la montée de lait. Dans ce cas, la mère doit les prendre au moins une demi-heure avant d'allaiter. Si les douleurs sont insupportables, d'autres médicaments peuvent être utilisés, mais ils risquent d'inhiber l'action contractile de l'utérus. Le risque d'hémorragie est alors augmenté.

Homéopathie

- En cas de tranchées douloureuses :
  - 4 granules de **Magnesia phosphorica** 5 CH juste avant d'allaiter, en plus d'un traitement de 4 granules de **Cuprum** 5 CH (cuivre) le matin, 4 granules de **Cimifuga** 5 CH à midi, 4 granules de **Cuprum** 5 CH avant le dîner, 4 granules de **Cimifuga** 5 CH au coucher ;
  - ou bien 3 granules de **Silicea** toutes les deux heures.

Habituellement le soulagement est notable au bout de seize heures et la douleur disparaît au bout de vingt-quatre heures.

- Si vous souffrez de crampes abdominales brusques, provoquant des douleurs irradiant dans le bas-ventre et les cuisses : **Viburnum opulus** 5 CH.
- Si les douleurs ressemblent plutôt à de petites contractions, difficiles à localiser, avec une sensation de tiraillement dans le bas-ventre : **Caulophyllum** 5 CH.
- Pour aider l'utérus à retrouver sa taille normale :
  - si l'utérus est gros et dur au toucher : **Aurum muriaticum natronatum** 5 CH ;
  - si l'utérus est très congestionné et que vous souffrez beaucoup : **Lilium tigrinum** 5 CH ;
  - si vous vous sentez endolorie au niveau abdominal ou utérin : **Bellis perennis** 5 CH.

Phytothérapie

- Une tisane d'**achillée** ou de **mille-feuille** (30 grammes par litre d'eau), 3 tasses trois fois par jour (les sommités fleuries ou la plante entière sans les racines). Ces plantes ont un effet antispasmodique et hémostatique.

Aromathérapie

- L'huile essentielle d'**estragon (Artemisia dracunculus)** est un antispasmodique remarquable, ayant une action bénéfique sur le système gastro-intestinal.

Il est également possible d'acheter une gaine-culotte souple (supérieure d'environ deux tailles à votre taille d'avant la grossesse). Les premiers temps, cette gaine risquera toutefois d'être moins pratique qu'une bande en raison des saignements abondants et des soins à effectuer tout au long de la journée.

La filière vaginale

Pendant les vingt-quatre heures suivant un accouchement par voie basse, la zone génitale semble endolorie. Puis, lorsque les sensations reviennent, la femme se sent plus ou moins meurtrie en raison de l'importante dilatation des voies naturelles, selon la façon dont s'est passé l'accouchement (avec ou sans épisiotomie, forceps ou éventuellement ventouse).

- **Le col de l'utérus** demeure un peu dilaté pendant une semaine. Puis il s'épaissit, se rétrécit et reprend sa forme initiale. L'examen visuel du col permet de distinguer si une femme a déjà accouché par voie basse : il forme un trait plus ou moins régulier, tandis que celui d'une jeune fille ressemble à un petit trou au bout d'un tube. Le col de l'utérus se déchire souvent un peu, mais cette petite plaie se répare toute seule dans la très grande majorité des cas.
- **Le vagin** est gonflé et lisse pendant un ou deux jours. Au cours des trois ou quatre semaines suivantes, il se rétrécit et retrouve presque ses dimensions d'origine. Les parois vaginales, les muscles pelviens et les ligaments seront plus souples.
- **L'appareil génital externe**. Les grandes et les petites lèvres ont doublé de volume, la zone vulvaire et l'anus sont relâchés (peu de femmes se doutent que des selles et des urines sont aussi sorties pendant l'expulsion du bébé).

Même si l'accouchement se passe en douceur, sans épisiotomie, la pression de la tête du bébé sur le périnée et la distension du vagin (qui s'ouvre de plus de 10 centimètres) provoquent un léger hématome ou une ecchymose. La région génitale est alors très sensible dans la semaine qui suit l'accouchement.

Des complications possibles

- **Les hématomes :** une épisiotomie mal suturée peut entraîner un hématome. Très exceptionnellement, une rupture de vaisseaux profonds se traduit par une poche de sang douloureuse (thrombus). Les hématomes doivent être étroitement surveillés car ils peuvent s'infecter. Plus fréquemment, les vaisseaux autour de l'anus se rompent et de petits caillots se forment sous la peau, surtout si la poussée est mal contrôlée. Cela s'appelle une **rectitite**.
- **Les déchirures :** malgré la capacité extraordinaire de distension du périnée, il est très fréquent que la peau et même les muscles se déchirent (30 à 60 % des femmes sont concernées lors d'un premier accouchement).
  La petite déchirure qui affecte uniquement la peau et les muqueuses vaginales est recousue en quelques minutes et les séquelles sont rares. Elle cicatrise en vingt-quatre heures.
- Une déchirure plus importante peut concerner les muscles et la peau de façon verticale. Si elle est recousue correctement (généralement en moins d'une demi-heure), les complications d'une « déchirure du périnée simple » sont rares. Le périnée est bien irrigué par les vaisseaux sanguins, qui apportent les substances nutritives nécessaires à une cicatrisation rapide. Parfois, la déchirure atteint les fibres extérieures de la paroi du sphincter anal (qui se situe le plus près du vagin), mais la muqueuse anale reste intacte. Avec la surveillance de l'accouchement telle qu'elle est mise en œuvre aujourd'hui, on ne rencontre quasiment plus jamais la déchirure qui se prolonge dans le rectum,

comme dans les récits d'accouchements cauchemardesques d'autrefois. Elle doit être recousue chirurgicalement au bloc opératoire, mais sa cicatrisation est généralement excellente. Il est également possible, mais peu fréquent, que les muscles du périnée se déchirent en profondeur alors que la peau reste intacte. Cette complication passe inaperçue au moment de l'accouchement, mais pas la douleur qui l'accompagne ensuite, qui est celle d'un « claquage » musculaire. Le médecin ou la sage-femme prescrira beaucoup de repos afin que les muscles se rétablissent rapidement. Parfois, les petites lèvres du vagin se fissurent. Cette plaie est douloureuse pendant deux à quatre jours, avec de vives brûlures si elle est éclaboussée par de l'urine. Elle se cicatrise spontanément.

♦ **Combien de temps dure la gêne ?** Si le périnée est demeuré intact ou n'a subi qu'une petite déchirure, l'irritation causée par les étirements, ecchymoses ou éraillures disparaîtra en moins de dix jours. Mais, s'il y a eu une grosse déchirure, une épisiotomie, des forceps ou un accouchement difficile, de nombreuses femmes déclarent ressentir, à l'occasion, une douleur encore deux ou trois semaines après l'accouchement, et la région périnéale risque de demeurer sensible beaucoup plus longtemps (surtout lors des premiers rapports sexuels).

L'épisiotomie

C'est l'incision des muscles du périnée dans la partie inférieure (médiane ou latérale) de la vulve. Réalisée de façon préventive pour éviter une déchirure du périnée, elle est destinée à faciliter l'expulsion du bébé. On dit aussi qu'elle protège la mère d'une incontinence urinaire et, à long terme, d'une « descente d'organes », c'est-à-dire d'un prolapsus.

Sans épisiotomie, environ la moitié des périnées se déchirent lors d'un premier accouchement. Sauf en cas de grave déchirure, la peau se cicatrise naturellement, mais les muscles sous-jacents peuvent demeurer fragiles. De nombreux accoucheurs affirment qu'il est plus facile de recoudre des tissus coupés d'un trait net que des tissus déchirés : ils préfèrent donc inciser la peau à l'avance en sectionnant le muscle releveur, plutôt que de risquer une déchirure irrégulière qu'ils jugent plus difficile à suturer.

L'épisiotomie

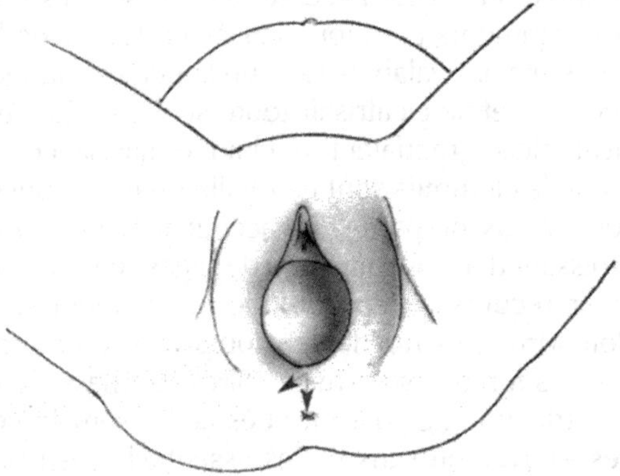

Selon les praticiens, l'épisiotomie est pratiquée en biais ou verticalement.

Comme les bébés sont plus gros aujourd'hui (grâce à une meilleure alimentation de la future mère et aux progrès de la surveillance obstétricale), les épisiotomies sont aussi souvent plus importantes.

Sans entrer dans une polémique, on peut constater que l'épisiotomie n'est pas l'unique solution aux traumatismes que peuvent subir les voies naturelles :

- La position de l'accouchement, la façon de pousser lors de l'expulsion, ainsi que la remise en forme après l'accouchement sont tout aussi importantes pour éviter l'incontinence urinaire ou un éventuel prolapsus (descente d'organes).

- Une épisiotomie n'empêchera pas la tête du bébé d'écraser l'urètre contre la symphyse pubienne (l'os à l'avant du bassin) et donc d'occasionner des problèmes urinaires transitoires.

  La pratique d'une épisiotomie préventive n'évite pas toujours une déchirure complète du périnée (notamment si le bébé a une grosse tête, si celle-ci est mal orientée ou s'il est nécessaire d'utiliser des forceps).

  Les arguments autrefois utilisés en faveur de l'épisiotomie étaient valables lorsque la peau de la femme se déchirait et se cicatrisait toute seule, et que les tissus cicatriciels craquaient à chaque naissance. Aujourd'hui, les femmes sont en meilleure forme physique et sont mieux préparées à l'accouchement. Un nombre croissant d'accoucheurs ou de sages-femmes préfèrent avoir recours à l'épisiotomie uniquement si le bébé doit sortir très rapidement ou si des instruments tels que les forceps sont nécessaires. Le massage du périnée (dix minutes par jour dès la 35e semaine de grossesse) avec ou sans huiles essentielles, est préconisé par de nombreuses sages-femmes afin de préserver un périnée intact à l'accouchement. Toutefois, il faut savoir qu'une déchirure légère, sans complications, n'est pas plus douloureuse qu'une épisiotomie.

Une pratique variable selon les pays

L'usage de l'épisiotomie varie d'un pays à l'autre selon l'attitude du corps médical : en Espagne, en Italie et en Australie, elle est pratiquée sur 90 % des femmes. Aux États-Unis, elle est utilisée pour 90 % des femmes qui accouchent pour la première fois, et pour 62 % des femmes en général. Par contre, aux Pays-Bas, où les sages-femmes gèrent de A à Z la plupart des accouchements, le taux d'utilisation chute à 10 %. De même, en Grande-Bretagne, une épisiotomie est pratiquée dans 30 % des cas lorsque c'est une sage-femme qui contrôle l'accouchement, et dans 90 % des cas lorsque c'est un médecin ! En France, environ 70 % des femmes subissent une épisiotomie lors de leur premier accouchement et 36 % lors des accouchements suivants.

Les techniques diffèrent également d'un pays à l'autre. Par exemple, en Europe et en Australie, la plupart des épisiotomies sont pratiquées de façon **latérale** afin d'éviter les déchirures du rectum. Au Canada et aux États-Unis, les épisiotomies, pratiquées de façon **verticale** au centre du périnée, sont considérées comme moins traumatisantes pour ce dernier car les vaisseaux sanguins et les nerfs qui sillonnent le milieu du muscle sont moins nombreux.

Comment se déroule l'intervention

Lorsque la tête du bébé appuie contre le périnée, comprimant les vaisseaux sanguins (ce qui minimise les saignements), le médecin ou la sage-femme insère son doigt (afin de protéger la tête du bébé) puis le ciseau chirurgical sous le bord du vagin et coupe d'un trait net, le plus souvent vers la droite – la plupart des accoucheurs étant droitiers !

La suture de l'épisiotomie

Une fois le bébé né et la délivrance terminée, l'épisiotomie est recousue plan par plan : la paroi vaginale puis le muscle du périnée, avec du fil en vicryl à résorption rapide, et la peau, avec du fil résorbable ou en Nylon non résorbable en fonction de la pratique du médecin ou de la sage-femme. Une épisiotomie « normale » requiert trois ou quatre points de suture sur la peau. Autrefois, les médecins ajoutaient un point de suture de plus afin de « resserrer » le vagin, pensant ainsi « faire plaisir aux maris ». Or, il est extrêmement important que l'anneau vulvaire soit réparé sans décalage et sans trop resserrer la vulve, car la femme souffrirait alors de pénibles douleurs au cours de la reprise des relations sexuelles.

Les fils utilisés pour recoudre l'intérieur du vagin disparaissent en une à trois semaines. Si vous remarquez un petit fil blanc sur votre garniture périodique, ne vous affolez pas : c'est un point de suture dont une moitié s'est résorbée tandis que l'autre est tombée naturellement.

Les soins

Si vous n'avez pas eu d'épisiotomie

Même en l'absence d'épisiotomie, la zone génitale doit être soignée scrupuleusement :

- Nettoyez toute trace d'urine et de sang séché **après chaque miction** avec une compresse stérile imbibée d'eau tiède ou froide (évitez pour l'instant les gants de toilette, qui sont des foyers de microbes). Dès que cela ne brûle plus trop, utilisez un savon végétal sans détergent.
- Badigeonnez la vulve avec de la solution Dakin® ou de la Bétadine® diluée (médecine classique), ou bien de l'**hamamélis** en décoction, ou un mélange d'eau et d'**argile**, ou encore avec une compresse d'huile essentielle de **lavande** ou de **camomille**, qui diminue l'inflammation (demandez à votre pharmacien une décoction dans de l'huile grasse pour éviter les brûlures).
- Pour éviter au sang accumulé sur la serviette hygiénique de coller à la peau, versez un peu de décoction d'hamamélis dessus.

Quelques remèdes

Phytothérapie

- En cas de simple ecchymose, vous pouvez appliquer quelques gouttes d'huile essentielle d'**hélichryse** sur la partie à traiter.
- Si vous n'avez pas eu d'épisiotomie, appliquez un peu de crème de **calendula** ou de crème d'**arnica**.
- Des bains de siège dans une bassine d'eau tiède additionnée de quelques gouttes de teinture de **calendula** sont très bénéfiques.
- Appliquez, au maximum quatre fois par jour, la lotion suivante, dite **lotion du Dr de Pariente** : 1 millilitre d'huile essentielle de camomille dans 30 millilitres d'huile de calendula et d'huile de millepertuis (à faire préparer dans toute pharmacie spécialisée en phytothérapie).

Homéopathie

- **Staphysagria** 7 CH, 2 granules matin et soir pendant trois à quatre jours pour accélérer le processus de guérison de la zone génitale.
- **Apis** 9 CH, 3 granules deux fois par jour pendant trois à quatre jours pour atténuer les œdèmes.

Si vous avez eu une épisiotomie

Se trouvant dans une zone toujours humide, la cicatrice de l'épisiotomie est d'autant plus vulnérable à l'infection que les lochies constituent un excellent environnement pour la multiplication des bactéries. Dans la plupart des maternités, l'infirmière fera votre toilette intime deux fois par jour. Cela permet à une professionnelle de vérifier la bonne cicatrisation de l'épisiotomie. Mais, dès que vous vous en sentirez capable, vous pourrez la pratiquer vous-même en faisant couler longuement de l'eau tiède sur votre périnée, soit au-dessus d'un bidet, soit à l'aide du pommeau de la douche, soit avec un broc au-dessus du W-C : le soulagement est immédiat. Ensuite vous pouvez badigeonner la cicatrice de solution Dakin® ou de Bétadine® diluée (médecine classique), ou bien d'hamamélis en décoction ou encore d'une décoction de lavande et de camomille que peut vous préparer votre pharmacien.

- **Lavez-vous les mains,** en particulier à l'hôpital, où les germes sont plus nombreux qu'à la maison !
- **Essuyez-vous toujours de l'avant vers l'arrière** avec une compresse stérile, et surtout pas avec une serviette-éponge, tant que la plaie n'est pas cicatrisée. Veillez également à retirer votre garniture vers l'arrière.
- **Changez de garniture** toutes les quatre à six heures ou, mieux, chaque fois que vous urinez.
- **Faites une toilette intime** chaque fois que vous allez aux toilettes à l'aide de l'eau d'un broc, d'une douche ou d'un pulvérisateur, en utilisant de l'eau froide au début de la miction, et de l'eau tiède après.
- **Veillez à toujours bien sécher l'épisiotomie** en tapotant légèrement la cicatrice avec de la gaze stérile (en demander à l'infirmière ou à l'aide-soignante).
- **Le sèche-cheveux** est souvent recommandé dans les guides de la grossesse pour soigner la cicatrice d'épisiotomie, mais il **présente des inconvénients non négligeables** : il a tendance à dessécher le périnée, dilate les vaisseaux, et, peu hygiénique, souffle toute la poussière et les bactéries environnantes sur la plaie ouverte (il est d'ailleurs interdit pour cette raison dans certains hôpitaux). Si vous tenez absolument à vous servir d'un séchoir à cheveux, choisissez un appareil avec un réglage à froid. Tenez-le à 15 centimètres de la plaie (prévoir une rallonge) et ne l'utilisez pas pendant plus de trois minutes chaque fois. De nombreuses sages-femmes recommandent plutôt d'exposer la cicatrice à une petite lampe de 40 watts, de type spot, tenue allumée entre vos jambes

à 25 centimètres du périnée pendant une vingtaine de minutes.

- Dès que possible, massez la cicatrice afin d'éviter les adhérences. Avec une crème un peu grasse, du type Cicaderma® ou Tanctum® (médecine classique) ou de crème de Calendula, faites légèrement rouler la cicatrice sous les doigts.

Soulager la douleur de l'épisiotomie

La cicatrisation de l'épisiotomie s'accompagne le plus souvent d'une douleur dont la durée est extrêmement variable : de vingt-quatre heures ou quelques jours à plusieurs semaines.

Les premiers jours, les tissus du périnée gonflent beaucoup. En enflant, la peau tire sur les points de suture. Si les surjets sont en vicryl à résorption rapide, la douleur la plus importante se situera le 5e jour après l'accouchement, puis les points s'assoupliront ou éclateront tout seuls. Si les surjets sont en Nylon, ils auront tendance à tirer au maximum les premiers jours, mais seront généralement retirés le 5e ou le 6e jour. Cependant, dans les deux cas, si vous avez la sensation d'être assise sur des morceaux de verre, demandez au médecin si certains points ne pourraient pas être retirés plus tôt. Le plus important est que les tissus soient recousus en profondeur sans tension excessive. La peau elle-même cicatrise généralement en vingt-quatre heures.

Pour la grande majorité des femmes, la cicatrice fait mal environ cinq jours. Il arrive – c'est heureusement rare – qu'une douleur lancinante persiste au-delà de cinq jours. Il faut alors s'assurer qu'il n'y a pas un hématome (poche de sang) qui pourrait s'infecter ou une infection de la cicatrice.

La douleur devrait avoir disparu presque entièrement au bout de trois semaines. Consultez absolument votre médecin ou votre sage-femme si elle persiste au-delà de cette période, car il pourra vous soulager rapidement si la cause est un point de suture mal résorbé ou une petite infection. Mais, pour certaines, une gêne douloureuse lors des rapports sexuels persiste plus de six mois.

« M'a-t-on bien recousue ? », « Serai-je comme avant ? » sont les questions le plus fréquemment posées par les récentes accouchées. Ces questions sont particulièrement chargées de signification sexuelle pour les femmes qui sont mères pour la première fois et qui n'osent pas demander directement : « Serai-je encore désirable ? »

Le chaud ou le froid

Les spécialistes ne s'accordent pas sur l'utilisation du chaud ou du froid pour soulager la douleur de la cicatrice de l'épisiotomie. Les adeptes de la médecine chinoise font remarquer que la douleur est une stagnation d'énergie et que la chaleur fait circuler cette énergie.

D'autres constatent que les tiraillements proviennent surtout des tissus boursouflés. Or le froid est bien connu pour ses effets bénéfiques sur les inflammations.

♦ **Soigner par le froid**

- Conservez un brumisateur d'eau minérale au réfrigérateur de la maternité afin d'asperger le périnée après chaque miction.
- Ajoutez quelques glaçons dans le pichet d'eau que vous faites couler sur le périnée (si le service n'a pas de congélateur, faites-vous apporter une Thermos contenant des glaçons).
- Remplissez un préservatif d'eau et demandez aux infirmières de le mettre au congélateur (si elles en ont un). Puis enveloppez-le d'une compresse stérile et asseyez-vous dessus.
- Remplissez un gant en latex (gant d'examen jetable) de glaçons. Puis enveloppez un des doigts d'une compresse stérile (et le reste du gant dans une serviette) et asseyez-vous dessus.

Quelques remèdes

La plupart des maternités proposeront du paracétamol et des anti-inflammatoires non stéroïdiens. Leur utilisation ne contre-indique pas nécessairement l'allaitement, mais ils doivent être pris juste après une tétée afin que leur effet s'estompe avant que le bébé reprenne le sein.

Homéopathie

- La prise systématique d'**Arnica montana** 9 CH (pour la douleur et le choc opératoire) et de **Staphysagria** 9 CH (pour la cicatrisation) toutes les deux heures au début, puis trois fois par jour par la suite, permettra de se débarrasser de la douleur en trois jours.
- Pour prévenir la formation d'un œdème, prendre **Apis** 9 CH, 3 granules deux fois par jour, pendant trois à quatre jours.

Phytothérapie

- Les remèdes sont les mêmes que ceux cités plus haut pour les éraillures (compresses de décoction d'**hamamélis** laissées vingt minutes sur le périnée, et la **lotion du Dr de Pariente**).

  Toutefois, ne mettez rien sur le périnée qui risquerait d'irriter ou d'infecter la plaie. Il ne faut surtout pas abuser des crèmes ou des compresses (n'en mettre qu'une fois sur trois toilettes intimes) afin de ne pas dessécher la cicatrice.

Aromathérapie

- La cicatrisation, l'antisepsie et la réduction de l'œdème sont ses domaines privilégiés. Les mélanges suivants sont conseillés en application locale :
- 1 goutte d'huile essentielle de **lavandin abrial** et 1 goutte d'huile essentielle de **ciste** dans de l'huile végétale.
  - De l'huile essentielle de **rose musquée** dans de l'huile végétale.
  - De l'huile essentielle d'**hélichryse** (qui peut aussi être prise par voie interne si vous n'allaitez pas) dans de l'huile végétale. Ce remède est remarquablement efficace.
  - De l'huile essentielle de **bois de rose** dans de l'huile végétale.

- **Soigner par le chaud**
  - Remplissez un broc ou faites couler la douche avec de l'eau tiède.
  - Exposez votre périnée une vingtaine de minutes à la chaleur d'une petite lampe de 40 watts de type spot placée à 25 centimètres du périnée (cela suppose évidemment d'être seule). Pensez à installer une garniture sous vos fesses avant de commencer ces soins (cela suppose évidemment d'être seule).

- **Le froid puis le chaud**

Utilisez le froid pendant les premières vingt-quatre heures pour faire diminuer l'œdème, puis, dans un deuxième temps, la chaleur pour soulager la douleur, faire circuler le sang et encourager la cicatrisation. Si vous avez en plus des hémorroïdes (il est très fréquent d'avoir les deux en même temps, et leurs douleurs se confondent), vous serez peut-être tentée de continuer à utiliser le froid un peu plus longtemps.

Des astuces pour soulager l'inconfort

- **La bouée :** un conseil classique est d'utiliser une petite bouée pour s'asseoir après une épisiotomie, car le fait de placer tout le poids du corps sur les fesses et les cuisses soulage le périnée hypersensible.
  Cependant, au bout d'un certain temps, le poids des organes internes finit par faire bomber le périnée vers l'extérieur. Il vaut donc mieux utiliser cette bouée uniquement sur de courtes périodes (par exemple le temps d'un repas) et veiller à ne pas gonfler la bouée à fond pour garder une certaine souplesse à l'assise. Le mieux serait de rester allongée le plus souvent possible pendant les deux premières semaines. Vous pourrez également utiliser la bouée pour surélever le bassin en position allongée.
  Si la maternité ne fournit pas de bouées, on en trouve en pharmacie, mais une simple petite bouée gonflable d'en-

fant fait l'affaire si les fesses et les cuisses reposent bien dessus. On peut également découper dans de la mousse la forme d'un fer à cheval à ses propres mesures. Il y a par ailleurs intérêt à glisser la bouée ou la mousse dans une taie d'oreiller propre, qui pourra être lavée en cas d'« accident ».

- Plutôt que d'utiliser une bouée, le Dr Bernadette de Gasquet conseille de **s'asseoir le plus souvent possible en tailleur**, un oreiller sous la pointe des fesses, le buste en avant ou bien en demi-tailleur (une jambe repliée en avant et l'autre vers l'arrière). Ainsi, le poids du corps ne repose plus sur le périnée mais sur la partie osseuse des fesses (les ischions).

Exercice

Pour soulager la douleur de l'épisiotomie

À quatre pattes sur votre lit, un gros oreiller devant vous.

- *Placez vos mains sous l'oreiller.*
- *Descendez lentement les coudes jusqu'au matelas, et laissez reposer votre tête et votre poitrine sur le coussin.*
- *Avancez un peu les genoux afin que votre dos soit arrondi et « confortable ». Vos fesses seront donc en l'air.*
- *Maintenez cette position cinq à dix secondes. Essayez de vous détendre au maximum (au début, on a souvent l'impression que le sang afflue vers la tête).*
- *Pour vous redresser, poussez sur vos mains afin d'étirer les bras. Déroulez votre dos vertèbre par vertèbre, jusqu'à ce que vous vous retrouviez à genoux.*

À LIRE :

Francine Caumel-Dauphin, *Pour une médicalisation raisonnée de la maternité*, Albin Michel, 2001.

ADRESSES UTILES :

www.fraternet.org/naissances – Un excellent site proposant la liste de toutes les associations agissant dans le domaine de la maternité, des sages-femmes libérales, et autres sources de soutien pendant la période postnatale.

Chapitre 3

Reprendre ses fonctions corporelles

Éliminer

Bouleversés par la grossesse puis par l'accouchement, les organes ont besoin d'un peu de temps pour retrouver un fonctionnement normal.

La miction

Il est essentiel d'empêcher la vessie de rester remplie après l'accouchement. Comme elle a soudain beaucoup plus de place pour s'étendre mais manque de tonicité, elle peut se distendre de façon exagérée. Par ailleurs, une rétention urinaire avec une vessie trop pleine pousse l'utérus vers le haut et peut l'empêcher de se contracter, entraînant un risque d'hémorragie... C'est pourquoi **il est capital de vider sa vessie dans les six heures qui suivent l'accouchement**. L'infirmière ou la sage-femme vous aidera.

Or, bien souvent, l'accouchée ne ressent pas le besoin d'uriner. D'autant que l'urètre peut être endolori par la compression qu'entraîne le passage du bébé, et le sphincter encore endormi par l'anesthésie péridurale.

Après un premier essai douloureux, on peut craindre de recommencer à uriner. Des facteurs psychologiques peuvent aussi provoquer une rétention d'urine. Si vous êtes encore alitée, vous allez devoir uriner dans un bassin. Le manque d'intimité d'une chambre d'hôpital, la gêne que ressentent certaines femmes à devoir uriner devant quelqu'un et l'inconfort du bassin rendent les premières mictions difficiles. Il se peut que l'infirmière presse doucement sur votre vessie pour déclencher une miction. Si vous n'arrivez toujours pas à uriner, elle utilisera une sonde.

Heureusement, les problèmes de rétention d'urine ne durent jamais plus de vingt-quatre heures. Sachez qu'un blocage peut être suivi de très nombreuses mictions le lendemain, dès que le corps commence à éliminer son excès de liquides !

Pour surmonter l'effet de l'anesthésie sur la vessie, prenez une dose d'**Opium** 9 CH, à renouveler si besoin.

Quelques astuces pour faciliter la miction

- **Au lit :**
  - Dans une chambre partagée, demandez à l'infirmière de tirer le rideau qui vous sépare du lit voisin.
  - Demandez que le bassin soit chauffé.
  - Asseyez-vous sur le bassin plutôt que de rester couchée dessus.
  - L'infirmière pourra verser de l'eau tiède sur votre périnée, cette sensation stimule souvent la miction.

- **Aux toilettes :**
  - Faites couler l'eau du robinet (le bruit de l'eau qui coule peut être suggestif).
  - Trempez vos doigts dans de l'eau chaude.
  - Pressez légèrement sur votre vessie.
  - Versez de l'eau chaude sur votre vulve.
  - Marchez.
  - En urinant, penchez-vous en avant afin d'éviter que l'urine ne ruisselle sur la cicatrice de l'épisiotomie. Profitez de chaque miction pour nettoyer la cicatrice de l'épisiotomie.

- Prévoyez un brumisateur d'eau que vous pourrez garder dans le réfrigérateur des infirmières, et vaporisez votre région génitale d'eau froide après avoir uriné.
- Il est aussi possible d'uriner debout, les jambes écartées de chaque côté du W-C. Cette position permet au jet d'urine de ne pas éclabousser la cicatrice de l'épisiotomie ou les plaies.

Remarques au sujet de l'hygiène

Il est bien connu que les hôpitaux sont des foyers de microbes. De plus, dans une maternité, toutes les patientes saignent abondamment. Une jeune accouchée est particulièrement exposée aux infections de la zone génitale. Or, la douleur de la zone périnéale, la constipation et un état de faiblesse générale rendent difficile la station debout lorsque vous allez aux toilettes.

- Munissez-vous donc de petites lingettes désinfectantes (du type de celles qu'utilisent les infirmières pour nettoyer la peau avant une piqûre) et essuyez la lunette des W-C, en particulier si vous êtes plusieurs à partager le même cabinet de toilette.
- Demandez aux personnes qui vous rendent visite de ne pas utiliser les toilettes réservées aux jeunes mères.
- Transportez vos serviettes hygiéniques et vos slips jetables dans un sachet en plastique bien propre, et qui se ferme.

L'élimination de l'eau

Le corps d'une femme enceinte contient plus d'eau qu'en temps normal, le taux important d'œstrogènes entraînant une augmentation de la quantité d'eau entre les cellules. De plus, la pression de l'utérus sur la veine cave ralentit le drainage des fluides extracellulaires. Dans les heures qui suivent l'accouchement, de nombreuses femmes remarquent que leur visage et leurs pieds gonflent.

Puis, vingt-quatre heures après l'accouchement, la chute des taux d'œstrogènes et la disparition de la pression sur la veine cave permettent aux fluides du corps de commencer à retrouver rapidement leur niveau d'avant la grossesse. C'est pourquoi, entre le 2ᵉ et le 5ᵉ jour, vous aurez souvent besoin d'uriner : presque 3 litres par rapport au 1,5 litre habituel.

Vous allez transpirer également, souvent de manière excessive. Ce phénomène s'appelle la **diaphorèse**. Les grosses transpirations nocturnes peuvent durer plusieurs semaines. Il ne faut ni s'inquiéter ni essayer de les supprimer, car elles sont tout à fait normales. Simplement, il faut **prévoir de grandes serviettes-éponges** que les aides-soignantes pourront placer entre l'alèse en plastique et le drap lorsqu'elles font le lit le matin (ou plus simplement sur le drap), et suffisamment de chemises de nuit. Vous pouvez aussi vous appliquer du talc sans parfum en faisant attention de ne pas saupoudrer la peau là où elle risque d'être en contact avec le bébé.

Si vos yeux sont gonflés et douloureux, n'hésitez pas à demander des packs de glace aux infirmières (un sachet de petits pois congelés fait aussi bien l'affaire).

Buvez, éliminez

On a longtemps cru qu'il fallait limiter la consommation d'eau des jeunes mères afin de pousser leur corps à se décharger des excès de fluides accumulés pendant la grossesse. On pensait aussi que la restriction hydrique préviendrait les engorgements mammaires lors de la montée laiteuse. Aujourd'hui, il est reconnu qu'une jeune mère a besoin d'eau pour aider le processus de nettoyage de son système reproductif, pour atténuer l'acidité de ses urines, et surtout pour produire du lait. **Il ne faut pas limiter sa consommation de liquides !** Il est au contraire recommandé de boire au moins 2 litres d'eau par jour les premiers jours. Certaines maternités recommandent même aux jeunes mères d'y ajouter de la poudre de boisson pour sportifs (électrolyte) afin de compenser la perte de nutriments lors de l'accouchement.

Le transit intestinal

Durant la grossesse, le taux de progestérone, cinquante fois plus élevé qu'en temps normal, empêche non seulement les contractions prématurées de l'utérus mais aussi les contractions des muscles lisses de l'intestin, diminuant ainsi leur transit, Ce ralentissement du système digestif entraîne une constipation, des ballonnements, des reflux acides gastriques et les gaz dont souffrent de nombreuses femmes enceintes. Il faut plusieurs mois après l'accouchement pour que le tube digestif reprenne son volume normal.

Une suite fréquente : la constipation

Il faut s'attendre à ne pas aller à la selle avant trois jours. Il est conseillé de surveiller son régime afin d'éviter les aliments constipants, de nombreux facteurs contribuant à rendre la constipation presque inévitable dans la semaine suivant la naissance.

La tonicité du système digestif est très réduite durant l'accouchement, pour une raison hormonale et du fait qu'on reste beaucoup allongée. Au stade final de l'expulsion, l'anus s'ouvre et le gros intestin se vide. Or, la plupart des femmes ne s'alimentent pas pendant la durée de l'accouchement (dans le cas d'une césarienne décidée à l'avance, la femme sera à jeun). Comme le savent toutes celles qui ont suivi des régimes draconiens, n'avoir rien dans le ventre favorise la constipation. L'anesthésie (péridurale ou générale) ralentit aussi le transit intestinal. L'énorme pression exercée sur le rectum durant l'expulsion laisse les tissus œdématiés ; il faut donc attendre que la tuméfaction diminue pour que le transit puisse reprendre correctement. Aussi, certains calmants augmentent la constipation. La faiblesse des muscles abdominaux ne favorise pas le transit. Enfin, de nombreuses femmes ont peur d'aller à la selle par crainte de rompre leurs points de suture ou d'exacerber leurs hémorroïdes (voir p. 94 à 99).

♦ **Comment soulager la constipation**

- Buvez huit verres d'eau par jour. L'eau minérale Hépar® agit sur le transit intestinal de la mère mais pas sur celui du bébé.
- Consommez un minimum de produits laitiers les premiers jours, évitez le pain blanc, les produits à base de farine, le chocolat.
- Mangez un maximum de crudités, d'aliments riches en fibres, de pruneaux et de figues secs.
- Marchez.
- Avalez une cuillerée à soupe d'huile de paraffine à chaque repas.
- **Plus vous attendez, plus les selles deviennent grosses et dures.** Il faut donc rassembler votre courage vers le 3e jour et y aller.
- Si les troubles persistent plus de quarante-huit heures, vous pouvez sans danger recourir à un lavement du type Microlax®.

Exercices

Exercice 1

- *Tenez-vous debout les pieds écartés de 15 centimètres, penchez-vous un peu en avant, les mains sur l'avant des cuisses. Inspirez.*
- *Expirez le plus possible (terminez en grognant).*
- *Sans inspirer à nouveau, tirez vos muscles abdominaux vers l'intérieur comme si vous vouliez les plaquer contre votre colonne vertébrale.*
- *Inspirez et détendez l'abdomen.*

Exercice 2

- *Répétez cet exercice, mais cette fois, lorsque l'air s'est vidé, rentrez et sortez les muscles abdominaux sans inspirer (comme pour les rouler), poussez en dehors, tirez vers la colonne. Essayez de le faire trois fois.*
- *Inspirez et relâchez tout. Respirez normalement plusieurs fois pour reposer vos poumons.*

Exercice 3

- *Debout, pressez sur l'« ombilic du bas » (concept oriental d'un point énergétique qui stimule les intestins et soulage les gaz et la constipation). Pour le trouver : mettez une main sur le bas du ventre, avec votre pouce sur le nombril. Le point où repose votre petit doigt est ce centre énergétique. Pressez dessus pendant quatre secondes. Répétez trois fois le matin et trois fois le soir.*

Exercice 4

- *Expirez à nouveau tout l'air. Tirez les muscles vers l'arrière puis vers le haut, enfin poussez-les vers l'avant.*
- *Inspirez et relâchez.*
  Au début, il est normal de ne presque rien sentir, les muscles abdominaux étant très faibles. Nous savons toutes gonfler notre ventre, mais moins bien le rentrer ! Le plus difficile est d'apprendre à tirer les muscles vers le haut. Tout au long de la journée, il est excellent de serrer les fesses très fort puis de relâcher. Au bout de quelque temps, le troisième exercice suffit à lui seul pour bien maîtriser son transit.

♦ Quelques astuces :

- Penchez-vous en avant et ne poussez pas en bloquant votre souffle.
- Si possible, remontez vos genoux en appuyant les pieds sur deux annuaires, deux boîtes, deux bacs renversés (regardez autour de vous, il existe bien quelque chose que vous pouvez utiliser).
- Prenez une serviette hygiénique, pliez-la en deux, pressez-la contre la ligne de points de suture et essayez de détendre votre périnée.

- Si la défécation n'est pas spontanée, serrez le ventre en expirant.
- Ne restez pas longtemps aux toilettes. Il vaut mieux provoquer un réflexe par un suppositoire ou un micro-lavement que de faire des efforts violents.

Quelques remèdes

Homéopathie

- 3 granules d'**Hamamelis virginiana** 7 CH trois fois par jour.
- Si vous avez des douleurs accompagnées de ballonnements dus à la constipation, prenez du **Raphanus** 5 CH toutes les deux heures jusqu'à la reprise des gaz, ensuite trois fois par jour jusqu'à la réapparition des selles. Si vous ne ressentez pas de douleurs, 3 granules d'**Opium** 9 CH pris deux à trois fois par jour peuvent être efficaces.

Phytothérapie

- La prise régulière de quelques graines de lin dans de l'eau soulage bien la constipation. Il est aussi indiqué de boire 40 à 50 gouttes de teinture mère de **fumeterre** dans de l'eau le matin à jeun.

Aromathérapie

- Pratiquez des massages sur le côté gauche de l'abdomen, dans le sens des aiguilles d'une montre, avec un mélange de 10 gouttes d'huile essentielle de **marjolaine**, 10 gouttes d'huile essentielle de **romarin**, 5 gouttes de **patchouli** et 5 gouttes de **fenouil** diluées dans 50 millilitres d'huile d'amande douce.

- **La médecine chinoise** préconise (de même que pour les gaz) le massage du point énergétique du ventre. Mettez la main sur le bas du ventre avec le pouce sur le nombril. Le point où repose votre petit doigt est ce centre énergétique. Pressez dessus pendant quatre secondes. Répétez trois fois matin et soir.
- Il est aussi bon de **se masser** le ventre en appuyant doucement le long du trajet du côlon, puis de tourner largement autour du nombril dans le sens des aiguilles d'une montre, de la position de « 7 heures » jusqu'à celle de « 5 heures ».
- L'infirmière vous proposera probablement des **laxatifs très doux** tels que des dérivés d'huile de paraffine, qui n'affecteront pas le bébé nourri au sein. Ils doivent être pris deux à trois fois par jour. Une fois rentrée à la maison, il est recommandé de continuer à en prendre une fois par jour et de ne pas arrêter ce traitement avant deux semaines de nette amélioration. Les femmes qui s'arrêtent après deux jours de rémission sont sûres de rechuter.

Bouger

Exercices

À faire dans votre lit

- *Pliez les jambes sur le ventre et pressez doucement sur les genoux en expirant.*
- *Faites de petits cercles avec les chevilles.*
- *Écrivez les lettres de l'alphabet (ou le nom de l'enfant) avec votre pied.*

Marcher

De nombreuses femmes n'ont aucune difficulté à se mouvoir. Mais beaucoup d'autres se sentent comme « moulues », courbatues (voir p. 90), n'ont pas envie de bouger ou ne savent pas comment s'y prendre.

Il est extrêmement important de remarcher rapidement après l'accouchement, afin d'éviter les risques circulatoires (voir p. 92 à 99), mais également parce qu'un lever précoce encourage la **diurèse** (l'élimination urinaire).

Si l'accouchement n'a pas été difficile, vous pourrez généralement vous lever lorsque les effets d'une éventuelle péridurale se seront complètement estompés. Pour le premier lever, vous serez accompagnée et soutenue par une infirmière (en général, ce premier lever est pour aller aux toilettes). L'infirmière doit rester derrière la porte des toilettes et raccompagner la jeune mère jusqu'à son lit. Elle le fait le plus souvent, mais il peut être utile de le préciser d'un : « Vous m'attendez ? » Il est également possible de prendre une douche environ douze heures après l'accouchement.

Conseils

- *Pendant les six premières semaines, passez beaucoup plus de temps à l'« horizontale » qu'à la « verticale ».*
- *Évitez à tout prix la station debout immobile. Demandez une chaise pour assister au bain du bébé, par exemple. N'oubliez pas de prendre votre bouée avec vous.*
- *Sachez que plusieurs brefs épisodes de marche sont plus bénéfiques qu'une longue promenade.*
- *Après être restée debout, allongez-vous le bassin légèrement surélevé.*
- *Roulez-vous sur le côté pour passer de la position allongée à la position assise.*
- *Pensez à bien contracter le périnée en vous levant et en vous asseyant.*

Il est important de marcher, car cela favorise le drainage des membres inférieurs, combat la constipation, évite les gonflements et la lourdeur. Pour celles qui se sentent vraiment endolories, un bon objectif pendant le séjour en maternité serait le suivant :

– le 1er jour, marcher cinq minutes ;

– le 2e jour, marcher dix minutes le matin et dix minutes l'après-midi ;

– le 3e jour, marcher entre vingt et trente minutes ;

– à la fin du séjour, il serait bien de pouvoir monter et descendre un étage sans difficulté.

Respirer

Le bouleversement morphologique du corps de la femme après un accouchement affecte temporairement sa capacité respiratoire. Pendant la 1re semaine, son efficacité respiratoire chute de 10 %. L'excès de gaz carbonique et le manque d'oxygène dans le sang accentuent sa fatigue.

Au cours de la 1re journée, vous aurez probablement tout juste la force de faire quelques pas. Vous pourrez toutefois pratiquer des exercices de respiration qui seront extrêmement bénéfiques. La respiration est importante pour :

- Se détendre.
- Contrôler sa douleur.
- Combler le vide.
- Nettoyer le corps.
- Allaiter : les sages-femmes ont remarqué que les femmes qui ont des problèmes d'allaitement sont souvent très crispées parce qu'elles respirent mal.

Exercices

- *En position assise aussi confortablement que possible dans le lit, les yeux fermés, prenez conscience de votre corps. En inspirant et en expirant, laissez couler l'air à l'intérieur de vous. Commencez par les pieds et remontez vers la tête. Associez une couleur à chaque partie de votre corps. Cela vous aidera à « vivre » un point de votre corps pour ensuite le relâcher, l'oxygéner.*

- *Allongée sur votre lit, les jambes légèrement écartées, les bras ouverts et la paume des mains tournée vers le haut, « balancez » légèrement votre bassin de gauche à droite comme le pendule d'une horloge (sans le rouler). Bâillez, puis balancez les côtes, la poitrine et enfin la tête. Cet exercice est un excellent moyen de faire disparaître la tension du corps.*

À LIRE :

Bernadette de Gasquet, *Mangez, éliminez : non à la constipation de 0 à 97 ans*, Éditions Robert Jauze, 2004.

Chapitre 4

Comprendre et soulager divers troubles

Une naissance la nuit, un accouchement long, l'excitation des premières heures, puis les insomnies fréquentes des nuits de maternité, les réveils pour allaiter, tout cela va s'ajouter à l'état de fatigue que ressent déjà une femme au 9e mois de grossesse. Au cours des premiers jours qui suivent l'accouchement, différents troubles peuvent apparaître.

Les troubles courants

- **Une grande lassitude** due à une sensibilité à l'insuline (l'hormone régulatrice de l'utilisation du sucre par les cellules). Pendant la grossesse, une femme est moins sensible qu'en temps normal au taux d'insuline qui se trouve dans son sang. Mais, après l'accouchement, une jeune mère est beaucoup plus sensible à l'insuline, comme une femme qui suit un régime sévère. On peut donc ressentir une fatigue comparable à celle d'une personne qui souffre d'hypoglycémie.

Quelques remèdes

Application de chaud ou de froid

Une bouillotte d'eau chaude ou un sac de glaçons. Ou encore un pack réfrigérant ou un pack chauffant que l'on trouve en pharmacie.

Automassage

Trouvez le point énergétique de l'épaule en plaçant la main droite sur l'épaule gauche, les doigts le long du cou. Puis glissez les doigts vers le haut de l'épaule, là où le muscle est légèrement bombé et arrondi. (Si vous n'êtes pas sûre d'avoir trouvé le point, posez vos doigts sur le mamelon gauche, remontez les doigts en ligne directe jusqu'à l'épaule, arrêtez-vous juste derrière le haut de l'épaule.)

- Une fois le point trouvé, pressez doucement mais fermement en petits cercles en faisant glisser la peau sur l'os. Inspirez et expirez de façon décontractée.
- Variez la pression : pressez quatre secondes, relâchez quatre secondes sans retirer les doigts. Expirez en pressant, inspirez en relâchant.
- Commencez aux points de pression avec des petits cercles, puis montez d'un cran sur le cou et massez en cercles. Continuez en montant chaque fois d'un cran et en restant un peu sur le côté du cou, juste en dehors de la crête des muscles de la colonne. Continuez jusqu'à la base du crâne. Puis pressez tous vos doigts pendant dix secondes sur la base du crâne. Terminez en suivant la ligne d'implantation des cheveux jusqu'aux tempes.

Homéopathie

- Si vous avez mal dans les jambes et dans la colonne vertébrale (et que vous vous sentez frileuse, que vous avez sommeil dans la journée et du mal à uriner) : **Causticum** 5 CH, 3 granules le matin.
- Si les douleurs vous tiraillent les reins : **Nux vomica** 5 CH, 3 granules le matin.

- Si les douleurs sont au niveau des hanches : **Silicea** 5 CH, 3 granules le matin.

Aromathérapie

- Des massages aux huiles essentielles peuvent soulager les courbatures dues à l'accouchement : le mélange **lavande-orange** est un décontractant qui agit également sur le stress.

♦ **Une faiblesse due à l'anémie :** les saignements et le ralentissement de la circulation sanguine (voir p. 92) accentuent l'anémie. Comme dans le cas des chutes de tension, un supplément de fer (et peut-être un verre de vin par jour à distance de la tétée) sera immédiatement nécessaire.

♦ Certaines femmes souffrent de **troubles digestifs**, d'un **état nauséeux** ou de **vomissements** liés à l'anesthésie (péridurale et surtout générale), au choc opératoire d'une césarienne, à la morphine que l'on peut recevoir après l'intervention, et à certains médicaments comme la bromocriptine prescrits aux femmes qui ne vont pas allaiter. Si la morphine est administrée par perfusion, le médecin pourra y rajouter un antiémétique pour atténuer les nausées.

♦ Les astuces pour éviter les vertiges et nausées dus à la bromocriptine (Parlodel®) sont expliquées en détail page 46, « Stopper la montée laiteuse ».

♦ **Des frissonnements** sont fréquents : dus à la perte de chaleur du corps (le bébé, le placenta et le liquide amniotique, qui représentaient une masse d'environ 4,5 kilos d'une température constante de 37 °C ne sont plus là) mais aussi au contrecoup émotionnel de l'accouchement (qui est indéniablement un choc nerveux aussi bien que physique), ils peuvent durer plusieurs jours. Le personnel médical doit s'assurer toutefois qu'ils ne sont pas causés par de la fièvre ou par une hypothermie, deux signes d'infection, et de vous fournir des couvertures supplémentaires.

Automassage pour calmer les frissons

Posez vos mains de chaque côté de la tête, doigts sur le front et pouces sur les tempes à la racine des cheveux. Glissez les doigts en avant et en arrière pour trouver le point où le front est légèrement plus bombé. Laissez tomber la tête dans vos mains en pressant un peu avec vos doigts. Respirez lentement, sentez le calme venir.

- Certaines femmes ont une **légère poussée de fièvre** (moins de 38,5 °C), souvent juste avant la montée de lait, vers le 2e jour. Celle-ci ne devrait pas durer plus de vingt-quatre heures. Si c'est votre cas, il faut boire 2 à 3 litres d'eau par jour et éviter l'aspirine, qui a tendance à liquéfier le sang et donc à augmenter les saignements. Préférez le paracétamol, qui peut également faire diminuer la fièvre. Une fièvre de plus de 38,5 °C est un signal d'alarme (voir p. 126-129). Pour cette raison, votre température sera soigneusement contrôlée par le personnel médical.
- **Des maux de tête** surviennent parfois, essentiellement provoqués par la fatigue et la tension. Des exercices de relaxation (voir p. 85, « Respirer ») et du paracétamol peuvent soulager les maux de tête bénins. Plus rarement, ils sont un effet secondaire de la péridurale (voir p. 99, « Les après-coups physiques de la péridurale »). Les maux de tête peuvent aussi être dus à la déshydratation. Veillez donc à boire suffisamment pour remplacer les fluides perdus lors de l'accouchement.
- Certaines femmes se plaignent de **courbatures** et de **crampes**, et surtout d'avoir mal aux épaules. Avec l'accouchement en position allongée sur le dos, on tire fréquemment sur les étriers en poussant ou bien on a tendance à crisper les épaules à chaque contraction (une réaction très fréquente). Après l'accouchement, on peut ainsi avoir mal aux bras, aux épaules et surtout aux poi-

gnets, ou dans les jambes comme si on avait beaucoup marché. Les courbatures dans les jambes sont dues à la position fléchie, pieds nus, dans les étriers pendant une longue période. Après une césarienne, une douleur sous les côtes provient surtout de la poche d'air qui s'est accumulée dans la cavité abdominale durant l'intervention chirurgicale (voir p. 109).

- **Le poids :** une femme perd généralement 5 kilos lors de l'accouchement et 2 à 2,5 kilos dans les premiers jours. Les autres kilos se perdent progressivement au cours des mois suivants (voir p. 202-206).

Le mal de dos

De nombreuses sages-femmes s'accordent pour dire que la moitié des jeunes mères ont mal au dos après un accouchement. Les raisons en sont multiples :

- **Une mauvaise posture** pendant la grossesse, qui exagère la cambrure.
- **Une longue période allongée sur une table dure** pendant l'accouchement, en position gynécologique, les ligaments et muscles relâchés par la péridurale.
- **Les articulations qui se bloquent** et induisent des zones dures pendant l'accouchement. Le sacrum qui s'est horizontalisé reprend mal sa position initiale.
- **Un effort de poussée** mal contrôlé qui laisse un endolorissement.
- **Un gros bébé** qui a modifié la position du **coccyx** (l'os de l'extrémité de la colonne vertébrale, sous le sacrum, est déplacé dans un accouchement sur dix). La douleur est alors intense. Selon la sage-femme ostéopathe Christine Michel, le coccyx est le « chef d'orchestre » de l'ossature du corps. Il doit donc être « présent et mobile » afin d'accomplir sa tâche de coordination. Si le coccyx est déplacé par l'accouchement **(rétroversion du coccyx)**,

il y a intérêt à consulter un thérapeute manuel sans attendre.
Attention, ne vous hissez jamais sur vos coudes dans le lit. Cela provoque trop de tension dans le dos.

- **La perte de poids brutale et la fonte musculaire** de la majorité des femmes en fin de grossesse occasionnent aussi des douleurs, car toute la statique est modifiée et le corps doit s'habituer à son nouveau volume.
- **Le point d'insertion du cathéter** de la péridurale : il peut rester douloureux quelques jours.

À titre préventif, il serait bon de s'informer avant l'accouchement sur les possibilités de visite d'un kinésithérapeute ou d'un thérapeute manuel dans sa chambre. De nombreuses maternités proposent ce service, mais uniquement sur demande. Autrement, il faut demander au médecin dès avant l'accouchement l'autorisation de faire appel à son propre praticien venu de l'extérieur.

Exercice

À faire dans votre lit
Cet exercice soulage le dos, tonifie les abdominaux et stimule les intestins pour minimiser la constipation.

- *Allongée sur le dos, pliez les jambes au-dessus de l'abdomen.*
- *Inspirez en vous détendant un instant dans cette position.*
- *Expirez, essayez de basculer le bassin vers le haut (appuyez le bas du dos sur le matelas), ce qui fait remonter les fesses vers le haut.*
- *Tenez trois secondes.*

Les problèmes circulatoires

Le **volume sanguin** de la future mère augmente de 1 à 2 litres (ce qui représente un gain de 35 à 40 %) afin d'alimenter le fœtus et d'irriguer l'utérus et ses annexes. Les veines de la femme enceinte sont donc distendues, notamment dans la zone génitale. Certaines femmes souffrent pendant leur grossesse de douloureuses varices vulvaires qui disparaissent en quelques heures après l'accouchement. Lors de l'accouchement, de petits vaisseaux sanguins déjà fragiles peuvent se rompre sous la pression de l'expulsion, surtout au niveau du visage et des yeux. Les joues et le haut de la poitrine se tachent parfois de bleus appelés **pétéchies** qui disparaissent en quelques jours.

Trois semaines après l'accouchement, le volume sanguin redevient normal. Un tiers de l'excès sanguin sera éliminé pendant l'accouchement, un autre tiers par les lochies, le dernier tiers étant absorbé par le corps de la mère. Au fur et à mesure que les cellules sanguines excédentaires mourront, elles ne seront pas remplacées.

- Dans les heures qui suivent l'accouchement, la **capacité de coagulation** du sang augmente fortement, tandis que la circulation ralentit dans les veines, qui deviennent plus visibles (de couleur bleue et mauve), surtout sur les seins. L'augmentation du taux de coagulation et le ralentissement de la circulation éviteront des saignements trop importants après l'accouchement et assureront la cicatrisation du point d'insertion du placenta.
- Pendant les cinq semaines suivant l'accouchement, ces réactions du système circulatoire augmentent également le risque de **stase veineuse** et de **thrombose** (formation d'un caillot de sang dans une veine), avec le risque supplémentaire d'une **phlébite** (inflammation de la veine). Il est donc important de surveiller les jambes d'une jeune mère si ses veines sont gonflées. Elles peuvent s'enflammer et provoquer la formation d'un caillot si la mère demeure trop longtemps alitée ou allongée sur le dos. Aujourd'hui, les médecins prescrivent un lever précoce, de la marche et, dans certains cas, des injections quotidiennes d'anticoagulants (après une césarienne et pour

les femmes qui souffrent d'obésité, de problèmes cardiaques ou d'une grosse insuffisance veineuse).

- Une autre conséquence néfaste de ce ralentissement de l'activité sanguine est l'apparition (ou l'aggravation) de l'**anémie physiologique**. D'où l'intérêt de poursuivre la supplémentation en fer, même si les analyses ne montrent pas d'insuffisance en fin de grossesse (voir p. 194-196).
- La fatigue, les pertes sanguines et l'adaptation du système circulatoire à l'absence du placenta peuvent provoquer des **chutes de tension**, ce qui justifie la surveillance de la tension artérielle dans les heures qui suivent l'accouchement.

Les hémorroïdes

À la suite de l'énorme effort qu'elles ont fourni, plus du tiers des femmes ont une brutale poussée hémorroïdaire environ vingt-quatre heures après leur accouchement : des varices se forment, des petits vaisseaux sanguins éclatent autour de l'anus et des petits caillots de sang sont visibles sous la peau. Des boursouflures (parfois suintantes) apparaissent autour de l'anus. Les femmes qui ont eu une épisiotomie sont particulièrement concernées, mais, comme toute leur zone génitale est endolorie, il leur est difficile de différencier la douleur du périnée de la douleur des hémorroïdes. Celle-ci peut être vive, surtout en position assise sur une surface dure ou en allant à la selle.

Les hémorroïdes sont un problème banal dont il ne faut pas hésiter à parler.

Souvent, les hémorroïdes sont déjà apparues pendant la grossesse. Elles peuvent être provoquées par :

- Un problème mécanique de stase veineuse, car l'utérus comprime les vaisseaux sanguins, ce qui fait gonfler les veines hémorroïdaires.
- Une augmentation du taux d'œstrogènes qui rend les parois des vaisseaux plus fragiles.

- La constipation qui touche de nombreuses femmes enceintes et les oblige à pousser pour aller à la selle, ce qui fait éclater les vaisseaux fragilisés.

Après l'accouchement, les hémorroïdes sont dues au traumatisme obstétrical et à la pression sur les fragiles vaisseaux de la région anale. La tuméfaction initiale (le caillot de sang créé par le vaisseau éclaté forme un noyau bleuté) s'accompagne d'un œdème douloureux. Si une hémorroïde est externe (si elle sort de l'anus), vous pouvez la réinsérer manuellement ou la faire inciser par un proctologue. Parfois, les hémorroïdes s'accompagnent d'une **fissure anale**, c'est-à-dire d'une lésion du canal anal qui se manifeste par une douleur intense et des saignements au passage des selles. La douleur décroît dans les heures qui suivent mais réapparaît avec la selle suivante. La fissure anale, qui ne disparaît généralement pas avec le retour du cycle hormonal, nécessite la consultation d'un proctologue.

Combien de temps durent-elles ?

Les hémorroïdes douloureuses du post-accouchement peuvent disparaître en vingt-quatre heures ou bien durer jusqu'à dix jours. Mais une douleur lancinante n'est jamais normale. Elle peut être causée par une thrombose hémorroïdaire, lorsque de gros caillots se forment dans une veine qu'il faudra inciser. Il ne faut donc pas hésiter à en parler au médecin.

Ce que vous pouvez faire

Pour soulager la douleur des hémorroïdes, il faut faire diminuer l'œdème.

- **Les anti-inflammatoires :** localement (sous forme de crèmes qui s'appliquent autour de l'anus ou juste à l'intérieur grâce à un embout spécial), ils peuvent être largement utilisés. Attention, la plupart des crèmes en vente libre sont relativement peu efficaces. Seules les crèmes obtenues sur ordonnance (et qui contiennent de la cortisone) le sont vraiment...

Par la bouche ou en suppositoire, leur prescription dépend de l'allaitement (à faibles doses, ils peuvent être prescrits dans les vingt-quatre ou quarante-huit heures qui précèdent la montée de lait).

- **Les phlébotoniques ou veinotoniques :** il faut environ trois semaines pour observer un effet bénéfique sur les varices anales.
- **Les bains de siège :** ils sont prescrits à raison de trois par jour, dans de l'eau froide additionnée d'un antiseptique dilué, pendant quatre à cinq minutes.
- **Selon la médecine chinoise,** les hémorroïdes sont dues à une stagnation du froid (yin) et le chaud est donc recommandé pour les soigner. L'acupuncture (voir p. 28 et 29) a un effet bénéfique remarquable sur l'œdème des hémorroïdes.

Quelques remèdes

Homéopathie

- 3 granules d'**Æsculus** 4 CH (marron d'Inde) le matin, 3 granules de **Collin sonia** 4 CH à midi, 3 granules d'**Æsculus** 4 CH à dîner, 3 granules de **Collin sonia** 4 CH au coucher.
- L'Æsculus est particulièrement recommandé pour les hémorroïdes fortes et brûlantes. Si elles sont petites, le remplacer par de l'**Hamamélis** 5 CH.
- La crème d'**hamamélis** peut être appliquée directement sur les hémorroïdes pour soulager temporairement la sensation de brûlure. Il est aussi possible de préparer une infusion d'hamamélis er trempant des herbes dans 1 litre d'eau bouillante pendant dix heures. Vous pouvez utiliser des compresses trempées dans ce liquide pour votre toilette intime (mettez-en dans un sachet en plastique dans votre sac à main).

- Pour les hémorroïdes qui suintent : **Graphites** 5 CH, 5 granules trois fois par jour.
- Pour les démangeaisons : **Fluoric acidum** 5 CH, 5 granules trois fois par jour.
- Si les fissures sont aggravées pendant les selles : **Nitricum acidum** 5 CH, 5 granules trois fois par jour.
- Pour les éruptions anales et périnéales : **Hura braziliensis** 5 CH, 5 granules trois fois par jour.

Aromathérapie

- 2 gouttes d'huile essentielle de **géranium** et 1 goutte de **cyprès** (décongestionnant veineux, vasoconstricteur et cicatrisant) dans un bac d'eau tiède pour faire un bain de siège aussi long que possible.
- Incorporer 1 goutte d'huile essentielle de **géranium** et 1 goutte d'huile essentielle de **cyprès** dans 2 centimètres de gelée lubrifiante (par exemple de la vaseline) et appliquer sur les hémorroïdes. Attention cependant : le cyprès, qui est un astringent naturel, a des effets œstrogéniques et ne doit pas être utilisé pendant plus d'une semaine.
- 20 gouttes d'huile essentielle de **ciste** (antihémorragique puissant aux propriétés cicatrisantes remarquables) et 40 gouttes d'huile essentielle de **cyprès** dans 10 millilitres d'huile de macadamia.
- 1 goutte de **cyprès** et 1 goutte de **romarin** SB 1,8 cinéol sur un sucre trois fois par jour.
- Pour les traitements externes de problèmes circulatoires, l'huile végétale de **calophylle** est un excellent support qui favorise la circulation.
- Une bonne astuce est de toujours avoir dans son sac à main une petite bouteille en plastique contenant une lotion de **cyprès** et de **lavande** que vous pouvez verser sur du papier W-C comme compresse : 10 gouttes d'huile essentielle de **cyprès** et 10 gouttes de **lavande** dans 1 litre d'eau.

- **La surveillance de l'alimentation :** soigner la constipation évite 75 % des complications. Il faut éviter les produits gras, limiter les produits laitiers et les protéines animales (trouver son calcium dans des algues comme le calton et dans des graines germées, et ne manger de la viande rouge qu'une fois par semaine), et consommer suffisamment de crudités et de fibres. Il est aussi conseillé de boire entre 1,5 et 2 litres par jour. Enfin, la prise de laxatifs naturels de manière systématique est essentielle jusqu'à ce que les selles soient normales pendant deux semaines consécutives. (Attention, la prise pendant de nombreuses semaines de laxatifs à base de paraffine peut appauvrir le corps en vitamines A, D, E et K qui, à la longue, sont captées et éliminées par ce traitement.)
- **L'hygiène de vie** joue aussi un rôle important : de l'exercice, des bains tièdes mais pas chauds. La rééducation périnéale aussi soulage souvent les hémorroïdes en restaurant une bonne circulation dans la zone du petit bassin.

Une position qui soulage

Allongez-vous sur le ventre (avec un petit coussin sous la tête et un sous la taille, les seins calés entre les deux) pendant quinze à vingt minutes par jour. Serrez les fesses de manière rythmée. Cette position ne fera rien pour aplatir le ventre mais soulagera la douleur des hémorroïdes.

La douleur des hémorroïdes fatigue et mine le moral. Il ne faut donc pas hésiter à consulter un proctologue qui, en attendant le retour de couches, peut prescrire des pommades internes (plus efficaces que celles qui se vendent sans ordonnance). Une fois le cycle hormonal rétabli, il peut pratiquer une petite intervention chirurgicale ou une cautérisation à froid.

- **La prévention** de leur réapparition à long terme passe par des règles d'hygiène et de diététique.

Les suites de la péridurale

L'analgésie péridurale est une anesthésie injectée par un cathéter au bas de la colonne vertébrale dans l'espace qui entoure la « dure-mère », l'enveloppe méningée de la moelle épinière. Elle insensibilise le corps de la taille jusqu'aux doigts de pieds et permet à la femme de ne plus ressentir de douleur pendant l'accouchement.

Malgré sa large utilisation, la péridurale (tout comme l'épisiotomie) reste un sujet de discussion. Ses partisans pensent que les femmes, plus détendues et moins angoissées, se remettent plus rapidement de l'accouchement. Quoi qu'il en soit, la péridurale implique assurément une plus grande médicalisation de l'accouchement. On ne pourrait, en effet, avoir recours à certains médicaments comme l'ocytocine de synthèse, à la pose de forceps, au déclenchement artificiel et à la programmation de l'accouchement sans l'utilisation d'une analgésie péridurale. Ses avantages sont bien connus. Mais les médecins et le personnel médical, craignant d'inquiéter les femmes, évitent de nous parler de ses éventuels après-coups physiques (notamment à la suite de l'utilisation plus fréquente de forceps) et/ou psychologiques. Or, on en rencontre.

Ses après-coups physiques

Les effets de l'analgésie s'estompent généralement au bout de six heures. La sensation revient peu à peu dans les jambes, en commençant par les doigts de pieds. Mais certaines femmes se plaignent de troubles secondaires à la péridurale :

- L'expulsion sous péridurale étant généralement plus longue et moins bien dirigée (car les contractions des muscles abdominaux sont moins puissantes), le médecin est souvent obligé d'utiliser des forceps (car la tête du bébé est moins bien fléchie) et donc de pratiquer **une épisiotomie plus importante**. La zone vaginale sera probablement plus meurtrie que si ces manipulations n'avaient pas été nécessaires. Toutefois, en apprenant à pousser correctement lors des cours de préparation à l'accouchement, une femme peut participer plus activement à un accouchement sous péridurale et diminuer le risque d'utilisation de forceps.
- Après avoir accouché sous péridurale, plus de la moitié des femmes ont mal au dos (dans la région lombaire ou, plus bas, dans la zone sacro-coccygienne) et au point d'insertion du cathéter. Pourquoi ?
  - L'anesthésie péridurale agit sur le relâchement musculaire. Pendant son travail, la femme peut rester allongée de longues heures sur une table très dure sans se rendre compte de l'inconfort de sa position, qui peut stresser les ligaments déjà mous et détendus par la grossesse.
  - Sous péridurale, une femme a tendance à mal diriger son effort de poussée, surtout si elle n'a suivi aucun entraînement au préalable. Ses muscles sont donc soumis à des tensions très importantes.
  - Enfin, pendant l'expulsion, le bébé fait pression sur le sacrum de sa mère, le déplaçant vers l'intérieur du petit bassin. Comme la femme sous péridurale est allongée sur le dos, les jambes levées, le coccyx ne peut pas basculer vers l'arrière (le bassin peut s'ouvrir de 15 % pendant l'accouchement si la femme est en position verticale). La pression au passage de la tête du bébé se répercute sur toute la colonne vertébrale et peut même déplacer le coccyx (voir p. 91).

Deux exercices qui soulagent ce type de mal au dos :

- Ramenez les genoux sur la poitrine et effectuez des petits mouvements de roulis avec le bassin.
- Jambes pliées, pieds à plat sur le matelas, montez le bassin en inspirant et en serrant les fesses, puis relâchez-les à l'expiration en redescendant le bassin.

♦ L'analgésie contient des substances qui affectent les endorphines naturelles de la mère (substances hormonales qui donnent une impression d'euphorie et d'énergie immédiatement après l'accouchement). Ainsi, une femme qui vient d'accoucher sous péridurale bénéficie peut-être dans une moindre mesure de la sensation de bien-être et d'euphorie qui suit un accouchement sans anesthésie.

♦ Plus d'un tiers des femmes qui accouchent sous péridurale présentent un problème de **rétention d'urine** immédiatement après leur accouchement. Même s'il n'est pas endommagé, l'urètre, anesthésié par la péridurale et comprimé au passage du bébé, met plusieurs heures, voire une journée, à retrouver un fonctionnement normal. Il est nécessaire dans ce cas de sonder la vessie.

♦ Les multiples sondages de la vessie effectués lors du travail sous péridurale peuvent entraîner une **infection urinaire**. Elle sera traitée au moyen d'antibiotiques compatibles avec l'allaitement. Il faut aussi boire énormément pour réduire la sensation de brûlures.

♦ On a parlé dans les débuts de la péridurale d'autres effets secondaires (devenus plus rares dans les pays occidentaux, où la technique est très bien maîtrisée) : de pénibles maux de tête et des vertiges lorsque la dure-mère a été atteinte par le cathéter, de même que des fourmillements ou un manque de sensations dans les membres si un peu de produit anesthésique a diffusé dans le liquide céphalo-rachidien. L'anesthésiste a les moyens d'y remédier.

♦ **Les grosses chutes de tension** que l'on craignait autrefois sont également moins fréquentes.

Ses effets psychologiques

Les sages-femmes constatent que les jeunes mères ayant accouché sous péridurale ressentent parfois un vide, une impression de perception insuffisante de la mise au monde. Sans doute parce que, comme l'explique Myriam Szejer, psychanalyste, « la douleur est depuis toujours pour beaucoup de femmes l'épreuve par excellence qui symbolise l'accouchement ». Être capable de la supporter est quasiment synonyme d'être capable d'accoucher. La « bonne mère », dans notre imagerie traditionnelle, est celle qui a souffert en donnant naissance à ses enfants. Aussi, certaines femmes se trouvent aujourd'hui partagées entre la crainte de la douleur et l'idée que la péridurale correspond à une sorte de démission.

Comme on nous dit maintenant « vous avez le droit de ne pas avoir mal », on croit souvent que la péridurale supprime la nécessité de préparer son accouchement. Pourtant, une femme qui ne suit pas de préparation à l'accouchement sera privée d'une importante possibilité d'échanges, et ne saura pas non plus comment maîtriser son corps, forcément moins conscient sous l'effet de l'anesthésie. Aujourd'hui, 88 % des femmes françaises veulent la péridurale pour leur premier accouchement. Mais celles qui pensaient vivre leur accouchement de façon totalement passive grâce à la péridurale découvrent souvent que la dimension humaine de l'événement prend le dessus. Elles ont une impression de rupture, un manque de cette sensation du « passage » du bébé, comme si quelque chose leur avait été volé. Un peu perdues, elles ont l'impression de ne pas avoir « vécu » leur accouchement. Il arrive que la douleur soit inconsciemment déplacée sur la période des suites de couches. Selon les sages-femmes, c'est probablement pour cette raison que, si les femmes ont beaucoup moins mal en accouchant aujourd'hui, elles se plaignent beaucoup plus dans les jours qui suivent.

La péridurale a transformé un autre rite ancien : la présence féminine à fonction maternelle (la mère et la sage-femme). Mais certaines femmes ressentent (inconsciemment en général) cette absence de présence maternante comme un manque important. Les salles de travail sont devenues silencieuses, les sages-femmes, qui ont moins besoin d'« accompagner », sont souvent moins présentes et peuvent suivre plusieurs patientes en même temps. Elles disent elles-mêmes que, lorsque les femmes ne se plaignent pas, « on s'en occupe moins ». Dans le même temps, depuis que la souffrance n'est plus si manifeste, nos conjoints sont admis à nos côtés. La naissance est devenue l'affaire du couple. Il est intéressant de noter qu'aux accouchements ultérieurs plus que 60 % des femmes demandent une péridurale.

Comment surmonter ces difficultés ?

- N'oubliez pas qu'**un accouchement ne se résume pas à la douleur** : ce n'est pas parce que vous avez eu une péridurale que vous n'avez pas accouché. Il faut vivre pleinement l'accouchement, douleur ou non, et ne pas « gommer le rituel, lui laisser toute sa signification », comme le dit le Pr René Frydman.
- **Un accouchement sous péridurale se prépare :** la péridurale élimine la douleur mais ne change en rien le processus d'expulsion. Le bas du corps étant insensibilisé, il faut apprendre à pousser correctement afin de ne pas surmener les muscles et les ligaments. Cette question fait normalement partie des cours de préparation à l'accouchement.
- Demandez une **anesthésie « progressive »** : totale lors de la dilatation, et moindre pendant l'expulsion.
- Si vous avez accouché sous péridurale pour votre premier enfant, une fois la crainte de la douleur surmontée, peut-être pouvez-vous envisager de vous en passer pour le deuxième.

À LIRE :

Deux excellents guides de la maternité :

Isabelle Brabant, *Vivre sa grossesse et son accouchement*, Chronique sociale, 2003.

Bernadette de Gasquet, *Bien-être et maternité*, Éditions Implexe, 2000. Disponible sur le site ***www.lamaternité.com***

Et aussi :

Christine Chardonnet, Valérie Videau et Raphaëlle Vinon, *Les Petits Maux de la grossesse*, Remusat, 2004.

ADRESSES UTILES :

L'association créée par le Dr Bernadette de Gasquet répond aux questions des futures jeunes mamans sur leur préparation à l'accouchement et leur remise en forme.

SEC Implexe
1 bis, passage Foubert
75013 Paris.
Tél. : 01 60 69 10 10.

Chapitre 5

Les suites de la césarienne

Aujourd'hui, près de 18 % des femmes accouchent par césarienne en France, comme dans la plupart des pays industrialisés (hormis les États-Unis, où le chiffre atteint 25 %). Plus de la moitié des interventions sont « programmées ».

La pratique de la césarienne ne cesse d'augmenter (6 % des accouchements en 1972, 11 % en 1981, 16 % en 1998), pour plusieurs raisons parmi lesquelles l'élévation de l'âge moyen des mères, la surveillance accrue de l'accouchement (les médecins sont plus vigilants quant à la prévention de la souffrance fœtale et plus inquiets des plaintes en justice en cas de problème), l'augmentation du nombre de naissances gémellaires et du nombre de déclenchements.

L'intervention

Le déroulement

Aujourd'hui, environ 98 % des césariennes se font sous anesthésie péridurale, décrite page 99, ou sous rachie anesthésie lorsque la dure-mère est transpercée par une très fine aiguille pour injecter l'anesthésique dans le liquide céphalo-rachidien. De plus en plus utilisée pour les césariennes programmées, cette méthode est considérée comme plus confortable et permet un bloc-moteur plus net. Toutefois, comme il n'y a pas de cathéter, une nouvelle dose devra être réinjectée. Certaines maternités proposent une « périrachie » qui combine les avantages de la rachie anesthésie avec un cathéter.

Il est utile de savoir comment se déroule l'intervention pour en comprendre les suites. Le plus couramment, l'incision est transversale (incision de Pfannensteil) et située juste au-dessus du pubis, afin que la cicatrice soit dissimulée par les poils. L'incision verticale du nombril au pubis, devenue exceptionnelle, n'est plus guère pratiquée qu'en cas de grande urgence.

Le médecin réalise une petite incision sur la paroi abdominale, place des écarteurs pour la maintenir ouverte, écarte les muscles (il est important de retenir que les muscles ne sont pas « coupés ») puis incise les deux couches du péritoine avant d'atteindre l'utérus. La paroi utérine est incisée dans son segment inférieur (derrière la vessie) qui, distendu en fin de grossesse, est plus mince. La poche des eaux est rompue, et la tête du bébé apparaît. Le liquide amniotique est aspiré par un tuyau.

Avec sa main gauche, l'obstétricien extrait la tête du bébé en protégeant son crâne, tandis que de la main droite il appuie sur le fond utérin pour aider le bébé à sortir. Puis il coupe le cordon. Le plus souvent, le bébé crie et il est montré à sa mère si elle est éveillée (la plupart des césariennes sont pratiquées sous péridurale). Puis le médecin décolle le placenta (ou attend son expulsion naturelle) et vérifie que l'utérus est bien vide. Enfin, toutes les couches internes sont suturées avec des fils résorbables. Selon les habitudes du chirurgien, la peau peut être recousue avec des fils non résorbables.

Il était autrefois conseillé aux femmes de ne pas subir plus de trois césariennes car, l'utérus étant ouvert en son milieu, les tissus cicatriciels plus fragiles n'auraient pas résisté à plus de trois interventions. Mais, avec l'évolution de la technique chirurgicale et la pratique de l'incision horizontale dans le segment inférieur, où la résistance de l'utérus est bien meilleure, le problème ne se pose plus. La cicatrice est protégée par le péritoine recollé, les saignements intra-abdominaux sont beaucoup plus limités, le risque d'adhérences intestinales ou de fragilité de la cicatrice est bien moindre.

Ces dernières années, la durée totale de l'intervention s'est beaucoup raccourcie. Entre l'incision de la paroi abdominale et la naissance, il ne s'écoule que de **huit à dix minutes**. La suture des parois utérines et abdominales prend, elle, environ quinze minutes.

Après la naissance du bébé et l'extraction du placenta, on administre à la mère par perfusion de l'**ocytocine de synthèse** afin que l'utérus se contracte, un **analgésique** (calmant) à base de morphine, des **antiémétiques** pour réduire les nausées provoquées par la morphine, et des **anticoagulants** (Héparine à faible poids moléculaire) en vue de prévenir tout problème de phlébite (caillot de sang dans une veine), puisqu'elle sera alitée plus longtemps qu'une accouchée par voie basse. On lui fait souvent aussi porter des bas de contention.

La morphine pouvant avoir un effet sur le système nerveux et faire perdurer le choc de l'accouchement, un traitement homéopathique simultané d'**Opium 9 CH** est indiqué.

Le cas de l'anesthésie générale

Si la césarienne est pratiquée en urgence alors que l'accouchement se déroulait sans péridurale, l'anesthésiste n'a souvent plus le temps d'installer une péridurale. Une anesthésie générale est donc effectuée, de même lorsque la péridurale est contre-indiquée. C'est le cas pour environ 2 % des césariennes.

- **Le réveil** de l'anesthésie générale peut être pénible : frissons, tremblements, état de confusion et d'agitation, vomissements et nausées ne sont pas rares. Il faut attendre quelques heures avant une reprise de conscience suffisante, ce qui retarde le premier contact de la mère avec son bébé. Il est réconfortant d'avoir son conjoint à ses côtés en de tels moments.

- **L'intubation** (un tube est inséré dans la trachée pendant l'opération pour faciliter la respiration) étant souvent nécessaire pour l'anesthésie générale, on peut avoir mal à la gorge.

Les tuyaux qui restent en place

- **Le cathéter de la péridurale :** certains médecins le laissent en place pendant vingt-quatre heures afin de pouvoir injecter de la morphine permettant à la femme de marcher et de reprendre ses fonctions digestives sans douleur. Le cathéter peut faire mal au dos à la longue.
- **La perfusion** permet non seulement de nourrir avec de l'eau, du sucre, du sel et autres électrolytes (potassium, calcium, etc.), mais aussi d'injecter par voie intraveineuse des calmants ou des antibiotiques. Elle reste en place entre vingt-quatre et quarante-huit heures en attendant que le transit intestinal reprenne son activité normale.
- **La sonde** est nécessaire pour évacuer les urines et éviter une rétention. Elle demeure plusieurs heures, voire un ou deux jours si la vessie semble avoir été traumatisée lors de l'intervention ou si la femme est encore sous péridurale. Comme une infection urinaire est possible, il faut pouvoir vérifier le bon écoulement et la couleur des urines. On n'enlève la sonde qu'après s'être assuré que les urines sont suffisamment abondantes et de couleur normale, et qu'il n'y a pas de rétention ni d'infection. Il est parfois un peu difficile d'uriner au début du fait de l'irritation provoquée par la sonde.
- **Le drain** (ou redon), qui n'est plus systématique aujourd'hui, permet d'évacuer les liquides lymphatiques accumulés dans la cicatrice. Il est enlevé au bout de vingt-

quatre ou quarante-huit heures. Son point d'insertion à un bout de la cicatrice reste souvent un peu sensible pendant quelque temps.

Un très grand inconfort

Les douleurs

Les douleurs qui peuvent survenir dans les suites de césarienne se caractérisent par leur diversité.

- **Un mal d'épaules** peut être ressenti parce qu'une poche d'air demeure dans l'abdomen après l'opération. Cet air appuie contre le diaphragme, où passe le nerf phrénique qui traverse l'épaule.
- **Des nausées** peuvent être provoquées par les analgésiques à base de morphine. Comme il est très douloureux de vomir après une intervention chirurgicale de l'abdomen, le médecin peut prévoir d'ajouter un antiémétique dans la perfusion.
- **Les tranchées** (contractions de l'utérus qui se rétracte après l'accouchement) sont douloureuses, car elles se font sur un utérus cicatriciel plus sensible, particulièrement lorsque la femme allaite les deux premiers jours (la succion du bébé qui tète va stimuler les contractions de l'utérus). Mais l'administration d'analgésiques par la perfusion évite cette douleur.
- **Des démangeaisons** et des éruptions cutanées peuvent se produire chez certaines femmes qui ont une réaction cutanée à la morphine. Si vous en souffrez, demandez une lotion calmante aux infirmières ou appliquez des compresses de **lotion au calendula**.
- **Des sécrétions** sont dues à l'intubation lors d'une anesthésie générale. Comme il est douloureux de tousser sur un abdomen cicatriciel, les femmes ont tendance à

essayer de supprimer ce réflexe naturel. Pour vous aider après l'intervention, vous pouvez :

- Placer un oreiller moelleux contre votre ventre.
- Inspirer profondément.
- Plier les genoux vers la poitrine.
- Expirer fort, comme une locomotive à vapeur.
- Cracher.

Conseils

Lorsque survient une contraction de l'utérus, il faut essayer de ne pas se raidir par réaction et utiliser des techniques de relaxation car la tension accroît la douleur. Dès l'arrivée d'un spasme, expirez profondément en relâchant le plus possible les muscles abdominaux. Ceci demande beaucoup de concentration. Si vous êtes en pleine conversation, n'essayez surtout pas d'être héroïque : arrêtez de parler, fermez les yeux et pensez uniquement à votre corps.

- *En position allongée : laissez-vous aller complètement, devenez molle, et respirez profondément en pensant à relâcher le plus possible les muscles abdominaux.*
- *Debout : penchez-vous en avant et avachissez-vous. Appuyez-vous contre le mur ou, mieux, sur un oreiller placé sur votre table de repas. Fermez les yeux. Respirez lentement, de manière rythmée, en vous concentrant sur votre respiration et sur la détente de vos muscles abdominaux.*
- *Lorsque vous essayez de vous lever du lit : si une infirmière est présente, appuyez-vous contre elle et laissez-vous aller complètement. Si vous êtes seule, placez un oreiller sur votre table de repas (qui surmonte le lit) et appuyez-vous dessus.*

La reprise du transit intestinal

Le travail des intestins ralentit lors d'une anesthésie, ce qui provoque une accumulation des gaz.

La reprise du transit intestinal commence généralement vingt-quatre heures après l'intervention, et s'accompagne de gargouillements et de gaz difficiles à évacuer.

De nombreuses femmes considèrent la douleur des gaz comme étant la séquelle la plus pénible de la césarienne. C'est pourquoi les premiers repas sont légers (bouillon, yaourt, compote le premier jour). Le transit intestinal reprend plus vite (quarante-huit heures) après une péridurale qu'après une anesthésie générale, et les femmes se voient infliger moins longtemps le régime bouillon compote.

Ce que vous pouvez faire

Pour éliminer les gaz :

- Buvez une tasse d'eau très chaude avec le jus d'un demi-citron.
- La **tisane à la valériane** est un bon remède de phytothérapie, qui aide aussi à combattre la douleur de l'incision de la césarienne.
- Faites l'un des exercices indiqués pour la constipation ou le mal au dos, ou l'exercice proposé page 112.
- Inspirez et expirez en soufflant comme une locomotive (même mouvement que pour éliminer les glaires).
- Massez l'abdomen en descendant des côtes jusqu'à l'aine, d'abord du côté droit puis du côté gauche, en imaginant que vous êtes en train de pousser les gaz le long du gros intestin jusqu'à pouvoir les éliminer.

À faire en position allongée pour éliminer les gaz

Si vous êtes trop faible ou que vous ne pouvez pas vous lever, faites plusieurs fois par jour cinq fois de suite l'exercice suivant :

- *Allongée, genoux repliés, pieds à plat, inspirez lentement, allongez la jambe gauche en la faisant glisser.*
- *Expirez et remontez la jambe, genou fléchi comme avant (ne contractez pas les abdominaux, mais laissez glisser le pied sur votre drap en expirant).*
- *Répétez avec la jambe droite.*

Si vous craignez de vous sentir gênée par ces problèmes de gaz, demandez à vos amis d'attendre trois ou quatre jours avant de vous rendre visite.

La journée qui suit une césarienne est rarement la plus pénible, car la femme est encore sous perfusion et reçoit des calmants par voie intraveineuse ou orale. En outre, le transit intestinal est encore endormi. Les grosses douleurs démarrent environ quarante-huit heures plus tard puis diminuent dans les trois à sept jours. Pour toutes ces raisons, les médecins utilisent de plus en plus de calmants et d'analgésiques (tels que la morphine) de manière postopératoire. Il n'y a pas à s'inquiéter d'éventuelles incompatibilités avec l'allaitement, car les antalgiques sont donnés avant la montée de lait. Le bébé absorbe du colostrum en quantités bien moindres que le lait maternel. Toutefois, il faut à peu près un mois après une césarienne pour ne plus avoir mal nulle part.

Trouver la bonne position

- **Comment s'installer au lit ?** Essayez de ne pas trop garder la position à moitié assise sur le lit genoux pliés (quand vous êtes dans cette position, mettez un coussin sous vos genoux). C'est la position la plus confortable, car c'est celle qui tire le moins sur les points de suture, mais elle favorise la paresse musculaire. Le Dr Bernadette de Gasquet conseille la position suivante : lorsque vous êtes allongée, gardez un genou fléchi, le pied à plat sur le matelas. Changez de jambe de temps en temps.

- **Pour vous relever du lit ou d'un fauteuil**, penchez-vous en avant, dos droit, jusqu'à ce que le poids du corps vienne sur vos pieds, puis tendez les jambes en poussant les fesses en avant.
- **Pour vous asseoir**, faites la manœuvre inverse : pliez les genoux, dos droit, penchez-vous en avant, posez les mains sur le siège et reculez les fesses jusqu'à ce que vous puissiez les poser. Le Dr Bernadette de Gasquet conseille d'attacher la ceinture d'un peignoir au pied du lit et, pour s'asseoir, de se hisser en tirant sur la ceinture une main après l'autre. C'est beaucoup plus facile que d'utiliser le « perroquet » d'hôpital (espèce de trapèze pendant au-dessus du lit) qui se trouve toujours trop haut.
- **Pour vous coucher**, tenez-vous face au lit, puis montez à quatre pattes.
- **Pour vous tenir debout :** il est tentant de se pencher en avant en se tenant le ventre, les jambes serrées, mais c'est une position très fatigante pour l'abdomen. Mieux vaut se tenir le plus droite possible. Même si c'est pénible au début, la douleur disparaîtra plus rapidement si vous faites cet effort.

Le premier lever

Il est nécessaire de se lever au bout de vingt-quatre heures afin d'éviter tout risque de phlébite ou d'embolie (pour la même raison, des anticoagulants vous seront donnés et vous porterez probablement des bas de contention). C'est probablement le moment le plus déplaisant de l'après-accouchement.

Se lever reste pénible tant que les fils ne sont pas enlevés : en général vers le 7e jour, mais certains médecins les retirent le 5e jour, d'autres le 10e jour.

- **Une aide est absolument nécessaire :** une ou deux infirmières seront présentes pour vous guider et vous soutenir. Elles arrangeront les tuyaux de la perfusion, du drain ou de la sonde afin que vous puissiez faire quelques pas sans les déplacer.
- **Commencez par vous asseoir :** ramenez un genou puis l'autre vers la poitrine en expirant et en glissant le pied le long du matelas, comme si le genou était tiré par un fil. Il est important de solliciter le moins possible les reins et le ventre. Puis roulez-vous d'un bloc, en entraînant le dos avec l'épaule et la tête. Une fois sur le côté, groupez vos genoux le plus haut possible et prenez appui sur vos bras pour vous redresser et vous asseoir.
- **Une fois assise au bord du lit,** si le lit n'est pas électrique, demandez absolument un escabeau pour pouvoir y poser les pieds. Glissez-vous tout à fait au bord du lit. Puis tournez-vous en vous appuyant sur vos mains afin que vos jambes se balancent en dehors du lit. Posez les pieds par terre, redressez-vous, et surtout ne regardez pas par terre.
- **Puis faites quelques pas :** si vous n'êtes pas sous perfusion prolongée d'anesthésie (ce qui est le cas le plus général aujourd'hui), vous serez probablement pliée en deux par la douleur de la cicatrice et les contractions de l'utérus. Croisez un bras au-dessus de votre ventre pour maintenir la cicatrice lorsque vous marchez.
- **Essayez de vous tenir aussi droite que possible :** plus vous bougerez et plus vous marcherez, plus vite la plaie guérira et moins il y aura de risques de complications.
- **Si un spasme survient,** appuyez-vous sur l'infirmière en fermant les yeux. Concentrez-vous sur la respiration et la détente de vos muscles abdominaux.
- **Et ensuite ?** Chaque jour on marche mieux, mais il est clair que la position debout ne peut pas être maintenue longtemps. Vous pouvez faire l'exercice recommandé par le kiné-

sithérapeute Roland Leclerc (p. 121 et 122), très doux, qui permet de rééquilibrer le bassin et de recentrer son corps.

La cicatrice

La cicatrice devient très sensible, tiraille et démange. Par contre, la peau autour de la cicatrice semble insensibilisée. Les sutures des différents plans de l'abdomen interne se remettent à des rythmes différents et tirent un peu les unes sur les autres.

De nombreuses femmes ressentent des sensations de brûlure et de démangeaison. Lorsque les poils du pubis repoussent, ils irritent aussi cette zone. Une douleur occasionnelle ou des sensations de brûlure peuvent persister six à huit semaines.

Les soins de la cicatrice

À la maternité, l'infirmière changera le pansement de la cicatrice de la césarienne au moins une fois par jour. Cela lui permettra de vérifier que le processus de guérison se déroule bien.

Une cicatrice de césarienne a la chance de pouvoir guérir dans un environnement sec et relativement stérile. Pourtant, il arrive que la plaie s'infecte. Elle devient rouge, gonfle, palpite, et du pus suinte. La fièvre monte. Le médecin prescrira immédiatement des antibiotiques. Afin d'éviter tout risque d'infection, respectez scrupuleusement quelques règles d'hygiène :

- **Lavez-vous toujours les mains** (de préférence avec un savon désinfectant) avant de manipuler le pansement et la plaie.
- **Séchez-vous les mains avec des serviettes en papier**, car le tissu-éponge conserve les microbes.
- **Utilisez des compresses stériles** pour nettoyer la plaie, appliquer de l'éosine, une crème, etc.

- **Suivez bien les recommandations** du médecin qui enlève vos points de suture (entre le 5e et le 10e jour).
- Ne prenez pas de **douche** avant le 3e jour suivant l'accouchement, et essayez de ne pas mouiller votre pansement. Les bains ne sont pas autorisés avant trois semaines.

Exercices

Il est essentiel de faire des exercices de respiration après une césarienne. Même si cela fait un peu mal au début, les muscles abdominaux retrouveront plus rapidement leur tonicité et la cicatrisation se fera plus rapidement.

Voici quelques exercices recommandés (en plus des exercices conseillés aux femmes ayant eu un accouchement par voie basse) :

- *Tenez un oreiller moelleux contre votre ventre, respirez profondément en vous concentrant sur l'expiration et pliez les genoux. Soufflez fort, comme une locomotive. Cet exercice est particulièrement recommandé pour maîtriser les gaz et encourager l'élimination de glaires dans les poumons.*
- *Asseyez-vous sur votre lit les pieds tendus, fléchissez les doigts de pieds (ramenez-les vers vous), puis tendez-les. Répétez vingt fois de manière énergique afin de stimuler la circulation, les deux pieds ensemble ou bien l'un après l'autre. Variez les séquences pour ne pas trop vous ennuyer.*
- *Écartez les jambes et faites des rotations des chevilles dans un sens puis dans l'autre.*
- *Pressez l'arrière de vos genoux dans le matelas, puis relâchez. Ceci fait également travailler les muscles des cuisses et la circulation.*
- *Allongée sur le dos, pliez les genoux (en glissant les talons le long du matelas afin de remonter les genoux en douceur) puis enroulez (rétroversez) le bassin en remontant les fesses. Tenez quatre secondes, relâchez. Répétez autant de fois qu'il vous sera agréable de le faire.*
- *Après l'ablation des fils : allongée sur le dos, pliez les genoux (en douceur) et laissez-les tomber ensemble d'un côté puis de l'autre (« roulez » sur les fesses).*

Quelques remèdes

Allopathie

- La médecine allopathique classique est surtout efficace contre la douleur postopératoire. On vous proposera certainement des calmants et des anti-inflammatoires.

Homéopathie

L'homéopathie propose un protocole complet pré- et postopératoire pour la césarienne. La femme traitée par homéopathie lors d'une césarienne retrouvera plus rapidement un transit intestinal normal que si elle suit uniquement un traitement allopathique classique. Le Dr Serge Bizieau, gynécologue-accoucheur, recommande en cas de césarienne programmée :

- Dans les deux à trois jours avant l'intervention : 2 granules matin et soir d'**Arnica montana** 5 CH.
- La veille de l'intervention : 1 dose à jeun d'**Arnica** 9 CH.
- Le matin de l'intervention : 1 dose de **Gelsemium** 9 CH, **Arnica montana** 9 CH, **China rubra** 7 CH.
- Après l'intervention : 1 dose d'**Arnica montana** 15 CH dès le réveil, **Opium** 25 CH l'après-midi, **Staphysagria** 12 CH le soir.
- Le lendemain : 1 dose le matin d'**Arnica montana** 15 CH, **Opium** 30 CH.
- Pendant une semaine après l'intervention : 2 granules matin et soir d'**Arnica montana** 5 CH, **Gelsemium** 5 CH, **Pulsatilla** 5 CH, **China rubra** 5 CH, **Staphysagria** 7 CH.
- Pour prévenir un œdème postopératoire, il est recommandé de prendre 3 granules d'**Apis** 9 CH deux fois par jour.
- Pour faciliter le transit intestinal, en cas de douleurs accompagnées de ballonnements dus à la constipation, prendre du **Raphanus** 5 CH toutes les deux heures jusqu'à la reprise des gaz, et ensuite trois fois par jour jusqu'à la réapparition des selles.

Le bébé né par césarienne

- Si vous avez reçu un somnifère la veille de l'opération ou un sédatif avant l'opération, votre bébé **risque de naître un peu somnolent**, ce qui peut retarder sa première tétée.
- Si le bébé se porte bien, il est tout à fait possible de le mettre au sein dans la salle de réveil.
- De nombreux calmants et analgésiques contre-indiquent l'allaitement. Certains médecins préconisent leur utilisation uniquement avant la montée de lait (c'est-à-dire les trois premiers jours, qui sont en général les plus douloureux), lorsque le bébé ne boit que du colostrum en quantités bien moindres que le lait.

Une femme qui s'est préparée pendant sa grossesse à l'éventualité d'une césarienne peut tout à fait rester mentalement proche de son bébé. Malheureusement, sous prétexte de ne pas effrayer les femmes, de nombreux cours de préparation à l'accouchement n'abordent pas l'hypothèse de la césarienne en urgence. Et, si le cas se présente, la femme se dit souvent qu'elle ne va pas « accoucher ». Elle a un sentiment de regret, presque de ratage. Le problème psychologique fondamental est le **manque de sensation de passage**. Car, rappelle la psychologue Myriam Szejer, « accoucher par voie basse, nourrir au sein, tels sont les modèles archaïques ; et toute femme qui s'y conforme sans difficulté ressent une forme de bonne conscience. Celle en revanche qui, pour quelque raison que ce soit, y déroge peut en ressentir une forme de culpabilité ».

Chapitre 6

Pour une rééducation précoce

De nombreuses personnes pensent encore qu'il ne faut pas faire d'exercices pendant les quarante jours qui suivent l'accouchement. Ce préjugé remonte à l'époque où la remise en forme postnatale ne consistait qu'en une gymnastique abdominale.

L'allaitement et l'imprégnation hormonale sont aussi invoqués comme prétextes pour retarder la remise en mouvement et en équilibre du corps. C'est oublier combien il est important pour une femme de retrouver son corps.

Mais, comme l'écrit le kinésithérapeute Roland Leclerc, « la rééducation entreprise dès les premiers jours permettra à la jeune femme de se réconcilier avec un corps malmené, de retrouver rapidement des repères satisfaisants et une confiance nécessaire pour l'avenir. Le fait de "réhabiter" l'espace laissé vide par le bébé est très réconfortant pour la jeune mère. Par contre, reporter sous différents prétextes la rééducation postnatale favorise l'installation de déséquilibres structurels et de désordres qui s'inscrivent dans le schéma corporel ».

Après l'accouchement, le relâchement de la paroi abdominale accentue la sensation de vide qu'éprouvent certaines femmes. La recherche de la mise en équilibre est un premier pas important dans ce travail de réinvestissement émotionnel du corps.

Rééquilibrer le bassin

Le bassin est un anneau osseux situé au bas de l'abdomen. À l'avant du corps, les os se rejoignent dans une articulation appelée symphyse pubienne. À l'arrière, ils retrouvent le bas de la colonne vertébrale (le sacrum) au niveau de deux articulations, les sacro-iliaques. Le bassin forme la base de toute la statique du corps.

En début de grossesse, ses os encerclent et donc protègent l'utérus et le fœtus. Au fil des mois, l'utérus remonte dans la cavité abdominale afin que le fœtus puisse grandir en dehors de l'anneau osseux. Sous l'effet des hormones de la grossesse, les ligaments (les tissus qui tiennent les articulations du corps) se relâchent, permettant aux os du bassin de s'articuler et de « s'ouvrir » afin de laisser passer le bébé. Ils ne reprendront plus exactement leur position initiale. Ceci explique pourquoi certaines femmes qui ont pourtant retrouvé leur poids d'avant la grossesse ne peuvent plus rentrer dans leurs anciens pantalons.

Mais, outre le mal de dos, un bassin mal aligné ou un coccyx déplacé lors d'un accouchement vont tirer sur les muscles du périnée qui s'y rattachent, aggravant la douleur d'une cicatrice ou d'une ecchymose. L'angle du bassin influence directement la bonne suspension des organes abdominaux. Ainsi, lorsque le bassin est déplacé, ses articulations se modifient et, du fait de la pesanteur, les organes se trouvent dans des positions qui ne leur sont pas naturelles. Si le bassin est remis en équilibre, le centre de gravité de la femme est ramené vers l'arrière et les contraintes sont mieux réparties. Les muscles abdominaux sont préservés d'une trop grande distension, et peuvent ainsi retrouver plus aisément leur tonus.

Avec les muscles du périnée, les muscles abdominaux sont en effet les plus éprouvés par une grossesse et un accouchement. Entre le 5e et le 7e mois de grossesse, les « grands droits », les muscles les plus superficiels, s'allongent d'au moins 15 centimètres. Aussi appelés « muscles recti », les deux grands muscles verticaux placés de part et d'autre du centre de l'abdomen sont joints comme par une fermeture à glissière.

Après la naissance du bébé, une sorte de ruban mou et pulpeux est sensible au toucher au milieu de l'abdomen, du nombril au pubis. Pendant les quatre premiers jours, on peut insérer deux doigts dans l'épaisseur entre les muscles recti. Leur fragilité peut être accentuée par l'accouchement d'un gros bébé, par des grossesses rapprochées ou par des jumeaux. Dans la période du post-partum, ils peuvent se trouver suffisamment affaiblis pour que les organes intestinaux poussent contre la peau.

Exercice

Proposé par Roland Leclerc, kinésithérapeute à la maternité des Lilas.

- *Allongée sur le dos, les jambes tendues, prenez conscience de l'importance du creux des reins.*
- *Pliez les genoux, écartés de la largeur du bassin, les pieds bien à plat au sol.*
- *Posez les mains sur le ventre et écoutez les mouvements de la respiration. Suivez avec vos mains l'inspiration et l'expiration : à l'inspire du ventre, les mains montent et s'écartent ; à l'expire, elles descendent et se rapprochent.*
- *Accompagnez progressivement l'expiration d'un souffle plus long, sans excès.*
- *Permettez-vous maintenant de rentrer le ventre le plus loin possible, mais pas le plus fort possible.*
  Vous mobilisez ainsi votre ventre en le réveillant, en lui montrant dès maintenant la bonne direction. Cette sensation vous permettra peu à peu de sentir votre ventre moins vide, de le réhabiter, de vous le « réapproprier ».
- *Continuez en exerçant une légère pression de la plante des pieds sur le sol, comme si vous vouliez traverser le tapis. Contractez légèrement les fessiers. Le pubis remonte, le creux des reins se comble, le dos s'allonge et se détend, le ventre se resserre encore un peu plus, le périnée est attiré spontanément vers le haut.*

Cet exercice est tellement doux qu'il peut être pratiqué après une césarienne. Bien que les muscles abdominaux aient été uniquement écartés et étirés, et non sectionnés, vous pouvez vous sentir « coupée en deux ». En rééquilibrant votre bassin, vous reprendrez contact avec votre corps et vous sentirez vos muscles à nouveau intègres et solides. Ce mouvement, qui n'est pas spectaculaire et ne nécessite pas d'effort musculaire intense, est essentiel. Il permet de recentrer, de réénergiser, de rééquilibrer les pressions intra-abdominales d'une partie du corps maintenue longtemps immobile par la grossesse.

Mobiliser le périnée

Il s'agit plus de commencer à mobiliser que d'entreprendre de muscler. Les muscles du périnée sont inefficaces après l'accouchement du fait d'un manque de tonicité dû à leur relâchement sous l'effet des hormones de la grossesse et d'une rigidité due à l'étirement des fibres pendant l'accouchement.

Il est donc impératif d'induire en premier lieu une détente musculaire, en renforçant l'équilibre par une bonne décontraction, avant de commencer à tonifier tout en douceur.

La présence d'une cicatrice d'épisiotomie ou d'une déchirure ne doit pas être un obstacle à ces exercices. Au contraire, ils seront moins pénibles que de nombreux gestes de la vie quotidienne. Des mouvements doux vont permettre de réaliser que, malgré une appréhension légitime, les muscles peuvent bouger et se contracter sans douleur. L'alternance de contractions et de décontractions va créer une mobilisation, un pompage des tissus qui contribue à éliminer plus rapidement un œdème ou un hématome. La cicatrice ainsi assouplie bénéficie de l'apport sanguin entraîné par le mouvement.

Proposés par Roland Leclerc.

Sur un tapis, allongée sur le dos, les genoux pliés, concentrez-vous sur la zone périnéale (debout, du fait de la pesanteur, le périnée est soumis à trois fois plus de pression qu'en position allongée et le travail est beaucoup moins efficace).
Essayez une ou plusieurs de ces trois possibilités :

- *Faites comme si vous vouliez retenir un gaz. L'anus se contracte. Relâchez.*
- *Faites comme si vous vouliez arrêter le jet en urinant. Le sphincter urinaire se contracte. Relâchez.*
- *Serrez les parois latérales du vagin. Relâchez.*

Que vous parveniez à mobiliser un muscle ou plusieurs, le périnée travaille. Concentrez-vous autant sur la sensation de relâchement que sur la contraction. Soyez attentive à ne pas confondre le périnée avec les muscles fessiers, ceux du ventre ou de l'intérieur des cuisses. La sensation d'effort est trompeuse. La contraction de ces grands muscles est plus facile, mais elle comprime le périnée et ne le contracte pas. La confusion s'installe vite si vous n'y prenez garde.

Quand faire ces exercices ?

Avec une vessie vide, répétez ces mouvements par petites séries au début. La force et la vitesse sont moins importantes que le mouvement. Pour que le renforcement musculaire soit efficace, il faut que vous « rentriez » dans le travail : chaque fois, essayez de dépasser un seuil dans le temps et un seuil dans l'effort au-dessous desquels le muscle bouge mais ne se tonifie pas. Au début, vous n'arriverez probablement pas à en faire plus de cinq à dix à la fois. L'objectif final est une série de trente, répétée trois fois par jour pendant une première étape d'au moins six semaines.

La première étape de la remise en forme postnatale est donc de reprendre conscience des repères dès le séjour à la maternité. La deuxième est de continuer à la maison ces exercices pendant au moins six semaines. Les séances en cabinet de sage-femme (ou, trois mois après l'accouchement, en cabinet de kinésithérapeute) pourront alors commencer.

En parallèle à ces exercices, essayez de retrouver un rythme urinaire normal (entre six et huit mictions par jour).

À LIRE :

Roland Leclerc, *Corps de mère, corps de femme*, Le Cherche-Midi, 2004.

Quelques conseils pour quitter plus sereinement la maternité

- Renvoyez un maximum de choses à la maison la veille de votre retour, et en particulier les fleurs, les plantes vertes, les cadeaux, les objets encombrants.
- Vous allez probablement encore porter des vêtements de femme enceinte – ou tout du moins des vêtements amples – pendant au moins deux semaines. Pour les deux à six mois suivants, prévoyez des vêtements supérieurs de deux tailles à votre taille normale.
- En quittant la maternité, ne portez que votre bébé, votre sac à main et un linge en cas de renvois du bébé. Faites porter le reste par une personne qui vous ramène à la maison.
- Une jeune accouchée marche plus lentement que d'habitude (surtout après une césarienne). **Prenez votre temps.**
- Les départs de la maternité prennent toujours plus de temps que prévu. Prévoyez en conséquence vos médicaments antidouleur afin d'être à l'aise pendant le voyage du retour.
- Demandez à la personne qui vous ramène à la maison d'approcher la voiture le plus près possible de la sortie de la maternité.

- Si vous n'avez jamais installé un bébé dans un siège-coque auto (de 0 à 9 mois), ne sous-estimez pas la complexité de cette première expérience. Il faut au moins avoir lu le manuel d'instructions au préalable. Certaines mères préfèrent installer le bébé dans le siège à l'intérieur de la maternité, puis fixer le siège dans la voiture alors que le bébé est déjà attaché. N'oubliez pas de ne jamais placer le bébé devant un airbag (donc pas sur le siège avant de la plupart des voitures de fabrication récente). Les pédiatres mettent en garde contre l'utilisation prolongée de ces sièges et considèrent que les lits auto sont bien préférables. Une fois en route, résistez à la tentation de prendre le bébé dans vos bras pour le réconforter ou l'allaiter. Demandez toujours au conducteur de se ranger sur le bord de la route.
- Si vous utilisez une bouée ou un coussin spécial, pensez à le prendre avec vous dans la voiture.
- En hiver, demandez à ce que la veille de votre retour avec le bébé, on augmente la température du chauffage de votre maison à 22 degrés afin que la chaleur y soit comparable à celle de la maternité. Le chauffage pourra ensuite être baissé d'un degré par jour jusqu'à retrouver la température normale.
- Afin d'épargner au père des expéditions qu'il pourrait trouver gênantes à la pharmacie, achetez à l'avance toutes vos garnitures périodiques (spéciales post-accouchement, extralongues et absorbantes, puis normales pour le jour et la nuit, et enfin protège-slips) pour les quatre à six semaines durant lesquelles vous saignerez.
- Demandez le numéro de ligne directe de la nursery et le nom d'une ou plusieur puéricultrices (avec leurs heures de garde) que vous pourrez appeler de la maison si vous avez une question importante.

Chapitre 7

Les complications éventuelles des premiers jours

Les graves complications du post-accouchement sont non seulement rares mais de mieux en mieux maîtrisées par la médecine moderne. Un bon suivi prénatal permet aux médecins et aux sages-femmes d'identifier les femmes à risque et de les surveiller étroitement dans les jours qui suivent l'accouchement. Mieux informées, les jeunes mères savent maintenant déceler les « signaux d'alarme » des trois grandes catégories de complications : les infections, les hémorragies et les graves problèmes veineux (thromboses, phlébites et embolies).

Les infections

Infection des voies génitales basses

Elle se signale par des pertes nauséabondes sans douleurs utérines, accompagnées d'une fièvre de 38-38,5 °C, à la suite de l'infection d'un hématome, de la désunion d'une suture périnéale, d'une infection des points de suture, d'une mauvaise hygiène ou d'une infection vaginale préexistante. Ces dernières années, le dépistage d'une infection vaginale est devenu beaucoup plus systématique juste avant un accouchement par voie basse afin d'éviter tout contact entre le bébé et un streptocoque B.

Ce type d'infection doit être traité immédiatement par des antibiotiques afin d'éviter toute complication. C'est pourquoi les femmes sont très surveillées en maternité (contrôle de l'odeur et de l'aspect des pertes sur la garniture périodique, prise régulière de la température et de la tension).

Infection utérine

La « fièvre puerpérale » des romans du XIXe siècle était, avec l'hémorragie, la principale cause de mort en couches de nos arrière-grands-mères. Dans les pays occidentaux, elle est devenue très rare grâce à l'hygiène, à une meilleure surveillance hospitalière et à l'utilisation des antibiotiques. Les symptômes de l'infection utérine sont une odeur nauséabonde des lochies, une douleur dans le bas-abdomen (utérus très douloureux) et dans le bas du dos, une fièvre de plus de 38,5 °C pendant plus de quatre heures, et un pouls très rapide.

Devant l'un de ces symptômes, on vérifie immédiatement la température de la femme et un traitement antibiotique est instauré sans attendre. Dans les cas plus graves, l'infection utérine se déclenche dans les vingt-quatre heures qui suivent l'accouchement. Mais elle peut aussi survenir n'importe quand dans les deux premières semaines. Ainsi, il est essentiel de prévenir le médecin si une fièvre de plus de 38,5 °C persiste plus de vingt-quatre heures. L'infection utérine peut avoir pour origine une infection présente avant l'accouchement (comme une infection urinaire), une contamination lors d'une révision utérine (voir p. 132) ou une rétention placentaire.

C'est pour éviter le risque d'infection qu'il ne faut rien insérer dans le vagin (notamment des tampons) tant que le col n'est pas refermé, c'est-à-dire aussi longtemps que durent les lochies.

Infections urinaires

Elles proviennent d'une infection microbienne de l'urètre ou de la vessie. Les risques d'infection urinaire (cystite) sont plus importants dans la période du post-partum pour plusieurs raisons : les sphincters urinaires relâchés ne peuvent empêcher une remontée d'urine de l'urètre à la vessie ; une vessie distendue peut avoir de la peine à se vider complètement ; l'utilisation d'une sonde urinaire peut irriter la vessie ; l'urètre peut avoir été fragilisé par le passage du bébé. Enfin, une mauvaise hygiène peut introduire un germe lorsqu'une sonde urinaire est mise en place.

Les infections urinaires ont pour symptômes une fièvre de plus de 38,5 °C (bien qu'il soit possible d'avoir une cystite sans fièvre), un mal dans le bas du dos (souvent d'un côté seulement), des difficultés à uriner qui persistent plus de vingt-quatre heures, ou bien un besoin urgent d'uriner mais avec une faible miction ou encore une sensation de brûlure (même après la guérison de l'épisiotomie).

Comme toute la région périnéale est douloureuse dans les jours qui suivent l'accouchement, l'infection urinaire peut être difficile à détecter. **Il est donc important de surveiller l'aspect des urines.**

Le traitement allopathique classique consiste en une prescription d'antibiotiques après un examen des urines avec antibiogramme.

L'infection urinaire non soignée peut évoluer vers l'infection rénale (pyélonéphrite), beaucoup plus grave, qui se caractérise par une forte fièvre et une importante douleur lombaire avec irradiation, le plus souvent d'un côté. Le traitement se fait par perfusion d'antibiotique.

Quelques remèdes

Aromathérapie

- Pour l'infection urinaire bénigne ou la cystite : 2 gouttes d'huile essentielle de **sarriette** et 1 goutte d'huile essentielle de **citron** ou de **romarin** SB 1,8 cinéol sur un sucre, trois fois par jour. La sarriette est un anti-infectieux puissant, très indiquée pour les infections intestinales et urinaires.

Autres types d'infections

- Les infections locales, telles qu'une **infection de la cicatrice** de la césarienne **ou de l'épisiotomie**, sont souvent bénignes. Néanmoins, il est important de respecter scrupuleusement les mesures d'hygiène recommandées dans ce chapitre, surtout si vous partagez des toilettes ou une salle de bains.
- Il existe aussi des infections rares mais graves, causées par un traumatisme obstétrical et caractérisées par une **inflammation du tissu conjonctif** du petit bassin. Elles peuvent se généraliser, comme les péritonites ou les infections de la paroi intestinale (le péritoine), qui sont d'abord pelviennes mais peuvent gagner l'appareil génital puis se généraliser à l'abdomen ; on peut également les rencontrer après une césarienne (avec aussi un grand risque d'occlusion intestinale).
- Très rares enfin mais très sérieuses, des infections sanguines **(septicémies)** proviennent d'une infection locale lorsqu'un germe passe dans le sang. Les symptômes sont une très forte fièvre avec frissons ou une hypothermie (chute importante de la température du corps). Il faut sans attendre appeler un médecin, qui prescrira un traitement antibiotique immédiat ainsi que des analyses appropriées.

Les hémorragies

Il y a moins de cinquante ans, la plus grande crainte des jeunes accouchées était, avec l'infection utérine, l'hémorragie postnatale. Avec la surveillance médicalisée de l'accouchement, elle est bien soignée dans nos pays, mais c'est encore aujourd'hui la première cause de mort en couches dans le monde. Elle peut être provoquée par :

- **Une absence de décollement du placenta**, car c'est l'expulsion du placenta qui donne le signal du départ du processus de compression des vaisseaux sanguins par les contractions utérines du post-accouchement.
- **Un morceau de placenta dans l'utérus**, qui bloque les contractions utérines et peut provoquer la libération de substances nuisant à la coagulation. C'est pourquoi la sage-femme ou le médecin s'assure toujours soigneusement de l'intégrité du placenta expulsé. Tout morceau de placenta ou de membrane qui serait resté à l'intérieur de l'utérus doit être enlevé.
- **Une inertie utérine :** l'utérus demeure trop « élastique » et ne bénéficie pas des contractions. Ceci peut être dû à la distension de l'utérus par des jumeaux, par un très gros bébé, par un excès de liquide amniotique, ou tout simplement à un utérus fatigué (grossesses répétées). Parfois, une délivrance trop rapide peut aussi causer une « inertie secondaire ».
- **Une grosse déchirure** du col de l'utérus.
- **Une vessie trop pleine** qui gêne les contractions de l'utérus.
- **Une infection** qui gêne le processus de contraction.
- **De sérieux problèmes de coagulation.** Mais, avec une bonne surveillance de la grossesse, ces risques sont dépistés et prévenus par des médicaments.

L'hémorragie primaire

Si la femme perd plus de 1 litre de sang dans les vingt-quatre heures suivant l'accouchement, on parle d'une hémorragie primaire ou **hémorragie de la délivrance**, qui affecte entre 2 et 7 % des accouchées.

Entre la naissance du bébé et l'expulsion du placenta, un filet de sang coule par la vulve. Puis, une fois le placenta sorti, l'utérus entièrement vide se contracte (hémostase), comprimant ainsi ses nombreux vaisseaux sanguins. Souvent, la femme recevra de l'ocytocine de synthèse par perfusion afin d'aider l'utérus à se contracter. Mais, si le sang continue à couler ou si la sage-femme ou le médecin remarque qu'il manque une partie du placenta expulsé, il faut alors procéder à une « révision utérine ». Dans le cas où le placenta entier reste inséré, on a recours à une « délivrance artificielle ».

Si la femme n'est pas déjà sous péridurale, on pratique une courte anesthésie générale, la révision utérine étant très douloureuse.

L'hémorragie secondaire

Chez une femme sur cent, l'hémorragie peut se déclarer entre le 2e et le 30e jour après l'accouchement, causée par une infection puerpérale, une rétention placentaire ou l'inertie utérine. On parle alors d'hémorragie secondaire. Le risque d'infection est majeur, signalé par des pertes qui sentent mauvais, de la fièvre et des douleurs dans le bas-ventre.

♦ À quoi reconnaît-on une hémorragie secondaire ?

- Les saignements trempent plus d'une serviette hygiénique par heure.
- Les lochies sont encore rouge vif plus de quatre jours après l'accouchement.
- La femme remarque un caillot qui correspond à la taille d'une balle de golf ou de nombreux caillots de plus de 2 centimètres de diamètre.

Il faut pratiquer une révision utérine accompagnée d'une injection d'hormones qui favorisent la contractilité de l'utérus (ocytocine, prostaglandines), ainsi que d'un traitement anticoagulant et antibiotique. Une transfusion sanguine peut être nécessaire. Heureusement, en fin de grossesse, une femme a un volume sanguin de 35 à 40 % supérieur au volume habituel. Dans les pays occidentaux, les femmes correctement alimentées peuvent donc se permettre de perdre jusqu'à 1 litre de sang sans conséquences graves.

Les graves problèmes veineux

Dès l'accouchement terminé, le corps, on l'a vu, commence à produire des coagulants naturels afin d'empêcher une hémorragie. Cette capacité de coagulation accrue aide l'utérus à étancher le flot de sang à l'endroit d'où s'est détaché le placenta. Mais, dans le reste du corps, surtout dans les membres inférieurs ou dans le petit bassin, il est possible qu'une stase veineuse se forme (et entraîne une thrombophlébite si elle se transforme en caillot).

Les sages-femmes et les infirmières sont formées à surveiller de près les jeunes mères afin de repérer immédiatement tout signe de thrombose, à savoir une fièvre de 38,5 °C ou plus, des douleurs lorsque la femme fléchit le pied, des douleurs et de la chaleur dans la cuisse ou le mollet, avec ou sans rougeur et inflammation.

Le lever précoce après l'accouchement est le meilleur moyen de prévenir tout risque de phlébite. Dans le cas d'une césarienne où la mère reste alitée au moins vingt-quatre heures, des anticoagulants lui sont administrés. Une jeune mère qui souffre d'insuffisance veineuse peut porter des collants spéciaux (choisir la taille pour femmes enceintes car le ventre est encore gros), vendus en pharmacie.

Quelques remèdes

Homéopathie

- Lorsque la femme souffrait déjà d'une mauvaise condition veineuse pendant la grossesse (par exemple des varices sur les jambes ou sur la vulve), elle peut l'améliorer en prenant 3 granules de **Pulsatilla nigricans** 9 CH toutes les deux heures dans les vingt-quatre heures après l'accouchement, puis trois fois par jour les jours qui suivent.

Aromathérapie

- On préconise la prise par voie orale de 1 goutte d'huile essentielle de **cyprès** et 1 goutte de **romarin** SB 1,8 cinéol sur un sucre trois fois par jour. Le cyprès est décongestionnant et vasoconstricteur.

Deuxième partie

LE QUOTIDIEN D'UNE JEUNE MÈRE

Chapitre 8

Vos priorités

Combien de fois voit-on une jeune mère quitter radieuse la maternité puis fondre en larmes chez elle deux heures plus tard ? C'est souvent en franchissant le pas de sa porte qu'une femme se sent soudain dépourvue : elle a quitté le cocon rassurant de la maternité pour retrouver une maison à gérer et des aînés très demandeurs. Elle s'inquiète à l'idée de ne pas savoir comment s'occuper du bébé ou comment l'intégrer dans la famille déjà existante. Elle est peut-être en plein « baby blues », fatiguée par le manque de sommeil. Sa cicatrice d'épisiotomie ou de césarienne la tiraille. Pourtant tout le monde s'attend à ce que la vie reprenne aussitôt comme avant.

Choyer un corps vulnérable

Le retour à la maison n'est pas un retour à la vie active : c'est une période de transition, de « cocooning », car le corps d'une jeune mère a besoin d'au moins dix semaines de « convalescence » pour se remettre d'un accouchement. En général, il faut compter trois mois pour se sentir à nouveau franchement en forme (dans le meilleur des cas), mais plus souvent six à huit mois. Pourquoi ?

L'appareil génital, on l'a vu, met six semaines pour achever sa rénovation, et les saignements (lochies) peuvent durer quatre à six semaines. Ajoutés au ralentissement de la circulation sanguine pendant les deux mois qui suivent l'accouchement, ces saignements peuvent causer une anémie physiologique assez fatigante, même si les taux d'hémoglobine étaient normaux pendant la grossesse. Les éventuelles séquelles bénignes de l'accouchement (hémorroïdes, épisiotomie, déplacement du coccyx) sont aussi sources d'irritation et de fatigue.

La laxité ligamentaire et musculaire causée par les hormones de la grossesse perdure encore trois à cinq mois. Les organes de l'abdomen sont donc moins bien retenus et les articulations plus fragiles. Aussi, les muscles ont perdu de leur tonicité par étirement (surtout les muscles abdominaux) et par manque d'exercice pendant la grossesse. Souvent, une jeune mère garde les mauvaises habitudes de posture acquises pendant la grossesse – et souffre par la suite de mal de dos. Le périnée a été distendu, peut-être même déchiré ou sectionné par une épisiotomie. La cicatrice peut être douloureuse pendant plusieurs jours, voire quelques semaines. Si le périnée ne regagne pas rapidement une bonne tonicité, l'incontinence urinaire d'effort (après un rire, un éternuement ou une quinte de toux) classique des premiers jours, qui touche une femme sur trois, peut persister. Enfin, l'excès de poids, les éventuelles vergetures et les pigmentations désagréables de la grossesse, qui durent plusieurs mois, ont souvent un effet démoralisant.

Pendant quelque temps, il est fréquent qu'une jeune mère perde un peu ses **aptitudes psychomotrices** : elle se cogne, se coupe plus facilement. On dit aussi que les jeunes mères sont « tête en l'air ». Elles composent des numéros de téléphone puis oublient à qui elles veulent parler, elles font démarrer le lave-linge sans mettre de lessive, elles perdent continuellement leurs clés... Cette inattention est le résultat du manque de sommeil, des hormones et tout simplement de la surcharge d'informations que doivent affronter les jeunes mères. La seule solution est d'avoir des habitudes bien ancrées : toujours remettre ses affaires au même endroit, tout noter par écrit...

De plus les jeunes mères ont une grande fragilité psychique. Chacune ressent inévitablement des moments d'épuisement et d'accablement durant les semaines qui suivent l'accouchement. Aussi, l'allaitement – qui n'est pas fatigant en soi – demande une grande disponibilité les premiers temps. Selon des études médicales, la fatigue d'une jeune mère atteint son pic deux à quatre jours après le retour à la maison, quel que soit le temps passé en maternité. Autrefois, les femmes devaient rester allongées pendant vingt et un jours après la naissance d'un enfant. Aujourd'hui, on les retrouve au supermarché une semaine après l'accouchement. Entre les deux extrêmes, il y a quelques principes à respecter.

- « Il faut que le temps "horizontal" soit largement supérieur au temps "vertical" », pour reprendre les termes du Dr Bernadette de Gasquet. Se demander avant d'entreprendre toute activité debout : « Pourrais-je la faire assise ? » Et avant toute activité assise : « Pourrais-je la faire allongée ? »
- Ne rien porter de plus lourd que son bébé.
- Toujours, surveiller sa **posture**. Le dos n'a jamais été aussi fragile.

Voilà, vous êtes prévenue ! Pourtant, si vous avez bien organisé votre rentrée avant d'accoucher, si vos tâches quotidiennes se résument essentiellement aux soins du bébé, si vous vous reposez suffisamment et si vous vous nourrissez correctement, vous allez permettre à votre corps et à votre esprit de se remettre en forme. Surtout, en observant les conseils qui suivent, vous serez en meilleur état pour profiter pleinement du merveilleux petit être qui est entré dans votre vie. Et vous ne ferez pas partie des femmes qui gardent un mauvais souvenir de la période postnatale.

Se préserver de la fatigue

Une jeune mère peut être euphorique et se sentir « remise sur pied » à son retour de la maternité. Elle en fait souvent trop et, un mois plus tard, elle s'effondre. « Le ciel m'est tombé sur la tête », reconnaît une jeune femme qui a commis cette erreur lors de son premier accouchement. Généralement, le « coup de barre » survient huit ou dix semaines après la naissance, lorsque l'accumulation du manque de sommeil atteint son maximum. Or, un bébé de 3 mois qui fait ses nuits est plutôt une exception qu'un cas courant. Les études démontrent que les deux tiers des bébés âgés de 6 à 12 mois et 30 % des enfants âgés de 1 à 3 ans ont du mal à dormir une nuit entière. Tout comme un alpiniste qui commencerait lentement son ascension afin de préserver ses forces pour l'assaut final du sommet, une jeune mère doit **ménager son énergie** pour éviter d'épuiser trop rapidement ses réserves. Il y aura inévitablement des nuits plus difficiles que d'autres. L'important est de pouvoir les gérer sans s'épuiser.

On sait que la fatigue est inévitable pendant la période postnatale. Le manque de sommeil : oui, mais l'épuisement : non. Il faut tout mettre en œuvre pour ne pas atteindre ce stade ultime de la fatigue. Même si cela nécessite un remaniement complet de sa vie habituelle.

Le sommeil

Le **manque de sommeil** est la première des contraintes imposées à la majorité des jeunes mères. Le cycle du sommeil est composé de quatre phases qui durent au total quatre-vingt-dix minutes, la dernière étant celle du sommeil profond (qui a surtout lieu au début de la nuit). Vient ensuite la phase du rêve (sommeil paradoxal), durant laquelle toute l'énergie psychique du corps est restaurée et l'esprit calmé. Nous avons besoin de quatre ou cinq cycles complets par nuit pour nous sentir en forme. Comme la phase du rêve augmente avec chaque cycle, la continuité du sommeil est essentielle. Si vous êtes réveillée pendant la phase du sommeil profond, vous recommencerez au début d'un nouveau cycle en vous rendormant... et vous raterez la phase du rêve. Une jeune mère qui est réveillée deux ou trois fois dans la nuit va donc souffrir d'un manque de sommeil paradoxal – même si elle dort au total autant d'heures qu'avant sa grossesse. Or, le système immunitaire s'active au maximum pendant le sommeil. C'est pour cela que nous devons dormir encore plus lorsque nous ne sommes pas en forme.

Avant d'accoucher, 68 % des femmes se plaignent déjà de mal dormir, incommodées par les troubles physiques de la grossesse : crampes, indigestions, hémorroïdes, difficultés respiratoires. Près des trois quarts des futures mères font des rêves inquiétants ou des cauchemars, car les taux élevés d'œstrogènes et de progestérone troublent particulièrement le sommeil profond des trois derniers mois de la grossesse.

Durant les premières semaines après l'accouchement, les hormones continuent à troubler le sommeil profond, surtout si la jeune mère allaite. De plus, les nouveau-nés ont un sommeil beaucoup moins profond que celui des bébés plus âgés. Ils se réveillent facilement. Leur rythme est plus erratique. Les bébés manifestent leur mécontentement lors d'un changement dans leur environnement ou dans leur routine par un sommeil troublé et un manque d'appétit.

De plus, si le bébé a des frères et sœurs plus âgés, leur rythme scolaire et leurs activités vont affecter le sommeil de leur mère. Par exemple, lorsqu'elle aura terminé la tétée du petit matin, pas question de se rendormir : il sera l'heure de réveiller les aînés pour l'école... Une jeune mère accumule rapidement une carence de sommeil. Il suffit de sept à huit heures de manque de sommeil sur une semaine pour causer l'apparition de symptômes tels que des picotements des yeux, des troubles de la vision, une sensation de froid, de fortes envies de sucreries et des accès de fatigue. Un manque de sommeil réparateur entraîne aussi l'irritabilité, la léthargie, l'angoisse, des difficultés de concentration, et une absence totale de sens de l'humour ! Comme nous le verrons page 300, il existe aussi un lien étroit entre la fatigue et la dépression.

Heureusement, il suffit de deux ou trois nuits de suite de sommeil sans interruption pour guérir les symptômes du manque de sommeil.

La fatigue se gère par la prévention en créant des réserves d'énergie qui pourront être utilisées lors des moments difficiles, et en ne se laissant jamais aller jusqu'à l'épuisement. Un pilote d'avion sur long-courrier ou une infirmière de nuit se repose entre deux vols ou deux gardes. Une jeune mère mérite le même traitement.

Quelques remèdes

Homéopathie

- Dès le retour à la maison : **Arsenica** 9 CH, 3 granules trois fois par jour.
- Si la fatigue s'accompagne de crampes musculaires : **Cimifuga**, **Cuprum** ou **Metallicum** 9 CH, 3 granules toutes les deux heures jusqu'à la disparition des crampes, puis trois fois par jour.
- Si la fatigue est « cérébrale » (vous n'arrivez même plus à réfléchir) : **Kalium Phosphoricum** 9 CH, 3 granules matin et soir.

Phytothérapie

- Une tisane apaisante à boire au coucher : 1 cuillerée à soupe d'un mélange de **tilleul**, **verveine**, **camomille** et **passiflore** en quantités égales pour 25 centilitres d'eau. Laissez infuser dix minutes.

Aromathérapie

- Comme remède contre les insomnies : de l'huile essentielle de **lavande** (qui a un effet remarquable) dans l'eau d'un bain (2 à 3 gouttes), sur son oreiller (quelques gouttes) ou en massages (ainsi que l'**ylang-ylang**, la **mandarine**, la **marjolaine**, le **petitgrain**, la **camomille**).

- Pour combattre la fatigue, mélangez des essences de **cannelle, citron, genièvre, menthe, romarin, eucalyptus** à parts égales. Prenez 2 gouttes trois fois par jour sur un petit morceau de sucre ou avec du miel.
- Et tous les remèdes proposés pages 17 à 40 dans la rubrique « À tous les maux des remèdes ».

Ce que vous pouvez faire

- Essayez de faire **deux siestes par jour**, même courtes, tout au moins les premières semaines.
- **Couchez-vous très tôt.**
- Dès que bébé dort, essayez de tout laisser tomber. Les bébés font généralement leur plus longue sieste après le bain et un repas. Profitez-en.
- Si c'est votre premier bébé, essayez de tout terminer le matin. Si vous avez des aînés, prévoyez de dormir lorsqu'ils sont à l'école. Le bain du bébé peut attendre le soir.
- **Organisez à l'avance les tétées de nuit :** deux options sont possibles. Vous pouvez garder le bébé dans le lit avec vous ou dans un couffin juste à côté, et il vous suffira d'ouvrir votre chemise pour l'allaiter allongée. Dans ce cas, prévoyez tout ce dont vous risquez d'avoir besoin sur votre table de nuit (verre d'eau, couche propre, sac en plastique pour la couche sale...). Si vous n'allaitez pas, et si le bébé possède sa propre chambre, nourrissez-le dans cette pièce. Prévoyez un fauteuil confortable, une couverture, des coussins, et un chauffage d'appoint si la température de votre appartement est inférieure à 20 degrés, ainsi que tout ce qui sera nécessaire pour changer le bébé. Et, pour vous, une collation et une boisson. Prévoyez une petite lampe avec une ampoule de 8 ou 15 watts qui restera allumée toute la nuit afin d'éviter d'allumer un plafon-

nier (la lumière d'une veilleuse ne sera pas suffisante). Le bébé a besoin d'obscurité pour apprendre à dormir comme nous.

- Si votre fatigue est trop intense au cours des premières semaines, lorsque le bébé tète toutes les trois ou quatre heures, si vous en avez la possibilité, n'hésitez pas à vous procurer de l'aide pour une partie de la nuit ou une nuit sur deux, afin de pouvoir dormir au moins six heures d'affilée. Si vous allaitez, vous pourrez tirer au cours de la journée la quantité nécessaire pour ce biberon de nuit.
- Évitez de conduire seule sur de longues distances. Une personne qui n'a presque pas dormi pendant vingt-quatre heures a des réactions aussi lentes qu'une personne ayant dépassé le taux légal d'alcoolémie.
- La durée de sommeil d'un nourrisson dépend avant tout de son poids. Mais rien ne vous empêche d'introduire dès que possible un rituel du coucher. Adhérez-y strictement ! Les enfants doivent grandir dans un monde réel où les gens dorment la nuit et non simplement lorsqu'ils en ont envie.

Maîtriser la vie quotidienne

La naissance d'un bébé va complètement bouleverser votre emploi du temps. C'est ainsi que la nature s'assure que vos priorités seront les bonnes, au moins pendant quelque temps.

L'idéal serait de créer une espèce de « bulle » autour de la mère et de l'enfant afin de respecter complètement le rythme du bébé – un peu comme si la femme s'absentait pendant trois semaines, ayant tout organisé au préalable pour que sa maison tourne sans elle... Une belle image impossible à réaliser face aux exigences de la vie actuelle, mais qu'il est néanmoins bon de garder en tête.

Un nouveau style de vie

Nombreuses sont les jeunes mères qui font systématiquement passer leur enfant et leur conjoint avant elles-mêmes. Or, une mère qui ne prend pas soin d'elle ne pourra pas à la longue prendre soin de sa famille. Inévitablement frustrée, elle fera preuve de moins de patience et de tendresse et finira par se sentir submergée, prisonnière d'un petit tyran. Vous ne pouvez pas tout faire à fond. Devenir mère demande une nouvelle perception du temps ; il ne vous appartient plus.

Les bébés traversent des paliers de croissance durant lesquels leurs rythmes habituels seront perturbés. Pendant ces périodes, ils auront faim plus souvent. Si vous allaitez, vos seins mettront environ deux à trois jours pour augmenter leur production de lait. Ces paliers ont lieu vers 6-10 jours, 3 semaines, 6 semaines, 3 mois et 6 mois. Préparez-vous donc à l'avance à quelques jours difficiles. Ce n'est pas le moment d'ajouter d'autres perturbations, comme un voyage ou une absence.

Les divisions habituelles de la journée (matin, après-midi, soir) disparaissent. Le travail n'est jamais terminé. Le défi n'est pas simplement de trouver une formule de garde, il est d'apprendre à gérer toutes les exigences. Les femmes ont beaucoup de mal à accepter que tout ne soit pas parfait en ce qui concerne leur maternité. À l'arrivée d'un enfant, il faut savoir « choisir ses batailles » : **établir des priorités et faire des sacrifices**. Voici le secret de la gestion du stress. Selon Gillian Fletcher, kinésithérapeute anglaise spécialisée dans le post-accouchement, le stress résulte du « déséquilibre entre sa perception des exigences d'une situation et sa perception de ses capacités à y répondre ». Plutôt que d'être la victime passive des circonstances, la femme doit évaluer l'importance qu'elle désire accorder à chaque situation, et réagir en conséquence. Une mère sera constamment confrontée à des choix difficiles : le bébé dort enfin ; faut-il en profiter pour mijoter un petit plat pour son conjoint qui se plaint de ne plus manger correctement, ou en profiter pour faire une sieste ?

Conseils

- *Déterminez à l'avance le partage des responsabilités avec votre conjoint.*
- *Évaluez de manière réaliste le temps que vous prend chaque tâche.*
- *Établissez dès le départ des plages de temps pour votre couple.*
- *Demandez-vous toujours : Quelqu'un pourrait-il le faire à ma place ? Est-il indispensable de le faire ?*

♦ **Acceptez de nouveaux rapports avec vos amies :** la vie d'une jeune mère se centrant autour de son bébé, surtout pendant les premiers temps, son cercle d'amies doit aussi s'organiser autour de cette nouvelle relation. Souvent, les femmes qui n'ont pas d'enfants ne réalisent pas l'ampleur des bouleversements que vous subissez. Si elles vous voient uniquement dans votre rôle maternel et oublient la personne que vous étiez avant d'accoucher, cela peut vous dévaloriser, « comme si votre QI avait soudain baissé ». En réaction, certaines se sentent obligées de prouver à leurs amies et à leurs collègues qu'elles n'ont pas changé et sont toujours aussi performantes. Et cela ne facilite pas l'établissement d'un réseau de soutien, pourtant si nécessaire dans les premières semaines à la maison.

De nombreuses jeunes mères se découvrent soudain moins d'éléments en commun avec des amies qui n'ont pas d'enfants. Toutefois, celles-ci peuvent leur fournir une précieuse source d'informations, de stimulations en dehors de leur vie de famille, et leur ouvrir d'autres horizons. Maintenir des amitiés avec des femmes qui n'ont pas d'enfants est particulièrement important pour des mères qui restent à la maison et qui ont l'impression de « perdre leur identité ». Ces mères sont exclues des manifestations de la société qui renforcent et réaffirment

l'identité de la femme (et lui permettent d'être plus que simplement « la maman de... » ou « l'épouse de... »). Il est donc essentiel d'avoir de temps en temps des activités – artistiques, culturelles ou sociales – qui vous permettent de créer, de vous faire plaisir, de vous valoriser.
Prenez le temps d'expliquer à vos amies que vous avez besoin de temps de « décompression » avec elles, même si ces moments-là sont moins spontanés et réguliers qu'auparavant.
Ces recommandations sont contraignantes pour une femme qui avait une vie professionnelle bien installée avant d'accoucher, qui pensait savoir tout maîtriser, tout organiser. Déjà pendant la grossesse, elle a pu en demander trop à son corps, essayer de constamment dépasser ses limites physiques. Si ce comportement est maintenu après l'accouchement, une dépression postnatale peut résulter de ce cercle vicieux d'efforts et d'échecs. Il faut s'autoriser à ne pas tout réussir, à réduire ses attentes.

- **Profitez du bébé !** Ces premiers mois sont précieux et irremplaçables. Voilà votre véritable priorité et l'objectif final de toute cette organisation. Le meilleur moyen de pouvoir à la fois répondre aux exigences du bébé et trouver un peu de temps pour soi est d'apprendre à maîtriser sa vie quotidienne. Une jeune mère peut vite être découragée par l'ampleur des besoins d'un nouveau-né. Les études démontrent que le facteur déterminant pour garder un bon souvenir de cette période postnatale semble être la capacité à anticiper, à planifier, à organiser avant l'accouchement – plutôt que de réagir après coup. D'ailleurs, la plupart des jeunes mères n'ont aucune envie de prendre de décisions importantes, ni de jouer à la maîtresse de maison. Elles aimeraient pouvoir déléguer toutes les tâches de logistique et de gestion. Raison de plus pour prendre ses dispositions à l'avance.

Organiser sa rentrée à la maison

Le retour à la maison doit s'organiser à l'avance. La remise en forme physique et psychique d'une jeune mère est trop importante pour tout remettre à la dernière minute.

- **De l'aide pour les tâches ménagères :** au cours de votre séjour à la maternité et pendant votre 1re semaine à la maison, vous ne pourrez pas faire de courses, de lessives ou de ménage, ni promener le chien ou amener les aînés à l'école.
- **De l'aide pour les heures de repos :** que ce soit toute la nuit, une nuit sur deux ou même dans l'après-midi, il faut que vous puissiez dormir sans être dérangée. Une fois l'allaitement « installé » (voir p. 267), une tierce personne peut donner un biberon de lait tiré au préalable et changer la couche du bébé.

Conseils

- *Faites une cuisine rapide : achetez des ingrédients de la meilleure qualité et préparez-les le plus simplement possible.*
- *Si l'on vous propose de l'aide pour faire la cuisine, n'hésitez pas à demander que l'on fasse également les courses avant et la vaisselle après.*
- *Dès que vous en serez capable, essayez de vous rendre de temps en temps dans un restaurant calme afin de vous offrir une cuisine un peu plus élaborée.*
- *C'est le moment de commander tout ce dont vous avez besoin par téléphone, par catalogue, ou par Internet.*

- **Des activités pour les aînés :** si les aînés sont suffisamment âgés, demandez aux parents de leurs amis de les prendre à la sortie de l'école ou d'assurer quelques repas. Organisez un réseau de baby-sitters qui pourront les promener. C'est le moment de les gâter un peu avec des sorties au restaurant ou au cinéma ! Mais pensez aussi à leur réserver des périodes de temps calme. Les pédopsychiatres déconseillent d'envoyer les aînés habiter chez des parents ou des amis (sauf si le bébé naît en période de vacances et qu'ils ont l'habitude de partir avec leurs grands-parents par exemple). Organisez-leur un emploi du temps bien rempli, fondé sur leur routine habituelle. Il faut pour cela vous renseigner à l'avance sur des spectacles, sur les heures d'ouverture des parcs et de musées ou sur d'autres activités prévues pour les enfants.

La qualité de l'aide

Fort heureusement, la plupart des jeunes mères n'ont pas besoin de soins médicaux ; elles ont besoin de quelqu'un pour les tâches domestiques, la préparation des repas, pour s'occuper des aînés, les rassurer et les aimer. Ces deux derniers points sont le domaine privilégié de votre conjoint qui doit avant tout s'occuper de vous.

En ce qui concerne les tâches ménagères, il est important de bien choisir son aide. La jeune mère passe par une période de fragilité émotionnelle, et pourra facilement être troublée par une belle-mère un peu trop présente ou par une baby-sitter incompétente.

La mère ou la belle-mère

- Il y a des familles formidables, mais si vos relations avec votre famille sont plutôt tendues, ce n'est pas le moment de ramener ces tensions sous votre toit. L'enfant pourra par contre faciliter un rapprochement plus tard.
- Il est souvent plus facile de déléguer les tâches ménagères à votre mère ou belle-mère et de vous concentrer sur le bébé. Mais votre mère/belle-mère a probable-

ment ses habitudes et ses opinions sur la routine domestique à suivre. Êtes-vous prête à la laisser faire ?
- Soyez sensible au fait que votre conjoint peut avoir plus de difficultés que vous à supporter la présence prolongée de sa mère ou belle-mère.
- Attention aux conflits entre grands-mères. Parfois, la grand-mère qui n'est pas venue aider jalouse l'influence de la grand-mère qui vit quelque temps avec vous.

Le papa

La plupart des femmes qui dépendent principalement de leur conjoint pour assumer les tâches ménagères dans les semaines qui suivent l'accouchement admettent être plus fatiguées que les jeunes mères qui ont choisi une autre solution d'aide. Et leurs conjoints sont aussi plus fatigués que prévu. Même si leur conjoint est efficace, les femmes ont souvent du mal à déléguer et à renoncer à tout contrôler. Et c'est dommage.

Depuis le 1er janvier 2002, le congé de paternité permet aux pères d'interrompre leur activité à l'occasion de la naissance de leur enfant, en plus des trois jours prévus par le Code du travail. En 2002, 59 % des papas ont bénéficié de ce congé.

L'aide ménagère

L'aide ménagère que l'on peut demander à la mairie (avec une participation en fonction des besoins) est une solution de secours à laquelle il ne faut pas hésiter à recourir. Il arrive que certaines mères se sentent gênées par son regard lorsqu'elles s'occupent du bébé, aient l'impression d'être jugées, à tort ou à raison. Mais l'aide ménagère sait généralement ce qu'elle a à faire et possède la discrétion nécessaire.

La nurse ou la garde professionnelle

Pour les privilégiées qui peuvent se l'offrir, une professionnelle apporte sa compétence et des informations sur les soins du nouveau-né. Mais, sauf exception rare, elle n'aide pas aux tâches domestiques et peut avoir tendance à accroître un sentiment d'incompétence vis-à-vis du bébé. Les nurses sont une bonne solution pour les femmes qui veulent pouvoir dormir toute la nuit quitte à tirer leur lait pour faire donner un biberon (voir p. 268) si elles allaitent.

Une solution originale consiste à se faire offrir en cadeau de naissance une ou plusieurs nuits de garde par une professionnelle, et de les utiliser quand on se sent vraiment trop fatiguée.

Un réseau de soutien

La plus importante des démarches à entreprendre est d'établir votre « réseau de soutien ». Il peut être constitué par la famille, par des amies (car une jeune mère a besoin d'être « chouchoutée » par celles qui ont déjà eu des enfants), qui peuvent non seulement donner un coup de main mais aussi apporter une attention particulière à la jeune mère. Il est tout à fait naturel de vouloir se sentir entourée d'autres femmes dans des moments importants.

Avant la naissance, dressez une liste de noms et munissez-vous d'un calendrier. Contactez ces personnes à l'avance en leur indiquant une tâche bien précise : accomplir des tâches ménagères, faire du baby-sitting, vous accompagner pour une sortie ou simplement venir vous tenir compagnie le temps d'une tasse de café.

Les autres ne peuvent pas lire dans vos pensées – il ne faut donc pas hésiter à prévenir ceux qui vous entourent que vous avez besoin d'aide. Pourquoi ne pas suggérer à vos amies d'offrir des heures de baby-sitting ou de se charger des courses alimentaires plutôt que de vous acheter un énième pyjama ?

Un des personnages clés du réseau de soutien sera le pédiatre. Pour le choisir, renseignez-vous auprès de vos amies, de votre généraliste ou de votre gynécologue-accoucheur, pour obtenir plusieurs adresses. Prenez le temps d'« interviewer » votre futur pédiatre avant l'accouchement. Est-ce que vous vous sentez en confiance avec elle/lui ? Êtes-vous en accord avec ses opinions sur l'allaitement, sur le retour au travail ? Encourage-t-il/elle vos questions ? A-t-il/elle un numéro d'urgence la nuit et le week-end ?

Conseils

- *Testez si possible votre « équipe » à l'avance. Choisissez des personnes qui connaissent bien la maison et les autres enfants, et qui vous inspirent confiance.*
- *Échelonnez l'aide à domicile : si une belle-mère ou une mère propose par exemple de venir quelque temps, attendez que le père ait pris ses jours de congé de paternité. Évitez de mélanger trop de générations à la fois sous le même toit.*
- *Déléguez les corvées, gardez les tâches que vous aimez bien.*
- *Ne traitez pas la personne qui vient vous aider comme une invitée – même si c'est votre propre mère. Si elle a proposé son aide, c'est pour vous soulager, pas pour vous donner du travail !*
- *Assurez-vous que les personnes qui proposent de vous aider puissent aussi vous apporter un soutien émotionnel.*

Le congé de maternité

Si vous n'avez aucun enfant ou un enfant, votre repos postnatal durera dix semaines.
Si vous avez déjà deux enfants ou plus, votre repos postnatal durera dix-huit semaines
En cas de jumeaux ou de triplés, quel que soit le nombre d'enfants, le repos postnatal durera vingt-deux semaines.

Le congé de paternité

Institué depuis le 1er janvier 2002, il permet aux pères d'interrompre leur activité à l'occasion de la naissance de leur enfant. La durée est de onze jours au maximum pour une naissance simple et de dix-huit jours pour des jumeaux, triplés... Il devra être pris dans un délai de quatre mois après la naissance de l'enfant. Pendant ce congé, le père reçoit de la Sécurité sociale la même indemnisation mensuelle que la mère en congé de maternité sous réserve de remplir les mêmes conditions d'ouverture de droit.

Les trois jours prévus par le Code du travail s'ajoutent au nouveau congé de paternité. Ils sont rémunérés par l'employeur.

Remboursement des frais postnataux

Les frais postnataux suivants sont remboursés à 100 % :

- L'examen postnatal effectué par un médecin dans les huit semaines qui suivent l'accouchement.
- Les séances de rééducation abdominale et périnéale (dix au maximum) sous réserve de l'accord préalable du médecin-conseil de la caisse primaire d'assurance maladie.
- Les examens obligatoires de surveillance du nourrisson et de l'enfant jusqu'à l'âge de 6 ans.

La sage-femme libérale en suites de couches

Une fois rentrées à la maison, nombre de femmes sont complètement désemparées face aux soins du bébé. Elles se sentent « abandonnées » par le corps médical, cessent d'allaiter faute de conseils et d'encouragements, souffrent au point de ne pouvoir s'asseoir mais pensent que « c'est normal »... La visite à domicile d'une sage-femme libérale peut remédier à tout cela.

Qui sont les sages-femmes libérales aujourd'hui ?

Il existe actuellement en France treize mille sages-femmes, dont seize cents libérales exerçant en dehors des hôpitaux et cliniques privées. Leur rôle est d'accompagner la femme de la conception au sevrage, l'accouchement n'étant qu'une étape dans ce parcours. Elles sont donc intimement liées à l'aspect psychologique de la maternité : le cheminement émotionnel de cette année dans la vie d'une femme, l'évolution de la femme au fil de ses grossesses. Surtout, les sages-femmes libérales sont les seules de toute l'équipe obstétricale qui peuvent rencontrer la femme chez elle. Comme l'environnement familial joue un rôle important dans le vécu de la maternité, la sage-femme libérale est un interlocuteur privilégié qui peut intervenir et réconforter sur des sujets que le reste du personnel médical n'est pas à même de traiter.

- **La situation actuelle :** actuellement, en France, alors que les petites maternités sont contraintes de fermer, les grands hôpitaux, obligés de faire face à des spécialités toujours plus pointues, se trouvent surchargés. Ainsi, il est de plus en plus fréquent de proposer aux jeunes mères de rentrer à la maison soit le jour même, soit un ou deux jours après un accouchement par voie basse, ou bien dans les quatre jours qui suivent une césarienne. Les études démontrent que 95 % des infections néonatales surviennent dans les quarante-huit premières heures qui suivent la naissance. Ainsi, la haute autorité de santé française considère le RPDA (retour précoce à domicile après accouchement) possible si les conditions suivantes ont été remplies (rapport de mai 2004) :
    - Les parents ont été informés pendant la grossesse des différentes modalités de retour à domicile avec leurs contraintes respectives. L'entretien du 4e mois est extrêmement important pour repérer d'éventuelles difficultés dans l'établissement du lien mère-enfant, ainsi

que des événements médicaux qui pourraient survenir dans les suites de couches.
- Le bilan de santé physique et mental de la mère et son enfant, et l'évaluation des conditions sociales sont satisfaisants.
- La mère a une compétence et une autonomie suffisantes pour l'allaitement, les soins du bébé et pour l'observation des signes d'alerte la concernant elle (surtout les signes d'hémorragie, le contrôle de la douleur) ou son bébé (éventuel ictère).
- Le suivi est organisé à domicile par un ou des professionnels compétents. Un soutien téléphonique doit compléter les visites à domicile : la mère doit savoir quand et comment demander de l'assistance à tout moment, sept jours sur sept.

Certaines maternités organisent elles-mêmes le suivi à domicile par un détachement de sages-femmes. D'autres font appel à des professionnelles libérales organisées en réseaux.

Une visite aura systématiquement lieu le lendemain du retour si la sortie a lieu avant le 2e jour après l'accouchement, sinon au plus tard le surlendemain. Les 2e et 3e visites seront systématiques et planifiées selon l'appréciation du professionnel et l'accord de la mère.

Malheureusement, la sortie au 3e jour n'est souvent plus considérée comme précoce et peu de jeunes mères dans cette situation bénéficient de suivi à domicile, faute de sages-femmes disponibles. Il reste toutefois la possibilité de faire venir soi-même une sage-femme libérale à domicile. N'oubliez pas que la loi du 4 mars 2002 confirme le respect du libre choix des patientes de leur praticien.

Le rôle de la sage-femme en suites de couches

Une sage-femme est compétente pour suivre la mère et l'enfant :
- Quel que soit le jour de sortie de la maternité.

- Quel que soit le jour où survient le problème... du moment qu'il a lieu pendant la période postnatale.

- **Le nouveau-né :** généralement, elle peut s'occuper du nouveau-né pour toutes les petites difficultés quotidiennes du 1er mois – hygiène du cordon ombilical, apprentissage des soins, questions d'alimentation et de sommeil – en complément des visites chez le pédiatre. Surtout, elle est éminemment qualifiée pour faire la différence entre un problème dû au manque d'expérience de la jeune mère et une réelle urgence qui nécessite une intervention médicale rapide (par exemple pour un gros ictère).
- **Les soins de la mère :** la sage-femme peut enlever les points de suture de l'épisiotomie ou de la césarienne, surveiller la bonne cicatrisation des incisions, soulager les séquelles douloureuses de l'accouchement. Malheureusement, dans notre culture assez doloriste, les femmes pensent trop souvent qu'il est « normal d'avoir mal » et n'osent pas « déranger » leur médecin. Une sage-femme pourra immédiatement détecter une situation anormale (hématome, infection, hémorroïdes trop saillantes) et proposer un traitement approprié.
- **L'allaitement :** souvent, il ne manque qu'une astuce pour remédier à un problème d'allaitement. La sage-femme, en voyant la jeune mère dans son contexte familial, peut la conseiller, la réconforter et surtout l'encourager. Elle peut aussi intervenir lors du sevrage, même des mois plus tard.
- **Le tour d'horizon :** en voyant la mère chez elle, la sage-femme pourra lui proposer de précieuses indications sur son organisation, ses rapports avec les aînés, la gestion des visites, le temps de repos et tous les autres aspects de l'après-accouchement qui ne sont pas nécessairement des problèmes médicaux.
- **L'écoute :** c'est l'aspect le plus important de son rôle en suites de couches. Nombre de femmes se plaignent en

sortant de leur visite postnatale : « J'avais l'impression de n'être qu'un utérus et un col. » La sage-femme s'attache à la cause profonde des problèmes au lieu de chercher uniquement à supprimer les symptômes. Dans l'environnement familial, la sage-femme prend le temps d'écouter la mère. Elle ne dit jamais « c'est normal », elle donne des explications et propose des solutions.

- **La communication avec le père :** le père n'assiste que très rarement à la visite postnatale. Il n'a donc aucune occasion pour poser des questions et faire part de ses préoccupations à une personne compétente. Bien que les hommes soient souvent réticents à s'exprimer, un père se sentira plus à l'aise dans son environnement familial et des problèmes pourront être résolus avant de devenir source de tensions dans le couple.
- **Des formations complémentaires :** les sages-femmes libérales ont fréquemment suivi des formations dans différents domaines des médecines complémentaires (acupuncture, homéopathie, phytothérapie, ostéopathie, rééducation périnéale), particulièrement appropriées en période postnatale.

Où trouver une sage-femme libérale ?

- Par les maternités, qui publient des listes de réseaux obstétrico-pédiatriques.
- Par des associations telles que Maternité et communication, ou le Conseil de l'ordre des sages-femmes.
- Par le bouche-à-oreille, par une amie ou une parente qui a été satisfaite de ses cours de préparation à l'accouchement.
- Les malentendus sont nombreux sur la prise en charge, car la visite à domicile de la sage-femme en suites de couches n'est pas encore mentionnée sur les barèmes de la Sécurité sociale. Toutefois, la visite peut être prise en charge comme n'importe quel acte médical.

Gérer son entourage

Les visites

À la naissance d'un bébé se produit une sorte de phénomène de masse : une foule de visiteurs se presse les premiers temps à la maternité et chez la jeune mère, puis c'est le désert. Or, au cours des trois premières semaines de leur vie, les bébés sont en général assez calmes et passent le plus clair de leur temps endormis. Ils ne veulent surtout pas être soulevés et tripotés par des dizaines d'admirateurs. Ils ne cherchent pas à être stimulés mais à s'adapter en toute sérénité à leur nouvelle vie en dehors du ventre de leur mère. Cette dernière n'a probablement pas envie de servir des boissons à une nuée de visiteurs, malgré sa fierté et l'envie de montrer son enfant.

Conseils

- *Décrochez le téléphone. Branchez un répondeur avec un message concernant la naissance (nom, poids, etc.) et proposant des heures précises pour recevoir des coups de fil (de préférence le soir, lorsque le père sera rentré).*
- *Vers la 4ᵉ semaine après votre accouchement, organisez un ou deux après-midi de visites afin de voir plusieurs personnes en une fois. Demandez aux amis et parents de ne pas passer vous voir sans vous prévenir. Limitez le temps des visites.*
- *Assurez-vous que les personnes qui vous rendent visite ne fument pas chez vous et parlent calmement.*
- *Lorsque des amis viennent dîner, servez un repas ultra-simple mais accompagné d'un bon vin, essayez de garder le bébé à part et... amusez-vous !*

Les aînés

Bien des mères s'inquiètent de la réaction des enfants aînés à l'arrivée d'un bébé. Souvenez-vous avant tout que le bébé doit s'intégrer dans votre vie de famille et non le contraire.

Chaque enfant verra l'arrivée d'un petit frère ou d'une petite sœur de manière différente, en fonction de son âge et du contexte familial. À 2 ou 3 ans, un aîné ne comprend pas vraiment ce qu'est un bébé. On lui a peut-être dit qu'il allait avoir un compagnon de jeux et il est déçu de ne pas avoir immédiatement un copain. Certains peuvent penser qu'un nouveau bébé est arrivé parce qu'ils ont été méchants. Maman est le centre de leur vie et ce nouveau bébé la leur enlève.

Heureusement, les mamans ont une capacité d'amour illimitée. L'amour maternel ne se divise pas en parcelles mais augmente avec l'arrivée de chaque enfant. La capacité d'une mère à aimer ses enfants et son aptitude à subvenir aux besoins de chacun sont deux choses différentes.

Avant l'accouchement

Si vous comptez mettre votre aîné dans une garderie ou une crèche, habituez-le bien avant l'arrivée du bébé. De même, habituez-le à prendre quelques repas chez des parents ou des amis qui vous dépanneront les premières semaines après l'accouchement. Si vous avez des enfants à la maison l'après-midi, instituez une période de calme après le repas (surtout s'ils ne font plus la sieste).

Il est conseillé de déplacer les affaires de l'aîné dans sa chambre ou de l'installer dans une nouvelle chambre au moins un mois à l'avance. Si l'aîné doit passer dans un « grand » lit afin de donner son lit à barreaux au bébé, faites cette transition le plus longtemps possible avant l'accouchement (l'idéal serait de ranger le lit à barreaux quelque temps et de le ressortir à l'arrivée du bébé). Ainsi, l'aîné n'aura pas l'impression que le bébé lui a pris « son » lit. Faites-le vivre son nouveau statut comme une promotion. Vous pouvez aussi lui acheter quelques objets neufs pour sa chambre. Faites-le participer autant que possible à la préparation de la chambre du bébé.

Certains psychologues préconisent aussi de lui faire choisir un vêtement ou un jouet qui seront ses « cadeaux » au bébé, ce qui lui permet de jouer le rôle du « grand frère généreux ». Parlez ensemble du bébé à venir, posez-lui des questions à son sujet.

Pendant votre séjour à la maternité

Il est plus important pour un jeune enfant de voir sa mère que de rencontrer le nouveau-né. Il faut le rassurer sur le fait que sa mère n'a pas disparu, qu'elle l'aime toujours. À l'aide d'un appareil photo numérique, prenez chaque jour un cliché que le père rapportera à la maison. Parlez aux aînés par téléphone en les rassurant, dites-leur que vous pensez à eux et que vous allez rentrer dans très peu de temps.

Depuis 1983, une circulaire ministérielle recommande de ne plus interdire l'accès des hôpitaux aux moins de 15 ans, en précisant qu'il est important que la mère de famille et ses enfants ne soient pas privés de la possibilité de se voir pendant le séjour à la maternité. Mais les directeurs d'hôpitaux sont libres d'appliquer ou non ces recommandations. En général, les cliniques privées sont plus souples à ce propos. Toutefois, les enfants doivent rester calmes et disciplinés. La visite devra être assez courte, car ils s'ennuieront rapidement dans ce contexte hospitalier.

De retour à la maison

Il est très important que l'aîné soit là lorsque le bébé arrive à la maison.

Certains pédopsychiatres conseillent même aux parents de permettre à l'aîné de venir chercher son petit frère ou sa petite sœur à la maternité pour lui présenter « sa » maison.

Le retour à la maison représente un moment difficile pour l'aîné, qui n'est plus l'unique centre d'attention de sa famille. Il peut momentanément avoir envie de redevenir un bébé lui aussi puisqu'il voit que l'on s'occupe du bébé. Ce sont ces fameuses régressions (pipi au lit alors qu'il était propre, difficultés à s'endormir, demande de biberon) qui ne signifient qu'une chose : il veut qu'on s'occupe de lui. Il ne faut pas s'agacer de sa jalousie – c'est le jaloux qui souffre, qui est malheureux. Il a besoin de votre tendresse.

Un tout-petit ne sait pas dire qu'il est jaloux, mais il sent confusément que quelque chose a changé. Les premières manifestations d'un certain inconfort se traduisent par des nuits agitées (particulièrement pénibles quand on est déjà réveillée par les tétées du bébé). En général, si l'aîné a des réactions négatives, elles sont dirigées vers sa mère afin de la culpabiliser au maximum. Cette tactique marche assez bien, car la plupart des mères cherchent à se « racheter » auprès de leur aîné. Ceci est particulièrement vrai après l'arrivée du deuxième enfant, l'effet s'estompe après le troisième.

Toutefois, l'aîné peut aussi essayer de manifester de manière physique sa jalousie et son agressivité envers le bébé, souvent en cachette. Pour éviter qu'il ne fasse du mal au bébé, encouragez-le le plus possible à exprimer sa peine verbalement.

Si le bébé est né d'une deuxième union, souvenez-vous que les petits enfants ne font pas la différence entre un demi-frère et un vrai frère. Il doit maintenant partager les mêmes lieux que le nouveau venu. En revanche, si l'enfant aîné vit en dehors du foyer où arrive le bébé, il aura probablement grand besoin d'être rassuré sur sa place d'enfant à part entière de son père ou de sa mère.

L'amour entre frère et sœur « naît des gestes quotidiens » : ce bébé est un peu à lui et il aimera jouer à l'aîné. Il peut donner le biberon, aider à choisir les vêtements, les apporter, bercer le bébé pour l'aider à s'endormir, lui chanter des chansons. La pédiatre Edwige Antier conseille de lui dire par exemple : « Tu vois, il est tout petit, il ne sait rien faire, il faut tout lui apprendre, tu l'aideras, toi qui sais déjà faire tant de choses. » Quand le bébé pleure, demandez-lui : « Penses-tu qu'il a faim ? » « Crois-tu que nous devrions le changer ? » « Crois-tu que c'est dur pour lui de ne pas pouvoir nous parler ? » Insistez sur les choses positives et agréables que l'aîné fait pour le bébé : « Regarde comme elle aime que tu la caresses comme ça... » « Regarde comme elle a tourné la tête en entendant ta voix. »

Il est important de laisser le grand vivre à son rythme, de ne pas calquer sa vie sur celle du bébé, et de préserver autant que possible ses rites quotidiens – la routine rassure les enfants, ils en ont besoin. Même si vous devez entrer pendant quelque temps dans une « bulle », vous pouvez vous assurer d'avance que les activités de l'aîné ne seront pas interrompues. Il ne faut surtout pas le priver aujourd'hui, faute de temps, de ce qu'on lui accordait hier.

L'aîné a aussi besoin de moments bien à lui. Consacrez-lui quelques minutes de plus dès que l'occasion se présente : lorsqu'il montre un dessin, commentez-le avec lui, au lieu de lui dire simplement qu'il est très joli. S'il décrit quelque chose, prenez le temps de l'écouter et de faire quelques observations. Prévenez-le un peu à l'avance lorsque vous devez aller vous occuper du bébé plutôt que de le quitter brusquement. La régression des aînés est souvent une réaction au comportement de la mère plutôt qu'à l'arrivée du bébé. Les mères sont plus impatientes, plus abruptes, et passent moins de temps avec leurs aînés quand il y a une naissance dans la famille. Essayez d'intégrer l'aîné aux soins du bébé. Par exemple, avant de vous installer pour nourrir le bébé, préparez tout ce dont l'aîné aura besoin : boisson, pot, livres, jeux, afin qu'il puisse demeurer près de vous sans vous déranger. Vous pourrez de temps en temps lui lire une histoire en même temps, surtout si vous allaitez.

Autorisez les enfants aînés à tenir le bébé mais interdisez-leur de le sortir de son berceau sans la surveillance d'un adulte. Il faut rassurer l'aîné tout en protégeant le bébé d'éventuelles attaques. Expliquez-lui que vous n'auriez jamais laissé quelqu'un lui faire du mal lorsqu'il était lui-même petit.

Enfin, assurez-vous que les visiteurs ne montrent aucun favoritisme entre les enfants. Insistez pour qu'ils saluent en premier les aînés avant d'aller voir le nouveau-né, en essayant d'éviter la classique interrogation : « Alors, tu es content d'avoir un petit frère (une petite sœur) ? »

Les animaux domestiques

Inconsciemment, beaucoup de couples s'exercent à leur futur rôle parental avec leurs animaux. Avec l'arrivée du bébé, on a moins de temps à leur consacrer, et certains vont tenter de rivaliser avec le bébé pour capter l'attention. Que faire ?

- **Préparez l'animal à l'avance,** comme vous préparez les aînés. Faites éduquer un chien s'il n'est pas déjà obéissant. Mettez au maximum l'animal en contact avec des enfants et des bébés : encouragez vos amis à vous rendre visite avec les leurs, cela habituera l'animal à avoir un bébé « sur ses terres ». Ne lui refusez pas l'accès à la future chambre du bébé. Mais, une fois que l'enfant y sera installé, il ne pourra y rentrer qu'accompagné de son maître.
- **Pendant le séjour à la maternité,** le père pourra rapporter une couche en tissu sur laquelle aura dormi le bébé pour que l'animal s'habitue à son odeur. Il devra la laisser traîner, et non la lui imposer.
- **De retour à la maison,** continuez à familiariser l'animal avec l'odeur du bébé, encouragez-le à devenir l'ami du bébé. Caressez-le, parlez-lui d'une voix douce et rassurante. Faites-le participer le plus possible à la vie familiale (mais attention de ne pas poser le couffin du bébé à un endroit où l'animai pourrait le pousser et le faire tomber). Négliger son animal ne ferait qu'augmenter son impres-

sion d'être rejeté. Mais n'oubliez pas que les animaux domestiques, même les plus propres, transportent des poussières et des microbes. N'autorisez jamais un animal à se mettre dans vos bras lorsque vous portez le bébé. Si vous avez un chat, il faut soit l'enfermer, soit toujours fermer la porte de la chambre du bébé car les chats adorent s'installer dans les couffins. Après avoir caressé un animal, lavez-vous les mains avant de prendre le bébé et changez de chemise si elle est couverte de poils. Ces précautions seront moins importantes dans quelques mois, lorsque le système immunitaire du bébé sera plus développé.

ADRESSES UTILES :

Comment trouver une sage-femme libérale

www.chez.com/accouchement – Où trouver une sage-femme libérale, une maison de naissance, un soutien pour l'allaitement, ainsi que beaucoup d'autres bonnes adresses.

www.ctanet.fr/enfance-naissance – Liste de toutes les sages-femmes en France.

www.fraternet.org/naissances – Un excellent site proposant la liste de toutes les associations locales et nationales agissant dans le domaine de la maternité, des sages-femmes libérales dans les pays francophones, et autres sources de soutien pendant la période postnatale.

www.membres.lycos.fr/ansfl – Le site de l'Association nationale des sages-femmes libérales.

www.ordre-sages-femmes.fr – Site du Conseil de l'ordre des sages-femmes (téléphone : 01 45 51 82 50) qui propose un annuaire des sages-femmes libérales.

www.cnsf.asso.fr – Site du Collège national des sages-femmes.

Et aussi :

En Belgique : *www.sage-femme.be* – Site de l'Union professionnelle des accoucheuses belges.

www.maisondelanaissance.be – Le site d'une groupe de sages-femmes qui proposent un accompagnement global de la naissance.

www.monaccouchement.com – Un site entièrement réalisé par des sages-femmes belges.

En Suisse : *www.sage-femme.ch* – Le site de la Fédération suisse des sages-femmes.

Chapitre 9

Les gestes de la vie quotidienne

L'hygiène

En rentrant à la maison, une jeune mère saigne encore et ses éventuelles cicatrices ne sont pas encore totalement refermées. Le bébé aussi est vulnérable. Il faut donc adopter des normes d'hygiène exceptionnelles pendant la période de suites de couches :

- **Désinfectez la salle de bains,** et surtout les sanitaires, tous les jours.
- **Changez de gant de toilette et de serviette** de bain aussi souvent que nécessaire (faites votre toilette intime avec des compresses stériles jusqu'à ce que l'épisiotomie soit complètement cicatrisée). Utilisez une serviette spéciale pour votre zone génitale.
- **Lavez-vous les mains** avant de toucher le bébé (rappelez-le aux personnes qui vous rendent visite, aux autres enfants). Lavez-vous également les mains après avoir changé ses couches.
- **Disposez un flacon de savon liquide** extradoux (plus hygiénique que les pains de savon) auprès de tous les lave-mains.
- **Coupez vos ongles court** car des saletés risquent de s'incruster dessous.

Les grands interdits

- Porter un poids plus lourd que le bébé au cours des deux premières semaines (pour un accouchement par voie basse) ou au cours du premier mois (pour une césarienne).
- Monter et descendre les escaliers au cours des deux semaines qui suivent la césarienne.
- Rester longtemps debout.
- Pousser un Caddie.
- Passer l'aspirateur.
- Faire son lit.
- Soulever des packs d'eau.
- S'asseoir pour regarder la télévision lorsqu'on pourrait être allongée.

Les gestes pratiques

S'occuper du bébé

- **Ajustez le matelas du berceau** au plus haut cran afin de vous pencher le moins possible. Si le bébé est dans un couffin, posez-le sur un meuble suffisamment haut pour ne pas avoir à vous pencher.
- **Pour soulever le bébé lorsqu'il se trouve plus bas que votre taille**, pliez les genoux.
- **Langer le bébé :** la table à langer doit être assez haute pour que vous n'ayez pas à vous pencher (pas plus bas que la pointe des os des hanches, 5 à 7 centimètres au-dessous de la taille). Sinon, langez le bébé par terre (un genou relevé, l'autre replié) ou agenouillée au bord d'un lit. Essayez de vous pencher le moins possible !
- **La poussette ou le landau doit avoir des poignées suffisamment hautes** pour que vos mains soient au niveau de la pointe des hanches.

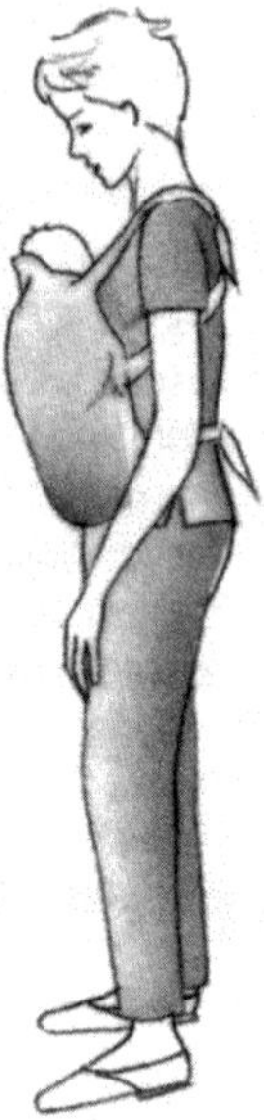

- **Dans un « kangourou »,** le bébé est à la bonne hauteur lorsque vous pouvez facilement embrasser le haut de sa tête (en baissant le menton, les lèvres doivent pouvoir toucher la tête du bébé). Toutefois, l'utilisation des « kangourous » est aujourd'hui assez controversée car ils accentuent les lombalgies. Le bébé est souvent mal installé (dans toutes les sociétés de la terre hormis la nôtre, les bébés ne sont pas portés sur le ventre de leur mère). Par contre, le « kangourou » est utile et efficace lorsque la mère est assise et que le bébé regarde vers l'extérieur.
- **Ne portez pas un bébé de plus de 6 mois sur la hanche :** cela tire sur la colonne, tout en stressant les muscles et les ligaments.
- **Placez toujours vos jeunes enfants à votre hauteur** (ou bien descendez à leur niveau) avant de lacer leurs chaussures. Ne vous penchez jamais pour les prendre dans vos bras : mettez un genou à terre, serrez le périnée et les muscles abdominaux, expirez, puis redressez-vous l'enfant dans les bras.
- N'oubliez pas qu'un bébé a aussi besoin d'être avec ses parents entre ses repas ! Installez-le dans un transat (son dos sera mieux soutenu que dans un siège auto) ou bien par terre sur une couverture lorsque vous faites la cuisine ou que vous prenez une douche.

Bien porter le bébé

Pour bien porter le bébé, soyez à l'aise : dans vos vêtements, dans vos chaussures. Ne portez pas de talons supérieurs à 3,5 centimètres : 55 % du poids du corps repose sur les talons. Si vos talons sont trop hauts, le corps compense le glissement vers l'avant en accentuant le creux lombaire, et le mal de dos revient.

- Ne portez jamais d'autres charges en même temps que le bébé.
- Changez souvent l'attitude de portage.
- Maintenez une allure de marche régulière.
- Regardez où vous mettez les pieds.
- Ne fumez pas quand le bébé est dans vos bras.
- Ne vous contractez pas, gardez les bras souples.
- Portez le bébé en le centrant sur votre corps (au niveau de la poitrine et non au niveau de la taille). Allongez le cou et détendez vos épaules.
- Portez votre enfant le plus près possible de vous.

Les pédiatres recommandent que les cuisses du bébé soient ouvertes à cent vingt degrés lorsqu'il est porté. Il faut également que le bébé puisse remuer les jambes, étendre ou plier les bras, tourner la tête d'un côté ou de l'autre, voir tout ce qui se passe autour de lui, et pouvoir se blottir dans le cou de sa maman.

Dans la maison

Bien s'asseoir

- **Avant de vous asseoir**, contractez d'abord le périnée.
- **Dans une voiture :** assurez-vous que vos genoux sont bien au même niveau que votre bassin. En sortant de la voiture, imaginez que vous êtes une star qui arrive à la première de son dernier film : glissez les fesses en avant,

faites pivoter les deux jambes l'une après l'autre vers l'extérieur, prenez appui sur le siège à l'aide de vos deux mains, et relevez-vous en souriant.

- **Pour nourrir le bébé :** votre dos doit être bien soutenu et vous devez être détendue. Si vous sentez que vos épaules sont tendues ou s'affaissent vers l'avant, le bébé n'est pas à la bonne hauteur. Placez alors un coussin sur vos genoux et le bébé dessus (pratiquement toutes les femmes devraient le faire).
- **Assise devant un ordinateur :** vérifiez que vos pieds reposent bien à plat sur le sol, et que votre chaise est suffisamment haute pour que la poitrine, les épaules et le haut du dos soient bien détendus.

Au lit

- **Pour vous coucher :** asseyez-vous sur le bord du lit. Relevez les deux jambes en pivotant sur les fesses. Allongez-vousur le dos. Gardez les genoux pliés. Terminez en vous tournant sur le côté.

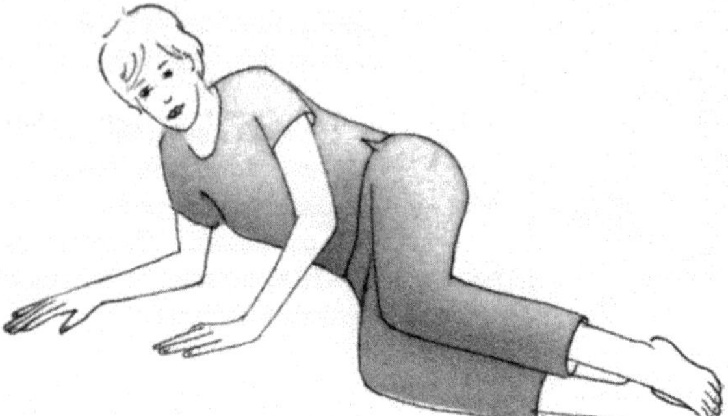

- **Pour vous lever :** ne vous soulevez jamais à l'aide de vos coudes, cela crée trop de tension dans le dos. Évitez de vous tordre ou de bouger les genoux écartés. Contractez les muscles abdominaux. Pliez les genoux, roulez sur le côté, poussez sur une main pour vous retrouver dans la position assise, basculez les deux jambes en dehors du lit, genoux serrés, et mettez-vous debout.

- **Allongée :** vous devez être soutenue par des coussins placés tout le long de la colonne, dont au moins deux ou trois dans le creux du dos (mais pas trop pour que la poitrine ne soit pas poussée vers l'avant) et un autre derrière les épaules.

Dans les activités quotidiennes

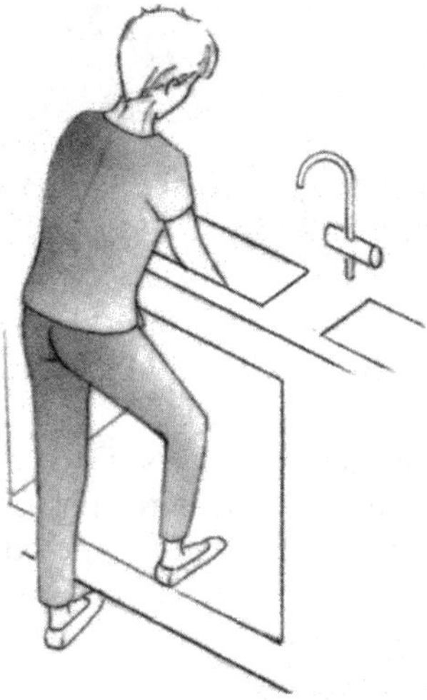

- **Le lave-vaisselle :** charger le lave-vaisselle est très éprouvant pour le dos, demandez à votre conjoint de le remplir. Si vous avez l'occasion de refaire la cuisine, pensez à faire installer le lave-vaisselle suffisamment haut pour ne pas avoir à vous plier en le chargeant.
- **La vaisselle :** si vous pouvez poser vos deux mains à plat au fond de l'évier sans vous pencher, sa hauteur est bonne. Sinon, faites votre vaisselle dans une bassine placée sur un socle (par exemple une autre petite bassine renversée) au fond de l'évier. Si votre dos commence à vous tirailler, posez une jambe sur un annuaire, une cuvette retournée ou une brique.
- **En règle générale,** détendez les genoux, accroupissez-vous ou agenouillez-vous en gardant le dos aussi droit

que possible. L'important est la fluidité du mouvement. Insistez toujours sur l'économie de gestes.

Les exercices des six premières semaines

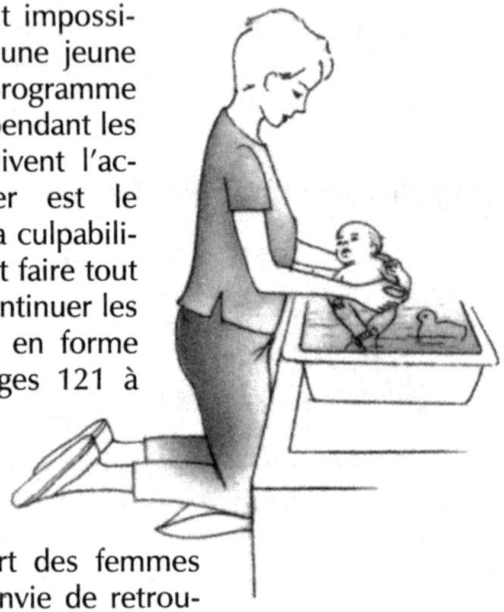

Il est pratiquement impossible de demander à une jeune mère de suivre un programme régulier d'exercices pendant les six semaines qui suivent l'accouchement. Insister est le meilleur moyen de la culpabiliser. Elle doit pourtant faire tout son possible pour continuer les exercices de remise en forme périnéale décrits pages 121 à 123. Environ quarante jours après l'accouchement, au moment de la visite postnatale, la plupart des femmes ont spontanément envie de retrouver leur silhouette et de tonifier leurs muscles. C'est à ce moment précis que l'encouragement d'une tierce personne est important – un kinésithérapeute, une sage-femme ou un autre praticien spécialisé dans la remise en forme postnatale.

Rappel des deux exercices incontournables

Comme nous l'avons vu pages 121 à 123, deux exercices très simples et très doux devraient être pratiqués par toutes les jeunes mères pendant les six semaines qui suivent l'accouchement.

Équilibrer le bassin

- Allongée sur le dos, les jambes tendues, prenez conscience de l'importance du creux des reins. Pliez les genoux, écartés de la largeur du bassin, les pieds bien au sol. Posez les mains sur le ventre et écoutez les mouvements de respiration. Suivez avec vos mains l'inspiration et l'expiration : à l'inspiration, les mains montent et s'écartent ; à l'expiration, elles descendent et se rapprochent.
- Accompagnez progressivement l'expiration d'un souffle plus long, sans excès. Permettez-vous maintenant de rentrer le ventre le plus profondément possible, mais pas le plus fortement possible. Ainsi, vous mobilisez votre ventre en le réveillant, en lui montrant dès maintenant la bonne direction. Cette sensation vous permettra peu à peu de sentir votre ventre moins vide, de le réhabiter, de vous le réapproprier.
- Continuez en ajoutant une légère pression de la plante des pieds sur le sol, comme si vous vouliez traverser le tapis. Contractez légèrement les fessiers. Vous sentirez alors votre bassin se mettre en place : le pubis remonte, le creux des reins se comble, le dos s'allonge et se détend, le ventre se resserre encore un peu plus, le périnée est attiré spontanément vers le haut.
- Allongée sur le dos sur un tapis, les genoux pliés, centrez votre attention sur la zone périnéale (debout, du fait de la pesanteur, le périnée est soumis à trois fois plus de pression qu'en position allongée, et le travail est beaucoup moins efficace).

Reprendre conscience du périnée

Essayez une ou plusieurs de ces trois possibilités :

- Faites comme si vous vouliez retenir un gaz. L'anus se contracte. Relâchez.

- Faites comme si vous vouliez arrêter le jet en urinant. Le sphincter urinaire se contracte. Relâchez.
- Serrez les parois latérales du vagin. Relâchez.

Que vous parveniez à mobiliser un ou plusieurs de ces muscles, le périnée travaille. Concentrez-vous tout autant sur la sensation de relâchement que sur celle de la contraction.

Veillez à ne pas confondre le périnée avec les fessiers, le ventre ou l'intérieur des cuisses. La sensation d'effort est trompeuse. La contraction de ces grands muscles est plus facile, mais elle comprime le périnée et ne le contracte pas. La confusion s'installe vite si vous n'y prenez garde.

Ces deux exercices peuvent être repétés par séries de trente à quarante mouvements, trois fois par jour, pendant une première étape d'au moins six semaines.

Une recette « magique » : une heure de marche par jour

Environ un mois après l'accouchement, un excellent moyen de reprendre contact avec la vie active est de marcher une heure, pratiquement tous les jours, sans le bébé. Cet exercice a un effet remarquable sur le tonus psychique : on se sent moins fatiguée, moins déprimée, la qualité du sommeil s'améliore. En effet, la marche semble « enlever la fatigue » (c'est une habitude à garder toute la vie). Pour ressentir l'effet désiré, il faut toutefois respecter les règles suivantes :

- Essayez de marcher sans le bébé.
- Chaussez-vous correctement.
- Prenez conscience de la position de votre corps (surtout les épaules et le bassin).
- Marchez rapidement mais ne courez pas, ceci n'est pas un jogging.

Adresses utiles :

www.caf.fr – Le site de la Caisse des allocations familiales pour tout savoir sur les démarches à effectuer, les conditions à remplir et la possibilité d'imprimer des formulaires, allant de la déclaration de grossesse à la Prestation d'accueil jeune enfant (PAJE).

www.certfa.gouv.fr – Des dizaines de formulaires administratifs pour tout ce qui concerne la vie quotidienne (demandes d'allocations, d'aide ménagère, etc.).

www.service-public.fr – Ce portail de l'administration française est le site le plus complet pour vos droits et démarches. Accès par mots clés, avec des réponses classées de manière claire et précise.

Chapitre 10

Surveiller son corps

Les saignements

Dans le premier chapitre, nous avons parlé en détail du processus de nettoyage et de rénovation de l'utérus qui donne lieu aux « lochies », ces saignements qui durent environ quatre semaines. Pour la majorité des femmes qui rentrent à la maison après cinq jours passés à la maternité, les gros saignements sont terminés et les lochies sont plus claires. Elles deviendront roses, moins chargés de sang ; ils contiendront plus de cellules utérines desquamées et de liquide extracellulaire, puis des sérosités très pâles.

Quelques anomalies qui justifient d'appeler le médecin

- **Si les saignements augmentent :** il n'y a pas lieu de s'inquiéter si cela survient lors du retour à la maison ou à la fin d'une journée chargée. Dans ce cas, le médecin pourra prescrire des gouttes d'un ocytocique de synthèse, qui aidera l'utérus à se contracter et à évacuer le reste des déchets ou des tissus caducs qui s'y trouvent encore.

  Chez certaines femmes, les saignements qui semblaient avoir pratiquement disparu peuvent reprendre vers le 11e ou 12e jour après l'accouchement. C'est le « petit retour de couches », qui signale simplement un retour précoce de l'activité ovarienne mais pas une réelle reprise du cycle menstruel.

- **Si les lochies redeviennent rouge vif :** prévenez immédiatement votre médecin ou votre sage-femme, qui souhaitera probablement vérifier qu'il ne s'agit pas d'une infection utérine ou d'une rétention placentaire (voir p. 126 à 129). Si ce n'est pas le cas, il vous conseillera de vous reposer et de passer plus de temps en position allongée.
- **Une hémorragie** peut survenir jusqu'à la 2e semaine après l'accouchement. En présence des symptômes suivants, vous devez être transportée d'urgence à l'hôpital :
  - Plusieurs garnitures imbibées en quelques heures.
  - Des pertes abondantes et franchement rouges.
  - De gros caillots (de la taille d'une balle de golf).

Une hémorragie qui survient une ou deux semaines après l'accouchement est généralement due au fait qu'un morceau de placenta est resté dans l'utérus. À l'hôpital, on vous fera une échographie pour déterminer la cause de ces saignements, qui pourra être suivie d'une évacuation de l'utérus sous anesthésie.

Accélérer la cicatrisation

Si la douleur de la cicatrice d'épisiotomie n'a pas disparu après deux semaines, contactez le médecin ou la sage-femme. Parfois, les points de suture ont du mal à se résorber. L'ablation des fils peut alors suffire à soulager la douleur. La prescription de massages avec une pommade cicatrisante peut également accélérer la résorption des sutures.

Si la cicatrice est très enflée, rouge, extrêmement sensible au toucher, si du pus suinte ou si vous avez une fièvre à plus de 38 °C durant plus de vingt-quatre heures, il se peut que la cicatrice se soit infectée. Le médecin prescrira des antibiotiques et décidera de l'utilité d'une nouvelle petite intervention locale afin de drainer la plaie.

Il est malheureusement normal que la cicatrice de la césarienne reste sensible au cours des six à huit semaines qui suivent l'accouchement. Elle risque de provoquer des démangeaisons pendant cinq mois. Elle peut aussi devenir rouge, saillante et démanger au bout de plusieurs mois, et n'adopter son aspect définitif qu'environ huit mois après l'intervention.

Au cours des premières semaines, il est essentiel de respecter une hygiène très stricte ainsi que les soins prescrits par le médecin ou la sage-femme à la sortie de maternité : généralement, nettoyer la cicatrice avec un antiseptique, puis la tamponner avec de la solution Dakin® ou de la Bétadine, de l'éosine aqueuse ou une décoction d'hamamélis. Trois fois par jour, masser la cicatrice avec de la pommade Jonctum®, Cicamosa®, Cicaderma®, ou de la crème de calendula. La cicatrice doit être surveillée attentivement afin de détecter tout signe d'inflammation, de rougeur, de suintement ou de pus, qui peuvent être accompagnés par une fièvre supérieure à 38,5 °C pendant vingt-quatre heures. Si ces symptômes apparaissent, contactez immédiatement le médecin. Il est important d'intervenir rapidement en cas d'infection de l'épisiotomie, car elle peut dissoudre les points de suture internes avant la guérison complète des tissus.

Ce que vous pouvez faire

Essayez de laisser votre cicatrice (d'épisiotomie ou de césarienne) à l'air au moins une heure par jour, allongée nue sur votre lit. Si le soleil pénètre dans la chambre, mettez-vous de telle sorte que la cicatrice se trouve exposée à un rayon de soleil pendant environ dix minutes. Cela chauffe les tissus meurtris et favorise la guérison. (Attention, si votre bébé se trouve à côté de vous, sa peau fragile ne tolère que trois ou quatre minutes de soleil direct.)

- **Pour la cicatrice de l'épisiotomie :** l'aromathérapie préconise des bains de siège de dix à quinze minutes dans de l'eau chaude additionnée de quelques gouttes d'huile essentielle de **calendula** ou bien de 2 gouttes d'huile essentielle de **lavande** et 2 gouttes d'huile essentielle de **cyprès**. La lavande possède des propriétés apaisantes et le cyprès des propriétés aseptisantes. Si l'eau froide est plus agréable, vous pouvez appliquer des compresses trempées dans 1 litre d'eau très froide dans laquelle vous pouvez ajouter 2 gouttes d'huile de **lavande** et 1 goutte de **camomille**.
- **Pour la cicatrice de la césarienne :**
  - Évitez de porter des pantalons ou des jupes avec une fermeture à glissière, qui risque d'irriter la cicatrice.
  - Massez trois fois par jour la cicatrice avec une pommade cicatrisante, qui sera probablement prescrite par le médecin (généralement Jonctum®, Cicamosa®, Cicaderma®, ou crème de calendula).
  - Vous pouvez également la masser avec de l'huile d'amande douce dans laquelle vous pouvez ajouter 2 gouttes d'huile essentielle de **siliprêle** (plante aux propriétés cicatrisantes).
  - Appliquez des cataplasmes d'argile verte sur la cicatrice deux heures de suite pendant plusieurs jours.
  - Évitez d'exposer la cicatrice au soleil (extérieur) pendant un an. Par contre, s'allonger nue sur son lit dans un rayon de soleil pendant dix minutes est très bénéfique.

Quelques remèdes

Homéopathie

- **Staphysagria** 9 CH, 5 granules matin et soir pendant dix jours pour aider la cicatrisation.
- **Graphites** 15 CH, 5 granules matin et soir pendant un mois si la cicatrice est douloureuse et enflée.

Prévenir les infections

Les jeunes mères sont souvent sensibles aux infections, car leur seuil de tolérance infectieuse est plus bas qu'en temps normal. Une bonne hygiène est la meilleure prévention contre les infections urinaires et vaginales.

Les infections urinaires

Le travail plus intense des reins pendant la grossesse, la distension de la vessie, la compression de l'urètre pendant l'accouchement, l'irritation d'une éventuelle sonde urinaire lors d'une césarienne, des problèmes de rétention d'urine après l'accouchement... tout cela peut causer une infection urinaire. Les signes d'alerte d'une infection urinaire sont les suivants :

- Besoin fréquent d'uriner, avec peu de résultats.
- Sensation de brûlure pendant la miction.
- Urine de couleur très foncée, voire rouge.
- Douleur dans le bas de l'abdomen ou dans le bas du dos.
- Fièvre supérieure à 38 °C pendant plus de vingt-quatre heures, en combinaison avec l'un de ces symptômes.

En présence d'un ou de plusieurs de ces symptômes, contactez rapidement votre médecin.

Ce que vous pouvez faire

Le médecin demandera une analyse d'urine effectuée en laboratoire avant de prescrire un traitement approprié. En attendant, nous vous conseillons de boire 300 millilitres d'eau ou de tisane toutes les heures pendant dix ou douze heures, en évitant les boissons sucrées et les jus de fruits, car l'accumulation de sucres dans les urines favorise la prolifération des bactéries.

Les infections vaginales

Le pH vaginal se modifie pendant la grossesse, ce qui rend la femme plus sensible aux infections. Il lui faut plusieurs mois pour se régulariser après l'accouchement. Les signes d'alerte sont les suivants :

- Démangeaisons, brûlures, pertes blanches qui ressemblent à du lait caillé mais qui ne sentent pas trop mauvais : ce type de mycose s'appelle candidose. Elle se traite par des suppositoires vaginaux et des crèmes que l'on peut obtenir sans ordonnance en pharmacie.
- Pertes jaune-vert mousseuses qui sentent mauvais, démangeaisons : c'est probablement une infection parasitaire.
- Pertes qui sentent mauvais, mais sans démangeaisons : elles peuvent indiquer une infection bactérienne du système génital, qui est en train de produire du pus. Il est urgent de contacter un médecin.

Ce que vous pouvez faire

- Si vous êtes sujette aux mycoses vaginales, réduisez de façon systématique la quantité de sucres raffinés dans votre alimentation pendant la période postnatale.
- La prise d'**antibiotiques** déséquilibre la flore naturelle du vagin (les lactobacilles), qui assure son équilibre acide et prévient les infections. Si vous êtes sujette aux mycoses, demandez à votre médecin un traitement antifongique (généralement par ovules vaginaux) lors d'un traitement par antibiotiques.
- Évitez les rapports sexuels lors d'une infection vaginale, car votre conjoint risque de la contracter aussi. L'homme n'ayant généralement pas de symptômes, il pourrait ensuite réinfecter la femme. Pour cette raison, il est conseillé à l'homme de suivre également un traitement.

- Portez des **slips en coton**, évitez de porter des pantalons trop serrés ou de prendre des bains moussants.
- Pour votre **toilette intime**, utilisez un savon avec un pH basique pour lutter contre d'éventuelles infections.
- **En règle générale**, évitez de prendre un bain avec le bébé si vous avez une infection (par exemple, un herpès génital ou cutané). Placez une serviette sur vos genoux pendant que vous allaitez pour créer une barrière supplémentaire entre le bébé et la zone infectée. Lavez-vous les mains avec un savon désinfectant (vendu en pharmacie) spécial après avoir touché votre zone génitale. Séchez-vous les mains avec une serviette différente de celle utilisée pour votre toilette (qui risque d'être entrée en contact avec l'infection et qui doit être maintenue loin des affaires du bébé). Enfin, lavez les affaires du bébé séparément, il est même conseillé d'utiliser une bassine différente pour le linge lavé à la main ou bien de la désinfecter avec de l'eau de Javel.

L'image de soi

Plus des deux tiers des jeunes mères se sentent « mal dans leur peau » pendant la période postnatale. Comme vous ne devez pas entamer un régime sérieux ou entreprendre une remise en forme durant les six premières semaines après l'accouchement, il faut plutôt trouver des astuces pour ne pas être découragée par l'excès de poids, le ventre mou, les muscles relâchés, les cheveux ternes et la mauvaise mine...

Ce que vous pouvez faire

- Prévoyez deux ou trois petites **combinaisons** pour cacher votre slip et sa garniture, votre soutien-gorge et votre gros ventre.
- Les vêtements de femme enceinte seront rapidement trop grands et mal adaptés à votre nouveau corps. Il

est inutile d'acheter une nouvelle garde-robe de taille supérieure à la taille habituelle, mais quelques **nouveaux vêtements** pas trop chers pourront suffire à vous remonter le moral. Les caleçons seront particulièrement confortables, à porter avec une chemise d'homme ou un grand chandail.

- Des chemisiers et des robes qui se boutonnent devant sont plus pratiques pour allaiter qu'un tee-shirt ou un pull, qui retombe toujours sur le visage du bébé et ne cache pas bien la poitrine.
- Gâtez-vous un peu en portant quelques accessoires : des bijoux fantaisie, des ornements pour les cheveux, un joli foulard.
- **Mais attention aux taches :** le lait maternel et les renvois du bébé sont un désastre pour les tissus délicats. Il est utile de garder à portée de main un flacon d'eau additionnée de bicarbonate de soude, souverain pour combattre l'odeur acide des renvois.
- Sachez que vos pieds vont probablement augmenter d'une demi-pointure après votre premier accouchement (heureusement, cela ne se produit qu'une fois !).

La peau

Au cours de la grossesse, grâce à l'action des hormones, les femmes observent généralement une nette amélioration de leur peau. Le grain s'épaissit et la femme transpire plus, mais la peau semble plus élastique et mieux hydratée. Les cellules à croissance rapide (peau, ongles, cheveux) sont en plein développement, et le teint est éclatant. Mais, après l'accouchement, la carence hormonale produit l'effet inverse : la peau s'assèche et la jeune mère a souvent mauvaise mine. La fatigue et l'anémie de la période postnatale accentuent le problème. La peau ne retrouvera son équilibre naturel qu'au retour de couches.

Quelques remèdes

Aromathérapie

- On recommande le massage suivant : 2 gouttes d'huile essentielle de **géranium**, 10 gouttes d'huile essentielle de **lavande**, 5 gouttes d'huile essentielle d'**ylang-ylang**, 8 gouttes d'huile essentielle de **bois de santal**, dans 50 millilitres d'huile végétale.
- Ou, en plus petite quantité : 1 goutte d'huile essentielle de **géranium**, 2 gouttes d'huile essentielle de **lavande**, 1 goutte d'huile essentielle d'**ylang-ylang**, 1 goutte d'huile essentielle de **santal**, dans 2 cuillerées à soupe d'huile végétale.

Oligothérapie

- On préconise surtout le **zinc**, que l'on trouve dans les légumes verts (cresson, brocolis, épinards), les céréales complètes, les haricots, les champignons, la levure de bière, les fruits de mer et la viande.

Phytothérapie

- On conseille l'utilisation d'huiles comme celle de l'**orchidée bleue** ou du **santal**.
- L'huile de **bourrache**, excellent régulateur hormonal, permet de lutter contre la sécheresse de la peau due à la carence hormonale de la période postnatale.

Les vergetures

Pendant la grossesse, la peau peut se distendre à un point tel que ses fibres peuvent se rompre, en particulier la peau du ventre, des hanches, des cuisses et des seins. Les ruptures apparaissent comme des tracés violacés ou rougeâtres qui peuvent, dans les cas extrêmes, atteindre jusqu'à 1 centimètre de largeur. Elles sont particulièrement apparentes dans les semaines qui suivent l'accouchement, mais deviennent progressivement plus minces pour finir par ressembler, dans la plupart des cas, à de fines nervures blanches. Mais quelquefois les vergetures persistent, disgracieuses et gênantes. À ce problème s'ajoute le fait que la peau distendue des seins et du ventre peut avoir du mal à se rétracter après l'accouchement. L'élimination des vergetures dépend de la qualité de la peau au départ. Il existe plusieurs solutions :

- **La dermo-abrasion** aux cristaux d'alumine, qui consiste à éliminer les couches supérieures de l'épiderme, peut énormément atténuer les vergetures, mais ses résultats sont très variables. Il faut également se méfier énormément de praticiens qui pourraient être mal formés à l'utilisation de ce type de soin.
- **La crème à la vitamine A acide** (utilisée dans le traitement de l'acné), sous le contrôle d'un dermatologue qui a accès à des formulations suffisamment fortes, semble prometteuse.
- **La liposuccion de l'abdomen** ne les fait pas disparaître. La plastie abdominale ne supprime que les vergetures qui se trouvent sur la peau enlevée.
- **La mésothérapie** ne peut faire complètement disparaître les vergetures, mais peut estomper leur couleur rosée ou rouge de trois à quatre mois à raison de deux séances par semaine. La mésothérapie tente surtout de rétablir une meilleure circulation capillaire locale et un meilleur échange nutritif dans les tissus sous-cutanés.
- **Les traitements au laser** (laser colorant, l'Erbuin Yag ou le laser CO_2) peuvent atténuer la rougeur de vergetures récentes ou lisser la peau de vergetures anciennes.
- Pour des vergetures qui font au moins 0,5 centimètre de large, la **chirurgie esthétique** propose une intervention qui consiste à retirer la peau amincie et à recoudre les deux bords de la peau saine. Il restera à leur place une mince cicatrice linéaire.
- **Le tatouage** pratiqué par un dermatologue colore durablement les vergetures.
- Enfin, **une crème autobronzante**, parfaitement inoffensive, va tout aussi bien les camoufler.

Quel que soit le traitement, il est important de ne jamais masser une peau dont les vergetures sont récentes (avec ou sans crème).

Les zones de pigmentation

Les hormones de la grossesse entraînent la pigmentation de certaines parties des seins et de la vulve, qui ne retrouveront pas toujours leur couleur initiale. Une **ligne brune** peut apparaître de l'ombilic au pubis : elle disparaît en général au bout de trois mois mais, entre-temps, il ne faut pas l'exposer au soleil. Le **masque de grossesse (chloasma)** peut apparaître sur le visage (des taches brunâtres, en particulier sur le front, les tempes et les joues). Ce « masque », qui concerne plus souvent les femmes brunes, est aggravé par l'exposition à la lumière solaire (pour cette raison, il est recommandé aux femmes qui y sont sujettes de porter une crème écran total pendant toute leur grossesse). Il peut être visible trois mois à un an après l'accouchement, et particulièrement si la femme utilise la pilule comme mode de contraception. N'hésitez pas à consulter un dermatologue si le masque persiste fortement après trois mois, évitez absolument le soleil tant qu'il est encore présent et appliquez systématiquement de l'écran total même si vous restez à l'ombre.

Les grains de beauté

Des poussées de grains de beauté sont aussi à surveiller. N'attendez pas l'accouchement ou le retour de couches pour consulter un dermatologue si vous constatez :

- la modification d'un grain de beauté déjà existant ;
- l'apparition de grains de beauté noirs ;
- l'apparition d'un grain de beauté de toutes les couleurs (bleu/gris/rose) ;
- l'apparition d'un grain de beauté ayant une forme déchiquetée.

Les taches rouges

Appelées « angiomes stellaires », des taches rouges vasculaires peuvent également apparaître au cours de la grossesse. Elles régresseront spontanément, ou pourront être électrocoagulées par un dermatologue.

Même si vous avez accouché en hiver, évitez de vous exposer au soleil l'été suivant afin que ces taches de pigmentation ne réapparaissent pas. Il faut surtout éviter de transpirer au soleil ou d'employer des produits de beauté parfumés, car leur acidité accentue la pigmentation.

La crème de **calendula** ou d'**échinacéa** aide à atténuer les taches, de même que l'huile de **bourrache**.

Les cheveux

La grossesse peut avoir toutes sortes d'effets sur les cheveux : ils changent de couleur, de texture (les cheveux bouclés deviennent raides ou vice versa), embellissent ou paraissent plus ternes. Tout cela est dû aux hormones.

En temps normal, une femme perd environ une centaine de cheveux par jour. Or, pendant neuf mois, les hormones de la grossesse qui entravent ce processus empêchent les cheveux de tomber. L'abondance d'œstrogènes les rend plus soyeux, plus brillants, moins secs et moins fourchus. Mais, comme il faudra bien que ces cheveux tombent un jour, ils le feront soit entre le 3ᵉ et le 6ᵉ mois après l'accouchement, soit après le sevrage ou lors du démarrage d'un allaitement mixte.

Dans certains cas, les femmes constatent une nouvelle pilosité sur leur visage pendant la période postnatale. Ceci est dû au bouleversement hormonal.

Conseils généraux

Il est recommandé de diminuer sa consommation de café et d'alcool, qui réduisent les stocks de vitamine B, essentielle pour avoir de beaux cheveux. De nombreux coiffeurs conseillent de les couper juste après l'accouchement, de les laisser sécher à l'air libre, et de bien les brosser matin et soir pour les aérer, éliminer les cellules mortes et faire circuler le sang sous le cuir chevelu.

Quelques remèdes

Phytothérapie

- Achetez un mélange égal de **bardane**, d'**ortie**, de **serpolet** et de **thym**. Jetez-en une poignée dans 1 litre d'eau bouillante et laissez bouillir quinze minutes. Appliquez cette lotion sur vos cheveux. Recouvrez-les d'un bonnet de douche et d'une serviette chaude, gardez une heure puis rincez. Cette lotion capillaire nourrissante donnera un coup de fouet aux cheveux, qui retrouveront éclat et tonus.
- Il est également conseillé de consommer des **graines de lin moulu**, à mélanger à des légumes ou dans des salades (environ une poignée par jour).

Oligothérapie

- Le **cuivre** est particulièrement indiqué pour les cheveux. On le trouve dans les huîtres, les céréales, les fruits secs, les amandes, les fèves, les légumes verts et les fruits frais (particulièrement, le cassis, les groseilles, les pommes et les poires). Le **zinc** et la **vitamine B6** sont également efficaces.

Les ongles

Si, pendant la période postnatale, vos ongles se cassent ou se fendillent, vous pouvez les masser avec de l'huile d'amande douce. Des petits traits blancs (albugo) sur les ongles sont le signe d'une carence en sels minéraux.

Les dents et les gencives

On disait autrefois qu'une femme perdait une dent à chaque grossesse. En fait, l'impact des hormones de la grossesse, et notamment de la progestérone, sur la microcirculation des muqueuses entraîne une inflammation des gencives. Ceci explique aussi les saignements de nez fréquents des femmes enceintes et la « gingivite gravidique » : les gencives douloureuses sont rouges et saignent, parfois abondamment. La plaque dentaire se forme encore plus rapidement qu'en temps normal. Dans certains cas extrêmes (5 % des gingivites), une excroissance appelée « granulome » se forme. Ces troubles dentaires, qui concernent un tiers des femmes enceintes, peuvent débuter vers le 2e mois de la grossesse et s'aggravent vers le 8e mois. Une inflammation des gencives présente avant la grossesse peut s'aggraver.

Après l'accouchement, les gencives retrouvent l'état dans lequel elles étaient au 2e mois de grossesse. Une ligne grisâtre peut apparaître sur la gencive à la base des dents inférieures. En l'absence de traitement, les gencives mettent du temps à redevenir normales. Les récidives sont fréquentes et le problème réapparaît lors de la grossesse suivante. De plus, la grossesse épuisant les réserves de calcium du corps, les dents sont particulièrement sujettes aux caries.

Toutefois, il n'est pas « normal » de saigner des gencives après l'accouchement. Si vos saignements persistent, consultez rapidement votre dentiste.

- **Pendant la grossesse**, ayez une hygiène bucco-dentaire très rigoureuse (brossage trois fois par jour, bains de bouche). Consultez votre dentiste pour un détartrage en début de grossesse, puis aux 4e, 8e et 10e mois de grossesse.

- **Après l'accouchement**, prenez rendez-vous chez votre dentiste dès que vous en sentez la force, pour faire un détartrage minutieux et approfondi afin d'éliminer tous les débris bactériens ainsi que le tartre.
- **Après le retour de couches**, ce sera le moment d'éliminer les poches parodontales (décollements de la gencive abritant des bactéries actives) qui sont apparues ou se sont aggravées pendant la grossesse. Si ces poches ne sont pas éliminées, la gingivite risque fort de récidiver malgré des détartrages complets. Si vous devez subir une petite anesthésie locale, cela ne fera courir aucun risque au bébé s'il est allaité. Par la suite, une visite de routine sera nécessaire deux fois par an.

En plus de l'hygiène dentaire et des visites chez le dentiste, une jeune mère qui a les gencives sensibles pourra entreprendre une **oligothérapie** à base de phosphore (à l'état naturel dans les légumes verts, les céréales, les fruits secs, le lait et les fromages) et de calcium.

À LIRE :

L'hôpital Sainte-Justine, *Au fil des jours après l'accouchement*, Hôpital Sainte-Justine, 2001.

ADRESSES UTILES :

De nombreux sites Internet sur la maternité proposent des informations sur de multiples sujets concernant la période postnatale, la possibilité d'acheter du matériel de puériculture, des services en ligne, ainsi que des forums et « Tchats » entre jeunes mamans :

www.affe.asso.fr – Le site de l'Association française des femme enceintes propose des informations et un numéro de téléphone vous permettant de poser vos questions à un professionnel de la santé du lundi au samedi, de 9 heures à 20 heures : 0892 69 10 09.

www.aufeminin.com – Sous la rubrique « Maman » puis « Questions médicales », vous trouverez la rubrique « Après-accouchement ». Le forum comporte également de nombreuses questions sur le post-accouchement. Le site propose aussi une rubrique « L'expert vous répond ».

www.babyfrance.fr – De nombreux bons articles de fond sur l'après-accouchement dont plusieurs tirés de ce livre.
www.famili.fr – Bons articles sur la période postnatale, d'excellents forums.

www.gynyweb.com – Site sérieux proposant de nombreuses informations médicales. Consulter le forum « Entre femmes » et la rubrique « Petits maux des mamans après l'accouchement ».

www.hsj.qc.ca – Le site canadien de l'hôpital Sainte-Justine qui publie d'excellents ouvrages sur la grossesse, l'accouchement et la période postnatale.

www.infobebe.com – Particulièrement axé sur la remise en forme et la vie du couple. Le forum « Rester femme » est bien structuré et facile à consulter.

www.lamaternite.com – Le site du Dr Bernadette de Gasquet. Accentue surtout la remise en forme (gym câline). Bon dossier sur la constipation. Forum, un « Coin des papas » et des adresses de centres de yoga.

www.magicmaman.com – De nombreuses informations pratiques sur la période postnatale par l'intermédiaire de réponses aux questions médicales que des jeunes mamans peuvent poser à une sage-femme.

www.maman.fr – Essentiellement un site sur les bébés mais un bon forum.

www.monbébé.com – Rubrique consacrée à l'après-accouchement (essentiellement tirée de ce livre). Propose aussi une rubrique « Les papas » et des forums.

Et pour les mamans de jumeaux : *www.mamanjumeaux.fr*

Chapitre 11

L'alimentation après l'accouchement

Pendant leur grossesse, la plupart des femmes font particulièrement attention à leur hygiène de vie. Elles se rendent une fois par mois chez le médecin, surveillent leur poids et leur alimentation, évitent les polluants et les produits toxiques, se reposent et sortent plus fréquemment prendre l'air.

Pourquoi ne pas garder ces bonnes habitudes par la suite ? Une jeune mère est fragile, nous le répétons à travers cet ouvrage, et une bonne alimentation est aussi essentielle pour sa remise en forme que le repos.

Les effets de la maternité

La grossesse et l'accouchement diminuent les réserves nutritives d'une femme. Durant neuf mois, le corps d'une future mère fournit tous les composants nécessaires à la fabrication et à la croissance d'un autre être humain. Ensuite, lors de son accouchement, une femme perd environ 400 millilitres de sang, et encore pratiquement 100 millilitres dans les semaines qui suivent. L'accouchement en lui-même entame ses réserves de vitamines, de sels minéraux et d'oligo-éléments. En outre, les processus d'involution utérine et de remise en forme de son corps nécessitent un apport nutritif considérable. Bref, la période postnatale est un moment crucial pour compenser les déséquilibres et réapprovisionner les « stocks ».

BESOINS ALIMENTAIRES DES TROIS PREMIERS MOIS APRÈS L'ACCOUCHEMENT		
	La jeune mère qui n'allaite pas	La jeune mère qui allaite
Calories	2 000	2 500
Protéines	70 g	80 g
Glucides	275 g	275 à 350 g
Acide alphalinoléique	3,5 à 4,5 g	3,5 à 4,5 g
Fer 1	18 à 25 mg*	13 mg
Calcium	1 200 à 1 500 mg	1 200 à 1 500 mg
Phosphore	1 000 mg	1 000 mg
Magnésium	480 g	480 mg
Zinc	15 mg	19 mg
Cuivre	3 mg	3 mg
Iode	175 µg	200 µg
Sélénium	65 µg	75 µg
Vitamine A	1 000 µg	1 300 µg
Vitamine D	20 µg	15 µg
Vitamine K	45 µg	55 µg
Vitamines B1 et B2	1,8 µg	1,8 µg
Vitamine B6	2,5 mg	2,5 µmg
Vitamine B9	800 µg	800 µg
Vitamine B12	4 µg	4 µg
Vitamine PP	20 mg	20 mg
Vitamine C	90 mg	90 mg

*Les besoins sont supérieurs pour une femme qui n'allaite pas car elle aura son retour de couches dans les six à huit semaines qui suivent l'accouchement.

Comment s'y prendre ?

- **Continuer à prendre les suppléments** en vitamines et minéraux qui vous ont été prescrits pour la grossesse pendant au moins trois mois (et plus longtemps si vous allaitez toujours). Beaucoup trop de femmes arrêtent de prendre des suppléments après leur accouchement. Beaucoup trop de médecins et de sages-femmes oublient de leur rappeler combien ces vitamines et minéraux sont importants pour restaurer leur corps.

- **Manger aussi frais et aussi « vivant » que possible :** les naturopathes préconisent des aliments frais, non traités. C'est le moment de dépenser un peu plus pour manger « bio ». La méthode et le temps de cuisson, ainsi que les modes de préparation sont aussi importants pour conserver les vitamines des aliments. Deux minutes de cuisson éliminent 80 % de la vitamine B9 dans les légumes.
- **Si nécessaire, prendre des suppléments en oligoéléments**. Moins connus que les vitamines, ces derniers sont des métaux et des métalloïdes qui existent en doses infinitésimales dans notre organisme et qui sont indispensables au bon fonctionnement de la plupart des réactions biochimiques de notre corps.

Les besoins de la période postnatale

Le fer

Le taux normal de fer (hémoglobine) d'une femme en bonne santé est de 12 à 14 grammes pour 100 millilitres de sang. Le fer que contiennent les globules rouges est nécessaire au transport de l'oxygène dans l'organisme. Si le taux de fer descend au-dessous de 10 grammes pour 100 millilitres de sang, une femme sera fatiguée, épuisée, plus émotive. Il est donc facile d'imaginer l'effet anémique que représentent les pertes de sang de l'accouchement, la césarienne et les lochies. Le risque d'anémie est également augmenté par le ralentissement de la circulation sanguine après l'accouchement (voir p. 92). Si la quantité de fer présente est insuffisante, le corps utilisera d'abord ses propres stocks, puis produira des globules rouges plus petits avec une quantité d'hémoglobine inférieure.

Or les stocks de fer d'une jeune mère sont souvent très pauvres. 30 % des femmes abordent déjà leur grossesse avec une déficience en fer et 70 % des femmes la terminent avec des réserves à peu près nulles. C'est pourquoi de nombreux médecins prescrivent systématiquement un supplément de fer. La jeune mère a donc besoin d'un apport de 25 milligrammes de fer par jour. Ses réserves mettront en moyenne trois mois à se reconstituer.

Une femme anémique est fatiguée, faible, lasse et déprimée. Elle peut avoir des palpitations, des fourmillements des extrémités, et ressentir une impression de froid. L'anémie peut également provoquer des manifestations digestives (ballonnements, gaz, diarrhée ou constipation) et des nausées. Il faut donc combattre l'anémie sur deux fronts :

- En ayant une **alimentation riche en fer**, provenant de sources animales et végétales : viande, poisson, épinards, lentilles, avocat, avoine, germe de blé, levure de bière, pois secs, certaines algues comme le **calton** et la **spiruline** (qui s'achètent dans les magasins diététiques), fruits secs et noix. Le fer **hématique**, d'origine animale, est mieux absorbé et donc plus « disponible » pour l'organisme que le fer **non hématique**, d'origine végétale. En effet, l'être humain ne retient et ne fixe que 5 % du fer non hématique, par rapport aux 15 % d'absorption du fer hématique. Le fer non hématique ayant besoin de vitamine C pour être absorbé, il est conseillé de consommer régulièrement des agrumes (oranges, citrons, pamplemousses) et autres fruits et légumes riches en vitamine C.
- En renforçant les **oligo-éléments « de soutien »** nécessaires au corps pour la synthèse du fer : cuivre, zinc (les femmes enceintes en manquent souvent), molybdène, manganèse (actif dans les processus hormonaux et neurologiques), cobalt et sélénium. Vous trouverez tous ces suppléments réunis sous forme de comprimés vendus en pharmacie ou dans les magasins de diététique.

Les tanins du thé captent le fer et l'éliminent dans les urines. Une jeune mère ne devrait donc pas en boire plus de deux tasses par jour. **Le son** aussi (pain complet) empêche l'absorption du fer. Évitez donc de les associer au même repas.

Les protéines

En temps normal, une femme devrait consommer 1 gramme de protéines par kilo de poids (environ 60 grammes par jour). Mais, en période postnatale, pour réparer les tissus endommagés par l'accouchement, la jeune mère aura besoin de 10 grammes supplémentaires par jour de protéines (20 grammes si elle allaite).

Une réflexion est en cours actuellement sur la quantité de protéines animales qui devraient être consommées. Dans la viande, les protéines ont l'avantage d'être présentes à raison de 20 %, « complètes », et toutes prêtes, ce qui permet aux femmes de consommer moins de viande pour atteindre leur ration quotidienne de protéines. Le poisson, lui, en contient de 15 % à 20 %. Mais certaines sources végétales telles que la farine de soja (37 %), les lentilles (24 %) ou les haricots (18 %) contiennent pratiquement autant de protéines que la viande et le poisson, en plus de glucides complexes et de fibres. Toutefois, ces aliments ne contiennent pas tous les acides aminés nécessaires au corps comme c'est le cas pour les protéines animales, plus « complètes ». Il faut donc manger des protéines végétales en plus grandes quantités et de manière plus diversifiée afin d'obtenir le même bienfait.

Le calcium

Afin de construire son squelette, le fœtus puise dans les réserves de calcium de sa mère (environ 150 milligrammes par jour). C'est donc elle qui accumule les déficits. Le calcium est le minéral le plus abondant de notre organisme, l'élément primordial de la membrane cellulaire, qui permet la libération de nombreuses hormones, la coagulation du sang et la contraction des fibres musculaires. Si, en temps normal, une femme a besoin de 900 milligrammes de calcium par jour et une femme enceinte de 1 300 milligrammes, une jeune mère devrait en consommer 1 600 milligrammes par jour. Un bon équilibre calcique permet d'éviter l'hypersensibilité neuromusculaire (tressautements de paupières, impatiences dans les jambes). Pourtant, la plupart des femmes enceintes consomment seulement les trois quarts des apports en calcium nécessaires.

Les laitages fournissent les deux tiers de nos besoins quotidiens en calcium. N'oubliez pas que le lait écrémé ou les laitages à 0 % de matière grasse contiennent autant de calcium que des produits fabriqués avec du lait entier, ainsi que des vitamines du groupe B.

La teneur en calcium d'un bol de lait équivaut à celle de 2 yaourts, de 30 grammes de comté, d'emmenthal ou de beaufort ou de 10 petits-suisses, mais il est néfaste de trop augmenter son apport en mauvaises graisses saturées. Plutôt que de consommer uniquement des produits laitiers pour trouver les 1 600 milligrammes qui lui sont nécessaires, une jeune maman qui allaite pourra chercher parmi les nombreuses autres sources de calcium : les eaux minérales riches en calcium (Contrex®, Hépar®), dont 1 litre équivaut à deux verres de lait, les légumes, les amandes, la purée de sésame (délicieuse tartinée sur du pain), le tofu (soja), les feuilles de cresson, les graines germées (100 grammes de haricots germés sur du coton humide apportent 71 milligrammes de calcium) et les brocolis. Par contre, le café et l'alcool inhibent l'absorption du calcium.

En cas de grave manque de calcium (crampes musculaires, dépression), il est possible de prendre des suppléments sous forme de comprimés. La vitamine D (fabriquée par la peau à partir du soleil) fixe les stocks de calcium dans les cellules osseuses et dentaires. Mais attention, elle est inhibée par la caféine, la théine, l'alcool, un excès de fibres et les aliments riches en oxalates (cacao, figues, épinards, oseille, rhubarbe, asperges).

Le magnésium

Si le calcium permet la contraction des muscles, le magnésium, lui, permet la détente. C'est le sel minéral qui affecte avant tout le système nerveux et l'humeur. Un adulte en bonne santé devrait consommer 350 à 380 milligrammes par jour de magnésium. Le stress peut entraîner un déficit en magnésium. Inversement, un déficit en magnésium est un facteur favorisant la susceptibilité au stress. Les personnes qui souffrent de déficience en magnésium présentent les symptômes suivants : fatigue, nervosité, anxiété, gorge serrée (difficultés à respirer), vertiges, maux de tête, démangeaisons, sommeil agité, fourmillements, problèmes de libido, dépression. Ici encore, les études montrent que les futures mamans consomment seulement la moité des apports nécessaires en magnésium.

Les sources alimentaires de magnésium sont malheureusement peu nombreuses et souvent riches en calories : haricots secs et pois cassés, crevettes, son, céréales entières, fruits secs et oléagineux, cacao et chocolat (ainsi que escargots, bigorneaux et palourdes). Mais les eaux minérales riches en magnésium (oligo-élément particulièrement bien absorbé et utilisé lorsqu'il provient d'une source hydrique), Contrex® et Hépar® par exemple, peuvent à elles seules normaliser la ration magnésique. Attention toutefois, la prise de magnésium à fortes doses peut avoir un effet laxatif puissant. Elle devrait donc être répartie sur les trois repas. Par ailleurs, le calcium et le magnésium doivent cohabiter dans les cellules pour être efficaces. Enfin, le magnésium en supplément est mieux assimilé sous forme de gluconate que sous forme de citrate. Bien lire les étiquettes.

Les fibres

Elles sont nécessaires pour assurer le transit intestinal. La capacité de contraction des muscles intestinaux est réduite pendant la grossesse. Les produits laxatifs à base de paraffine, assez systématiquement distribués dans les maternités, captent certaines vitamines (notamment les vitamines A, D, E et K, qui sont solubles dans les graisses). Les fibres ont besoin d'eau pour faire efficacement leur travail. C'est une des raisons pour lesquelles il faut boire suffisamment : l'hydratation est nécessaire au transit.

Les acides gras polyinsaturés

Ils jouent un rôle fondamental dans la construction et le fonctionnement des cellules. Les acides gras essentiels oméga 6 sont présents dans la viande, les œufs et l'huile de tournesol ; les acides gras oméga 3 se trouvent dans les poissons gras du type maquereau ou hareng ou encore dans l'huile de colza. La plupart d'entre nous consommons six fois trop d'oméga 6 par rapport aux oméga 3. La solution ? Ajouter une à deux cuillerées à soupe d'huile de colza dans ses salades ou crudités (cette huile n'est pas bonne pour la cuisson) et prendre des suppléments alimentaires riches en oméga 3.

EN RÉSUMÉ

L'alimentation de la femme en période postnatale doit systématiquement comprendre :

- *De la viande et des laitages.*
- *Un poisson gras ou du foie, trois fois par semaine.*
- *Trois fruits et deux légumes frais par jour (dont un légume vert).*
- *Deux cuillerées à soupe d'huile par jour (de préférence olive, colza, tournesol, carthame, ou germes de blé) dans une salade ou avec des crudités.*
- *Du pain au levain.*
- *De l'eau minérale riche en calcium.*
- *Des noix, amandes ou noisettes.*

Vos habitudes alimentaires

Les graisses

Si vous ne devez modifier qu'une chose dans votre alimentation, choisissez les graisses.

- Pour l'utilisation à chaud, **proscrivez les graisses animales** et remplacez-les par des margarines végétales non hydrogénées (et si possible issues de l'agriculture biologique). Les toxines des animaux sont stockées dans leurs graisses. Selon les naturopathes, si notre foie doit lutter contre les toxines, il est moins disponible pour utiliser les acides aminés nécessaires à la reconstitution des cellules. Or, dans le cas d'une jeune mère, la rénovation cellulaire est extrêmement importante.
- Pour les assaisonnements froids, utilisez des huiles de première pression à froid. Un bon mélange pour une vinaigrette comprend un tiers d'huile d'olive, un tiers d'huile de tournesol et un tiers d'huile de carthame, de germes de blé ou de colza.

Les sucres

- Contrôlez la **qualité des sucres**. Supprimez les sucres raffinés et remplacez-les par du miel ou des fruits secs.
- Évitez, au moins pendant cette période, de vous nourrir de produits industrialisés (biscuits, pizzas, repas congelés). Sachez aussi que, malheureusement, les produits les moins chers utilisent souvent des ingrédients qui ne sont pas sélectionnés en priorité selon des critères de qualité.
- De même que de sucre, de nombreuses jeunes mamants ont des envies de sel. N'oubliez pas que le sel augmente la sensation de faim... Aussi, uniquement

6 % du sel que nous consommons provient de la salière. Le reste est incorporé dans les aliments congelés, en conserve ou en boîte. Raison de plus pour manger frais.

Faut-il prendre des compléments alimentaires ?

Il ne sert à rien de « se bourrer » de vitamines : il faut respecter les dosages de la nature, car une « complicité » existe entre le monde végétal et le monde humain. Les vitamines ne remplaceront pas une alimentation équilibrée.

Le corps humain assimile moins bien les vitamines de synthèse que les vitamines naturelles. Selon les naturopathes, il manque aux vitamines de synthèse une espèce d'« énergie vitale » qui fait qu'elles se fixent moins bien dans le corps.

Il existe deux compléments végétaux particulièrement adaptés aux besoins de la jeune mère :

- **La prêle des champs :** c'est une des rares plantes à ne pas avoir évolué au cours des âges. Elle possède des propriétés reminéralisantes remarquables. Elle est aussi largement utilisée pour ses vertus légèrement diurétiques, qui facilitent les fonctions rénales et digestives. Elle peut également être employée en cas de gros saignements lors du retour de couches.
- **L'onagre, le pépin de cassis et la bourrache**, en comprimés phytothérapeutiques : ils contiennent un acide gras extrêmement important au bon fonctionnement des prostaglandines (productrices d'hormones), l'acide gammalinolénique. Grâce à lui, la femme peut retrouver la souplesse de son épiderme, reconstruire son système immunitaire et, surtout, reprendre harmonieusement son cycle ovarien. Dans les campagnes, les jeunes mères ajoutaient autrefois des fleurs de bourrache dans leur alimentation. Nous savons maintenant pourquoi.

L'alcool et le tabac

La tendance actuelle dans le monde médical étant d'atteindre le risque 0, l'alcool et le tabac sont complètement proscrits si la mère allaite.

Le point sur les régimes

En rentrant de la maternité, il est tout à fait normal d'avoir encore 3 à 6 kilos (ou plus !) à perdre. Au cours de sa grossesse, une femme prend entre 13 et 16 kilos en moyenne. Environ 9 kilos correspondent au poids du bébé, à l'augmentation de la taille de l'utérus, et aux plus grandes quantités d'eau, de sang et des autres fluides produits par le corps d'une femme enceinte. Quelque 4 kilos sont constitués de graisses. En effet, pendant la grossesse apparaissent en quantités plus importantes certains enzymes qui favorisent le stockage des graisses. Le gros ventre et les cuisses d'une jeune mère sont ses « réserves naturelles » et ont permis la survie de l'espèce. Au cours de la grossesse, la surface d'absorption de l'appareil digestif passe de 30 à 50 %. Les nutriments sont ainsi mieux digérés en quantités plus abondantes. Le tube digestif met plusieurs mois pour reprendre son volume normal.

Au cours de l'accouchement, environ 5 kilos disparaissent spontanément (bébé, placenta et liquide amniotique). Dans les semaines qui suivent, une jeune mère perdra encore 5 kilos au fur et à mesure que son volume sanguin redeviendra normal (environ trois semaines après l'accouchement), que l'utérus rétrécit et que le corps élimine les excès de fluides accumulés pendant la grossesse. Mais il faut savoir que durant la période postnatale, le métabolisme du corps ralentit afin de lui permettre de dépenser son énergie à se remettre de l'accouchement. Il brûle beaucoup moins efficacement les graisses. Ainsi, entreprendre un régime précoce, moins de trois mois après la naissance, est donc inutile et même néfaste.

Il est toutefois possible de profiter d'un certain nombre de mécanismes corporels qui permettent tout naturellement de perdre du poids tout en respectant la règle essentielle qui consiste à manger bien et en quantités raisonnables.

Après une grossesse, la vitesse de perte de poids varie selon les morphologies. Les femmes très minces, en particulier les primipares, qui ont pris entre 11 et 13 kilos, perdront généralement tous leurs kilos superflus au cours des trois premiers mois. 30 % des femmes retrouvent leur poids d'avant-grossesse dans les quatre-vingt-dix jours qui suivent l'accouchement. (Mais celles qui perdent trop rapidement leur excès de poids ont tendance à reprendre des kilos au bout d'un an.)

Les femmes ayant déjà un léger problème de poids avant la grossesse, les femmes plus âgées ou déjà mères de trois ou quatre enfants, et qui ont pris entre 16 et 34 kilos pendant la grossesse ont tendance à perdre une partie de leurs kilos supplémentaires entre le troisième et le sixième mois après l'accouchement. Si elles ne récupèrent pas ensuite leur poids initial, ce poids sera difficile à prendre dans les années à venir.

Entre 10 et 15 % des femmes ont, avant leur grossesse, un poids de 20 % ou plus supérieur à leur poids idéal. Cette surcharge peut s'accompagner de problèmes de cycle, de fécondité, d'hypertension ou de diabète. Ces femmes ont tendance à perdre leurs kilos supplémentaires dans les six à neuf mois qui suivent l'accouchement. Pour cette raison, ce sont elles qui profitent le plus des effets bénéfiques de l'allaitement sur la silhouette.

Lorsqu'une femme est enceinte, les hormones de la grossesse stimulent son cerveau afin qu'elle se nourrisse plus. Avec l'expulsion du placenta, le corps subit une impressionnante chute hormonale. L'œstrogène et la progestérone, hormones régulatrices du cycle menstruel, mettent plusieurs mois à retrouver leur équilibre habituel, entraînant une légère perte d'appétit. L'insuline (l'hormone qui incite le corps à créer des cellules graisseuses) chute également. Une autre enzyme responsable du métabolisme graisseux, la lipase, reste un certain temps « au repos » après l'accouchement. Les taux d'endorphine, l'hormone qui développe l'appétit lorsque nous sommes excités ou stressés, chutent également. Enfin, le métabolisme d'une jeune mère augmente d'environ 13 % pendant la période du post-partum. Ainsi, toutes les conditions favorables à une perte de poids sont réunies pendant quelques mois (environ six mois si la femme n'allaite pas, plus si elle allaite) jusqu'à ce que l'équilibre hormonal soit rétabli. C'est le moment d'aider le corps à saisir cette chance.

Il faut cependant veiller à éviter certains pièges. Le premier serait d'entreprendre un régime hypocalorique ou hyperprotéiné. Le corps d'une nouvelle mère entame un processus de reconstruction qui exige un apport supplémentaire en vitamines (notamment en vitamines B6 et B9) et en minéraux (notamment en calcium, magnésium et zinc) pour compenser les pertes inévitables dues à la grossesse. Ce n'est pas le moment de l'en priver.

De plus, un régime va ralentir le métabolisme du corps et limiter les apports énergétiques au moment où une jeune mère en a le plus besoin pour lutter contre la fatigue.

Il est aussi capital d'insister sur le fait que la jeune mère doit maintenir un taux de sérotonine élevé. C'est l'une des hormones maîtresses du cerveau qui détermine la sensation de bien-être et de satiété. Tout comme les hormones, son taux chute au moment de l'accouchement entraînant fatigue, irritabilité, insomnie, dépression. Afin de fabriquer la sérotonine, le cerveau a besoin des acides aminés qui se trouvent dans les sucres alimentaires (farineux et féculents). Ainsi, un régime qui privilégie trop les protéines va bloquer l'apport de ces acides aminés au cerveau et nuire à la production de sérotonine. De plus, la digestion de protéines en trop grosses quantités demande un énorme effort au foie et à la thyroïde, déjà affaiblis par la grossesse. Un apport trop élevé de protéines diminue aussi l'absorption du calcium par le corps.

Pendant la période postnatale, le corps tend vers un nouvel équilibre. Une bonne distribution des aliments sur une base de 2 000 calories par jour serait : 50 à 60 % de sucres lents (farines complètes, pâtes, riz, féculents), 25 à 30 % de matières grasses (qui sont d'importantes composantes de la paroi cellulaire) et 20 % de protéines.

Pour une femme qui allaite, les mesures sont un peu différentes. Le corps consomme environ 750 calories par jour en produisant du lait. En consommant 500 calories de plus (pour atteindre un total d'environ 2 500 calories), une mère qui allaite fournit suffisamment d'apport énergétique pour elle-même et pour son bébé, tout en perdant du poids. Mais comme elle va aussi contribuer de 6 à 11 grammes de protéines par jour au lait maternel, elle devra veiller à ce que les 500 calories supplémentaires comprennent entre 12 et 15 grammes de protéines (l'équivalent de deux verres de lait ou de deux œufs).

Malheureusement, allaiter ne vous garantit pas de maigrir, surtout les quatre à six premiers mois qui suivent l'accouchement. En effet, la prolactine, l'hormone de production du lait, stimule l'appétit et a tendance à favoriser la rétention d'eau. Toutefois, au bout de quatre à six mois, la prolactine retrouve un taux normal. Si une femme allaite encore (surtout celle qui avait une surcharge pondérale avant la grossesse), elle peut alors compter sur son métabolisme plus actif pour perdre du poids. Un régime pauvre en graisses (pas plus de 30 % – mais pas moins car le corps a un besoin quotidien de gras pour produire du lait) encourage le corps à puiser dans ses réserves de graisse plutôt que de compter sur les graisses alimentaires. L'allaitement est en effet le seul moment dans la vie d'une femme où la graisse des hanches sera utilisée ! Mais il faut allaiter au moins trois mois pour que ce processus soit déclenché.

En conclusion, si vous mangez en quantités raisonnables (en évitant les visites au frigo, même si vous êtes cloîtrée à la maison avec votre bébé) tout en étant suffisamment active, vous perdrez petit à petit vos kilos supplémentaires tout en luttant contre la fatigue et en conservant un moral d'acier.

À LIRE :

Jean-Pierre Ruasse, *L'Alimentation de la femme enceinte et allaitante*, IPREDIS, 2002.
Fiona Wikcock, *L'Alimentation de la femme enceinte*, Éditions First, 2003.

Chapitre 12

La reprise du cycle

Le retour de couches

Pour les femmes qui n'allaitent pas, la reprise du cycle menstruel est généralement le signe d'un début de retour à la normale. Les premières règles ont généralement lieu six à huit semaines après l'accouchement. Mais si la montée de lait a été bloquée par de la bromocriptine (Parlodel®), dont l'effet est d'accélérer la reprise ovarienne, le retour de couches pourra survenir plus tôt. Les saignements du retour de couches seront plus abondants et plus longs que des règles normales (environ huit jours).

Quelques remèdes

Homéopathie

- **China** 5 CH si vous perdez beaucoup de sang lors du retour de couches.

Phytothérapie

- Une infusion de **sauge** après chaque repas : 20 grammes pour 1 litre d'eau bouillante, afin de favoriser le cycle menstruel.
- L'huile de **bourrache**, remarquable régulateur hormonal, qui pourra être prise oralement en capsules ou en gouttes d'huile essentielle sur un morceau de sucre ; c'est aussi un excellent stimulant de l'activité ovarienne.

La fertilité

Le nombre de familles dans lesquelles des enfants n'ont que onze à treize mois de différence montre que c'est un des sujets les moins bien compris dans le domaine de la maternité.

Quelques principes de base

- **90 % des femmes n'ovulent pas avant leur retour de couches :** ce sont des règles anovulatoires, comme celles qu'a une femme qui prend une pilule contraceptive.
- **Toutefois, une ovulation est possible vingt-cinq jours après l'accouchement** (plus tôt encore pour une femme sous Parlodel®) : il serait donc très imprudent d'attendre le retour de couches pour envisager une contraception.
- **Les spermatozoïdes pouvant survivre dans le vagin pendant cinq jours**, une contraception serait nécessaire à partir du 16e jour après l'accouchement (en théorie même plus tôt pour une femme sous Parlodel®). Il est cependant très rare que les relations sexuelles reprennent aussi vite, avant que les saignements soient terminés et que l'appareil génital soit en état.
- **L'allaitement n'est pas un moyen d'espacer les naissances :** c'est la succion du bébé qui envoie un message au cerveau afin de supprimer la production de l'hormone nécessaire à l'ovulation. L'efficacité de cette action contraceptive est donc déterminée par la force et la fréquence de la succion. Pour que l'allaitement soit un moyen contraceptif vraiment efficace, il faudrait que le bébé tète au moins six fois par jour et pour une durée totale de soixante-cinq minutes ! Cela signifie ne pas tirer son lait, ne pas donner de complément. Le bébé ne doit sucer ni son pouce, ni un « doudou », ni une sucette, car l'effet de succion sur le sein ne serait plus suffisamment puissant. De même, un bébé qui pleure beaucoup risque

d'être trop faible pour produire l'effet de succion nécessaire au déclenchement du blocage de l'ovulation. Environ 3 à 10 % des femmes qui dépendent uniquement de l'allaitement comme moyen contraceptif se retrouvent enceintes avant leur retour de couches.

La contraception

Jusqu'au retour de couches, il n'existe que deux méthodes contraceptives fiables : la micropilule progestative et la contraception locale (préservatifs, spermicides, etc.). Les autres sont contre-indiquées ou même impossibles à utiliser.

La micropilule progestative

Elle ne contient que du progestatif à très faible dose. Comme la pilule œstroprogestative, elle agit sur la glaire cervicale, qu'elle assèche, et sur la muqueuse utérine, qu'elle amincit, mais n'agit pas sur l'ovulation (son taux d'échec se situe entre 1 et 3 %). Il y a donc un risque de tomber enceinte et de faire une grossesse extra-utérine. Elle a en revanche le grand avantage de ne pas contre-indiquer l'allaitement. Elle peut donc être prescrite dès le 15e jour qui suit l'accouchement (certains médecins la proposent aux femmes qui n'allaitent pas dès le 5e jour). Elle doit être prise tous les jours à la même heure (un écart de trois heures peut nuire à son efficacité et déclencher des saignements). De nombreuses femmes se plaignent aussi de métrorragies (saignements) entre les règles, dus à l'atrophie de la muqueuse utérine. Pour ces raisons, peu de femmes choisissent de continuer cette méthode contraceptive après leur retour de couches.

Les méthodes de contraception locale

- **Les préservatifs** sont « la » méthode de choix, sauf si les parois du vagin sont encore très sensibles et éraillées.

(Dans ce cas, il vaut mieux attendre quelque temps avant de reprendre des rapports.) Il faut veiller à ce que votre conjoint retire son sexe du vagin avant qu'il ne devienne complètement flaccide, en maintenant bien le bas du préservatif. Attention, certains lubrifiants ne peuvent être utilisés avec un préservatif car ils attaquent le latex.

- **Les spermicides** sont efficaces à 98 % s'ils sont utilisés correctement. On pourra y avoir recours à partir du 20e jour après l'accouchement, après l'arrêt des saignements et la cicatrisation du périnée. Ils agissent en tapissant toute la muqueuse vaginale d'un film protecteur formant une barrière au niveau utérin, et détruisant les spermatozoïdes. Ils peuvent être achetés en pharmacie sous la forme d'ovule, de tampon/éponge ou de crème avec applicateur-doseur. Il faut surtout bien lire la notice qui les accompagne : l'ovule doit être introduit au moins cinq minutes avant le rapport, il agit de deux à vingt-quatre heures selon les marques, mais n'est valable que pour un rapport. Les crèmes ont un effet contraceptif qui dure dix heures et ne sont également efficaces que pour un seul rapport. Les tampons sont introduits pour vingt-quatre heures et protègent, eux, plusieurs rapports. Il ne faut pas oublier que les bains de mer ou de piscine sont interdits au cours des quatre heures qui suivent le dernier rapport, ce qui n'est pas très pratique en été...
  Les spermicides ont l'avantage d'avoir un effet antiseptique et lubrifiant. Toutefois, ils ne peuvent être utilisés en cas d'inflammation ou d'infection vaginale. Plus de 10 % des femmes les supportent mal, du fait des sensations de brûlure ou de picotement.

Les moyens contraceptifs contre-indiqués

- **Le stérilet** ne peut être posé avant le retour de couches (et, selon certains médecins, pas avant six semaines après l'accouchement). L'utérus n'est pas encore complètement cicatrisé, et n'a donc pas retrouvé sa forme et sa consistance normales. L'introduction d'un corps étranger dans un utérus encore mou et dilaté pourrait déclencher une infection sérieuse, perforer l'utérus encore fragile, ou tout simplement être rejeté – sans compter les douleurs qui en résulteraient.

- **Le diaphragme :** l'ancien diaphragme d'avant la grossesse sera maintenant probablement trop petit. De plus, jusqu'au retour de couches, le vagin est élargi et les muscles du périnée ont perdu leur tonicité. L'utilisation d'un diaphragme est donc imprudente.
- **Toutes les méthodes d'auto-observation du cycle** (températures, glaires, etc.) sont impossibles à employer car la première ovulation, sur laquelle tous ces calculs sont fondés, est imprévisible.
- **La pilule œstroprogestative (la pilule classique)** n'est en principe plus prescrite aujourd'hui en période de suites de couches car elle peut provoquer la formation de caillots de sang dans les veines, entraînant une phlébite ou une thrombose.

La visite postnatale

Traditionnellement, cette reprise de contact avec le monde médical doit clore de façon symbolique la période postnatale. Dans de nombreuses cultures, les quarante jours qui suivent l'accouchement correspondent à une période de repos et de soins particuliers durant laquelle la jeune accouchée est considérée comme étant impure.

Certains petits problèmes peuvent toutefois perdurer bien après ces six semaines après l'accouchement. Par exemple, 40 % des cas de dépression postnatale surviennent plus de quarante jours après la naissance. Il ne faut donc surtout pas hésiter à contacter son médecin pour des problèmes liés à la grossesse et à l'accouchement, même après la visite postnatale.

Conseils

Comme lors des premières visites de la grossesse, vous aurez probablement de nombreuses questions à poser. Notez-les par avance et prenez le temps de les poser. Si vous n'êtes pas satisfaite de ses réponses, demandez à être dirigée vers un spécialiste. N'acceptez pas de simples calmants lorsque vous êtes persuadée d'avoir un problème physique... Mais attention, un obstétricien n'est pas un psychothérapeute. Si vous ressentez le besoin de parler de problèmes d'ordre psychologique, demandez-lui les noms de spécialistes. Tout bon médecin a un réseau de correspondants.

Nous avons souvent tendance à critiquer nos médecins pour leur manque de disponibilité. Si, par chance, vous trouvez que votre médecin ou que son équipe prend le temps de vous écouter et vous traite avec respect, faites-lui savoir que vous l'appréciez.

Le déroulement de la visite

♦ **Le médecin procédera à un examen clinique :**

- Prise de la tension artérielle.
- Prise du poids.
- Examen de la paroi abdominale (cicatrice de la césarienne).
- Examen des seins.
- Examen du périnée.
- Vérification que l'utérus, le col, les ovaires et les trompes sont en place.
- Frottis vaginal si une lésion était présente après l'accouchement. Sinon, il sera fait environ deux mois plus tard, lors de la prochaine visite chez le gynécologue.
- Examen des jambes pour détecter d'éventuelles varices.

- Il prescrira une analyse de sang si vous êtes très fatiguée, et une analyse d'urine si elle n'a pas été faite auparavant.
- N'hésitez pas à préparer une liste de questions et à lui confier vos préoccupations de tout ordre et lui demander conseil.

Chapitre 13

Préparer le retour au travail

En France, 75 % des femmes actives conservent un métier après le premier enfant, 65 % après le deuxième et 35 % après le troisième.

Certaines femmes sont malheureuses sans vie professionnelle, et d'autres désirent uniquement s'occuper de leur bébé. Certaines ont besoin financièrement d'un travail rémunéré ou de la stimulation que représente une activité professionnelle, d'autres se sentent suffisamment valorisées en s'occupant de leur maison et de leurs enfants. Il a été prouvé que les enfants ne souffriront pas d'avoir une mère qui travaille si sa vie professionnelle lui apporte de la satisfaction. En effet, pour avoir de l'assurance, les enfants ont besoin que leurs parents aient eux-mêmes confiance en eux. Par ailleurs, les femmes qui travaillent sont moins sujettes à la dépression.

Contrairement aux idées reçues fondées sur les classes favorisées, les mères travaillent depuis la nuit des temps. La nouveauté au XXe siècle est l'idée qu'elles ne devraient pas travailler, qu'une « bonne mère » reste chez elle au lieu d'« abandonner » ses enfants aux soins d'une autre. Aujourd'hui, travail et maternité sont perçus comme deux choix contradictoires. Il est considéré comme difficile, sinon impossible, de bien faire les deux. De nombreuses femmes se sentent ainsi déchirées, démoralisées et profondément coupables de retourner au travail lorsque leurs enfants sont petits. Pourtant, ce n'est pas le fait que leur mère travaille qui peut faire du mal aux enfants, c'est son sentiment de culpabilité qui les déstabilise.

De tout temps, paysannes, ouvrières ou domestiques qui devaient travailler pour empêcher leur famille de mourir de faim n'avaient pas le luxe de s'interroger sur l'effet psychologique de leur activité. Même les femmes de la bourgeoisie qui ne « travaillaient pas » étaient très occupées par des tâches domestiques bien plus contraignantes que de nos jours. Jusqu'à l'avènement de la scolarité obligatoire, les enfants aussi étaient mis au travail dès que possible afin d'augmenter le budget familial. Tel est encore le cas dans les pays en voie de développement. Ce n'est que ces cinquante dernières années, maintenant que nous sommes pratiquement assurés de la survie de nos enfants, que nous pouvons débattre de la notion théorique de l'impact du retour au travail. Nos enfants sont en meilleure santé et plus stimulés que jamais, parce que leurs mères, qu'elles travaillent ou pas, n'ont jamais autant fait pour eux.

La psychanalyste Sylviane Giampino résume bien l'importance de ne pas se sentir coupable si on travaille : « Votre enfant n'est pas né avec des conventions dans la tête, et l'idée que c'est normal ou anormal que sa mère travaille. Il prend la vie telle que vous la lui offrez, avec cependant une incroyable capacité à sentir l'état psychique de ses parents, et notamment leurs contradictions, leur culpabilité. Pour votre enfant, au départ, le travail de la mère – comme celui du père – fait partie de sa réalité au même titre que la richesse ou la pauvreté de ses parents, qu'ils vivent en ville ou à la campagne, et qu'il soit le premier ou le dernier de la famille. »

Les enfants ne souffrent pas d'être gardés par des tiers, et peuvent même en tirer profit du moment qu'ils se sentent en sécurité et reçoivent suffisamment d'affection et de stimulation. Les enfants ont le droit de recevoir de l'amour d'autant de sources que possible. D'ailleurs, les psychologues savent que les enfants s'épanouissent au contact d'autres enfants et apprennent énormément en jouant. Une mère doit respecter la relation affective de son enfant avec l'assistante maternelle ou l'auxiliaire de puériculture, sans en être jalouse.

Néanmoins, les enfants ont toujours été vulnérables aux négligences de ceux qui en avaient la garde. Les bébés d'autrefois envoyés en nourrice couraient de grands risques car les femmes qui prenaient des nourrissons étaient pauvres et vivaient dans des conditions d'hygiène déplorables. Pour cette raison, il est essentiel de passer le temps nécessaire à trouver un mode de garde pleinement satisfaisant.

VOS DROITS

- Vous devez retrouver l'emploi que vous occupiez avant de partir. Votre employeur peut vous proposer un autre poste, mais à responsabilités et salaire équivalents. S'il veut vous licencier, il ne peut le faire qu'au bout de quatre semaines.
- Si vous allaitez, vous avez le droit à une réduction de travail d'une heure par jour pour tirer votre lait. Cette heure est répartie en deux périodes de trente minutes, fixées d'un commun accord avec votre employeur.
- Les congés pour enfant malade ne sont pas rémunérés, mais ils vous permettent de vous occuper de votre enfant sans préjudice pour vos congés. Vous avez droit à cinq jours par an si votre enfant a moins de 1 an ou si vous avez trois enfants de moins de 16 ans. Dans le reste des cas, les congés pour enfant malade sont limités à trois jours par an.
- Ces mesures peuvent être modifiées à votre avantage par la convention collective de votre secteur d'activité.
- Pour plus d'informations, le Réseau national des Centres d'information sur les droits des femmes (CNIDFF) publie de nombreuses brochures. Vous pouvez le contacter au siège : 7, rue du Jura, 75013 Paris, tél. : 01 43 31 12 34, ou sur son site www.infofemmes.com

Souvent, une mère qui travaille s'attriste à l'idée de rater un moment clé de la vie de son enfant – son premier pas, par exemple. Mais, ce qui importe pour l'enfant, c'est la première fois qu'il le lui montre et qu'elle y réagit. Pour un tout-petit, la mère est une force si importante qu'elle continue à être présente de manière presque palpable, comme si elle lui donnait la main, même lors de ses absences.

À quel moment reprendre ?

- Si possible, essayez d'**attendre de vous sentir prête** à reprendre votre travail.
- Les opinions varient sur le meilleur moment pour reprendre le travail. Certains disent qu'il se situe **entre six semaines et six mois** car, après cette date, le bébé pleure lorsque sa mère part. D'autres préconisent sept à neuf mois, lorsque le bébé est capable d'avoir des relations avec des personnes étrangères. Et d'autres encore recommandent d'attendre dix-huit mois pour que l'enfant ait surmonté ses plus fortes angoisses de séparation.
- **En résumé :** choisissez votre date en fonction des exigences de votre emploi, du mode de garde sélectionné et de votre instinct de mère.

Préparez votre reprise

- Le temps que vous passerez à trouver une forme de garde satisfaisante est aussi un investissement pour votre carrière. La continuité et la permanence sont les deux critères les plus importants pour votre enfant. Commencez vos recherches assez tôt, de façon à ne pas vous sentir bousculée et obligée d'accepter une solution non satisfaisante.
- Reprenez contact avec votre bureau suffisamment de temps à l'avance pour vous mettre au courant des dos-

siers importants. Ne proposez pas de travailler à la maison, mais montrez que vous êtes intéressée par ce qui se passe sur votre lieu de travail.

- Assurez-vous que votre jour de reprise n'est pas votre premier jour sans votre bébé. Vous devez déjà l'avoir laissé seul des journées entières, si possible plusieurs semaines avant de reprendre le travail.

Formes de garde

La crèche

Il existe trois grands types de crèches :

- **Les crèches collectives, publiques ou privées.** Elles sont placées sous le contrôle du service départemental de la protection maternelle et infantile (PMI). Ces structures accueillent toute la journée des enfants de 2 mois et demi à 3 ans, encadrés par des professionnels de la petite enfance tous diplômés. Les deux parents doivent impérativement travailler lors de l'admission de l'enfant. Le tarif est déterminé en fonction du nombre d'enfants et des revenus. Une déduction d'impôts est réalisable sur les dépenses engagées.
- **Les crèches familiales** : l'enfant est accueilli au domicile d'une assistante maternelle, salariée de la crèche. Les enfants sont regroupés, au moins une demi-journée par semaine, dans les locaux de la crèche où ils connaissent une vie collective. Le tarif varie selon les revenus et le nombre d'enfants comme pour la crèche collective. Une déduction d'impôts est aussi réalisable.
- **Les crèches parentales** : ce sont en général de petites structures d'accueil collectif créées par des parents regroupés en association, encadrées par des spécialistes de la petite enfance et agréées par les PMI. La Caisse d'allocations familiales (CAF) participe au financement de la structure, sous forme de subventions qui viennent réduire le coût final supporté par les familles. La parti-

cipation des familles est fixée selon un barème national établi en fonction de la composition de la famille. Une déduction d'impôts est aussi possible.

L'assistante maternelle indépendante

Après avoir été agréé par les services, l'enfant est gardé au domicile de l'assistante maternelle avec un ou deux autres enfants. De plus, l'assistante maternelle bénéficie de soixante-dix heures de formation pour garantir sa professionnalisation, ainsi que d'un suivi par les services sociaux. Le salaire de l'assistante maternelle est établi par une fiche de paye. Vous pouvez bénéficier sans condition de ressources de la PAJE de façon à couvrir une partie des frais journaliers. À cela s'ajoutent des réductions d'impôts.

La garde à domicile

Ce mode de garde se fait à votre domicile avec une personne qui est employée de maison. Son salaire, ses horaires et d'éventuelles autres tâches ménagères sont négociés directement par vous.

La halte garderie

Votre bébé est gardé de façon régulière ou occasionnellement, quelques heures ou demi-journées par semaine. Les tarifs varient en fonction des revenus des parents. Les enfants, âgés de 2 mois à 3/6 ans sont encadrés par un personnel qualifié et bénéficient des mêmes activités qu'une crèche. Ce mode de garde est généralement réservé aux enfants dont l'un des parents ne travaille pas ou exerce une activité professionnelle à temps partiel.

Les allocations

Depuis le 1er janvier 2004, une nouvelle allocation accordée sous conditions de ressources, la Prestation d'accueil jeune enfant (PAJE), remplace les anciennes prestations [Allocation pour jeune enfant (Apje), Aide à la famille pour l'emploi d'une assistante maternelle (Afeama), Allocation de garde d'enfant à domicile (Aged), et Allocation parentale d'éducation (Ape)] avec lesquelles elle coexistera jusqu'en 2007.
Cette prestation comprend :

- Une prime à la naissance.
- Un complément de libre choix de mode de garde (si vous faites garder votre enfant par une assistante maternelle ou si vous employez une garde à domicile, ou encore si vous faites appel à une association ou à une entreprise qui emploie des assistantes maternelles ou des gardes à domicile).
- Un complément de libre choix d'activité (si vous réduisez ou cessez votre activité pour vous occuper de votre enfant).

Consultez le site de la Caisse des allocations familiales, www.caf.fr ou votre centre départemental afin d'en savoir plus sur les conditions de ressources et les démarches à suivre.

Les prestations familiales accordées sans condition de ressources sont les suivantes :

- Les allocations familiales à partir de deux enfants à charge (majorées par enfant à charge en plus et selon l'âge de l'enfant).
- L'allocation parentale d'éducation et l'allocation de présence parentale (pour cessation totale d'activité ou pour activité à temps partiel).
- L'allocation d'éducation spéciale (par enfant handicapé).
- L'allocation de garde d'enfant à domicile.
- L'aide à la famille pour l'emploi d'une assistante maternelle.

Préparez votre bébé à la séparation

- N'oubliez pas qu'il vous faudra trois semaines pour sevrer votre bébé. Mais rien ne vous empêche de continuer à lui offrir des tétées le matin (il faudra vous organiser pour ne pas être trop bousculée) et le soir. La production de lait se réglera d'elle-même.
- Prévoyez le temps nécessaire pour la période d'adaptation indispensable à la crèche ou chez l'assistante maternelle. Même si vous êtes tentée d'accélérer le processus, insistez auprès des responsables pour compléter toutes les séances prévues.
- Quelques jours avant la reprise du travail, expliquez clairement et simplement à votre enfant la raison de votre départ, qui va le garder et quand vous allez revenir. Il est essentiel que le bébé sache que vous revenez toujours le chercher. C'est à cela que sert l'adaptation progressive. Quel que soit le mode de garde choisi, procédez à une adaptation progressive : restez avec lui et la personne qui va le garder (ou à la crèche) ; au bout de deux ou trois jours, laissez-le une heure, puis deux heures, puis une demi-journée, jusqu'à une journée entière.
- Laissez-lui un objet imprégné de votre odeur, en prenant bien soin de lui réexpliquer votre démarche. Il faut toujours **anticiper les séparations** par la parole, même avec un tout-petit.
- Profitez des derniers jours de votre congé pour rendre des « visites surprises » à la crèche, aller le chercher plus tôt chez l'assistante maternelle ou rentrer à la maison à l'improviste si vous faites garder votre bébé chez vous.
- Assurez-vous que la personne qui garde votre bébé puisse toujours vous joindre.
- Prenez des distances vis-à-vis de personnes dites « d'expérience », par exemple votre mère ou votre belle-mère. Même si elles travaillaient, elles ne sont sans doute pas retournées travailler aussi tôt que vous et ne sont donc

pas les mieux placées pour vous conseiller. Chacun vit son expérience personnelle.

Et vous ?

Si vous sentez que c'est difficile pour vous deux, n'hésitez pas à aller avec le bébé passer quelques heures dans une « maison ouverte » qui, comme la Maison verte créée par Françoise Dolto, accueille parents et tout-petits pour accompagner la séparation.

Ne vous inquiétez pas si des tensions se produisent dans le couple environ trois jours avant la reprise du travail. Vous êtes sans doute anxieuse, le bébé aussi quels que soient vos efforts, et cela retentit sur tout le monde.

Pour une femme qui travaille en dehors de sa maison, le temps se divise de deux façons qualitativement très différentes. Le temps passé avec le bébé est encore assez flou et peu structuré. Celui passé au travail peut être beaucoup plus rigide et structuré. Pour certaines femmes, ces heures plus ordonnées sont moins stressantes que leur vie domestique et leur permettent de se réinvestir en tant que femmes, et non seulement en tant qu'épouses et que mères...

À LIRE :

Marie-Pascale Delplancq-Nobécourt, *Oser être mère au foyer*, Albin Michel, 2001.

Catherine Doleux, *Le Guide des modes de garde*, Éditions Prat, septembre 2001.

—, *Famille : toutes les aides*, Éditions Prat, 2003.

Isabelle Gally, *Gardes d'enfants – Mode d'emploi*, Éditions Vuibert, 2002.

Anne Gatecel, *Amour, enfant, boulot : comment sortir la tête de l'eau*, Albin Michel, 2001.

Marie-Thérèse Hermange et Christine Schilte, *Le Guide Hachette des Jeunes Parents*, Hachette pratique, 2001 (tout savoir sur vos droits et les formalités à accomplir).
Anne Wagner et Jacqueline Tarkiel, *Crèches, Nounous et Cie*, Albin Michel, 2003.

ADRESSES UTILES :

Pour trouver une crèche :

www.web-crèche.com – Coordonnées de toutes les structures d'accueil à côté de chez vous. Cliquer sur « Annuaire de la petite enfance ».
Dans toutes les mairies, vous trouverez les adresses des crèches municipales, des crèches associatives privées, des assistantes maternelles agréées par la DASES (Direction de l'Action Sociale de l'Enfance et de la Santé), des haltes-garderies privées, des centres de consultations gratuites de protection maternelle et infantile ainsi que le nom d'une puéricultrice qui peut vous renseigner sur les différentes étapes de la vie de votre enfant.

Pour trouver de l'aide :

www.bébé-nounou.com – Si vous cherchez une assistante maternelle, une baby-sitter ou une nounou.
Services payants pour trouver une nounou ou garde :

www.youpala.com

www.bébé-annonces.com

www.jeunefilleaupair.uffap.tripod.com
Informations sur les démarches à effectuer pour devenir employeur :

www.fepem.fr – Le site de la Fédération nationale des particuliers employeurs.

www.urssaf.fr – Toutes les informations nécessaires à l'embauche d'une nounou.

www.conventions-collectives.net et ***www.djo.journa-officiel.gouv.fr/convcol.htm***, deux sites pour commander les conventions collectives des employés de maison.

Votre centre départemental de la CAF peut mettre à votre disposition une personne qualifiée qui viendra vous seconder à votre domicile en cas d'hospitalisation, maladie ou autre difficulté. Les adresses sont disponibles sur le site *www.caf.fr*

D'autres organismes privés peuvent proposer le même service.
À Paris :

Association parisienne pour l'aide aux mères de famille
Tél. : 01 45 48 46 00.

Association « Famille-Cité »
Tél. : 01 45 39 34 46.

Aide familiale à domicile de la région parisienne
Tél. : 01 47 97 08 26.

Aide à Domicile des Familles de Paris
Tél. : 01 45 26 44 49.

Troisième partie

RÉUSSIR VOTRE ALLAITEMENT

Chapitre 14

Pourquoi les femmes n'allaitent pas

En 1900, un bébé nourri autrement qu'avec du lait maternel avait neuf chances sur dix de ne pas survivre. Les femmes allaitaient ou achetaient les services d'une nourrice. Lors de la Première Guerre mondiale, les femmes de milieux défavorisés qui fournissaient l'essentiel des nourrices partirent pour l'usine, provoquant une carence en nourrices : les mères se trouvèrent obligées d'allaiter elles-mêmes leurs bébés. En 1950, avec les progrès de l'industrie agroalimentaire, notamment la création des premiers laits de vache en poudre, seul un bébé sur trois était encore nourri au sein. Aujourd'hui, nous assistons en France à un phénomène de société : de moins en moins de femmes « arrivent à avoir suffisamment de lait ». Si 55 % des femmes allaitent en maternité, 25 % le font encore lorsque le bébé a 1 mois et uniquement 12 % allaitent leur enfant lorsqu'il en a 3. Seuls 5 % des petits Français âgés de 4 mois sont allaités, par rapport à 70 % des petits Britanniques. Pratiquement aucune Française n'allaite encore son enfant de 6 mois contrairement à 50 % des femmes en Suède... Or, dans les pays voisins de la France, la grande majorité des femmes allaitent avec succès. Pourtant, les femmes françaises ne sont quand même pas anatomiquement déficientes ! L'alimentation des bébés est un sujet lourd de connotations émotionnelles, car nourrir un enfant a toujours été un symbole de l'amour maternel. Les découvertes médicales, de nouvelles approches et même la mode en font un phénomène de société, et tout le monde a son mot à dire. Le résultat est que les jeunes mères se sentent souvent ambivalentes et incapables. Il faut donc réapprendre aux femmes les gestes élémentaires de l'allaitement qui relèvent surtout du bon sens : se faire confiance et faire confiance à son bébé. Voici donc des conseils pour que votre expérience d'allaitement se déroule de la manière la plus harmonieuse et satisfaisante possible.

Un mauvais démarrage

Le succès de l'allaitement se joue en grande partie au cours de la 1re semaine. Or, de nombreuses maternités semblent tout faire pour décourager les jeunes mères : garder les bébés la nuit, proposer des compléments, ne pas accompagner les mères lors des premières mises au sein. La formation à l'allaitement des sages-femmes est très sommaire. Les protocoles alimentaires qui leur sont enseignés ne distinguent pas entre le biberon et le sein ! Les organisations de soutien à l'allaitement qui rendent visite aux jeunes mères à domicile sont mal connues. Et surtout, les femmes aujourd'hui ont peu de famille ou d'amies vers qui se tourner pour obtenir des conseils ou des exemples d'allaitement réussis.

De plus, le démarrage de l'allaitement n'est pas toujours facile : la montée de lait peut être tardive (jusqu'à quinze jours après l'accouchement), les seins peuvent s'engorger, le bébé refuse parfois de téter pendant quelques jours ou bien s'endort avant d'avoir pris suffisamment de lait, puis réclame de nouveau peu après. Les premières semaines après l'accouchement, une mère n'a pas encore appris à distinguer les cris de son enfant, à connaître son rythme et ses besoins. Il faut environ six semaines au bébé pour établir un équilibre entre ses besoins et ses rations alimentaires.

Or, les jeunes mères s'inquiètent facilement... Sachant que son enfant est totalement dépendant d'elle, une mère a naturellement tendance à penser : « Je n'arrive pas à allaiter correctement, je ne suis pas une bonne mère. » Pendant les premières semaines, la production de lait peut être affectée par les hormones déclenchées par le stress, alors que plus tard le fonctionnement des glandes mammaires devient autonome. L'anxiété, la crainte de l'échec peuvent provoquer un mécanisme d'inhibition : la mère se sent encore plus frustrée, le bébé a faim, et un cercle vicieux s'installe. Un commentaire maladroit suffit à la décourager. Le biberon semble être la seule solution.

Il suffit pourtant d'un peu de patience, de temps, de calme, et surtout de la confiance de l'entourage, pour surmonter les difficultés des premiers temps. Bien que naturel et instinctif, **l'allaitement doit s'apprendre avec la pratique**. Il faut persévérer et lui donner du temps. Le plaisir, le bien-être et la détente qu'il apporte une fois installé en valent largement la peine.

Des préjugés fondés sur l'ignorance

« *L'allaitement fatigue* »

La lactation s'inscrit dans le processus naturel de suites de couches et permet donc une modification hormonale en douceur. Bloquer la lactation implique de casser brutalement le cycle d'évolution normal. C'est l'accouchement qui fatigue et la période postnatale est fatigante. Il est vrai qu'au début l'allaitement demande une grande disponibilité, mais choisir de devenir mère, c'est se rendre disponible. D'ailleurs, le 1er mois, on a envie d'être avec son bébé. Une fois l'allaitement installé (vers un mois ou six semaines), de nombreuses femmes trouvent qu'allaiter est moins contraignant que de donner le biberon. Elles apprécient les petites trêves que l'allaitement apporte au cours de leur journée.

Les endorphines naturelles déclenchées par l'allaitement détendent. La satisfaction de voir son bébé s'épanouir grâce à son lait donne confiance en soi. Le fait de s'arrêter, de s'asseoir, de prendre du temps pour le bébé est très apaisant.

Toutefois, si une mère reprend trop vite ses activités, si elle ne se nourrit pas bien, si elle ne se repose pas pendant les tétées, elle sera encore plus fatiguée.

« *L'allaitement abîme la poitrine* »

C'est la grossesse qui transforme les seins, ainsi que tout le reste du corps : « La maternité transforme le corps en un autre corps. » Inévitablement, la peau se détend et, dans certains cas, des vergetures apparaissent. Mais si les femmes perdent quelque chose en devenant mères, elles gagnent un certain épanouissement dans leur vécu corporel. Toutefois, il est inutile d'accentuer les séquelles inesthétiques de la maternité par de brutales variations de volume qui, elles, abîment les seins (prises de poids rapides, régimes sévères, engorgements, certains traitements hormonaux). Ainsi, un sevrage brutal en pleine montée laiteuse est la pire des choses à faire pour l'esthétique des seins. L'allaitement (surtout pendant cinq ou six mois), qui favorise un retour à la normale en douceur, est meilleur pour le galbe du sein.

« *Le lait artificiel est aussi bon pour les bébés que le lait maternel* »

C'est faux. Un petit veau multiplie par deux son poids de naissance en dix semaines tandis qu'il en faut vingt-quatre au bébé humain pour doubler de poids. Le veau est complètement formé à l'âge de 6 mois, l'être humain à 16 ans. Le lait de vache doit donc être très riche en protéines et en matières grasses pour subvenir aux besoins beaucoup plus intenses du veau. Un bébé humain ne peut utiliser que 86 % des éléments contenus dans le lait de vache, mais absorbe

96 % des éléments contenus dans le lait maternel. Ainsi, il digère bien mieux le lait maternel : en quarante-cinq à quatre-vingt-dix minutes, par rapport à deux ou trois heures pour le lait de vache. Le lait maternel lui apporte des enzymes qui facilitent la digestion et le travail métabolique. Comme son foie, ses intestins et ses reins sont encore très immatures, ils ont besoin de recevoir des nutriments « tout prêts ». Le lait maternel contient aussi certains acides gras essentiels pour le développement du cerveau durant les premiers mois de la vie.

Le lait artificiel (même le lait HA, hypoallergisant, qui a reçu un traitement physico-chimique supplémentaire) contient inévitablement des protéines que l'intestin d'un nouveau-né ne sait pas digérer, sa muqueuse intestinale étant très fine et très fragile. Si ces protéines passent dans le sang, le système immunitaire du bébé ne les reconnaît pas et une réaction allergique peut se déclencher. Il faut cent jours pour que l'intestin du bébé mette en place une barrière anticellulaire efficace. Ce phénomène explique sans doute l'énorme augmentation des allergies au lait depuis vingt ans chez les enfants. Or, il suffit d'un seul biberon pour altérer la flore intestinale et provoquer un phénomène allergique.

Par contre, le lait maternel contient des IgAs (immunoglobulines A sécrétoires), des anticorps qui tapissent la muqueuse intestinale du bébé et la rendent imperméable aux microbes. Pour cette raison, les nouveau-nés allaités ont moins d'ennuis gastriques. En effet, la digestion du lait humain crée un mélange chimique qui favorise la création d'un milieu acide dans le tube digestif et tue les bactéries pathogènes.

Le mauvais lait maternel n'existe pas. Si le bébé ne grossit pas, c'est qu'il ne prend pas assez de lait. Notez aussi que la courbe de croissance d'un bébé allaité peut être moins spectaculaire que celle d'un bébé nourri au lait artificiel, car le lait maternel n'entraîne pas de rétention d'eau excessive ni la formation de cellules graisseuses.

« L'allaitement favorise l'ictère du nouveau-né »

Après sa naissance, un bébé se débarrasse d'environ 20 % de son sang excédentaire en le réabsorbant. Un des déchets de ce processus est la bilirubine, normalement épurée par le foie. Dans certains cas, le lait maternel freine ce processus d'épuration et le bébé, qui n'élimine pas assez rapidement la bilirubine, devient orange. Cet « ictère au lait de mère » ne présente aucun danger pour le cerveau, le foie ou les autres organes de l'enfant. Il est facile au personnel médical de le différencier de l'ictère grave. L'activité du foie augmentera spontanément au fil du temps, et il n'est absolument pas nécessaire de cesser l'allaitement pour faire à tout prix « déjaunir » le bébé.

« Un allaitement "raté" risque d'ébranler une jeune mère déjà émotionnellement fragile »

Selon ce raisonnement, arrêter d'allaiter restaure la confiance en elle de la jeune mère et minimise sa déprime. Mais la fragilité psychique et la dépression ont des causes hormonales, physiques, socio-économiques et psychologiques (voir p. 311 à 338). Actuellement, les chercheurs tentent de découvrir des médicaments antidépresseurs qui permettent aux femmes de continuer à allaiter, car c'est souvent une de leurs seules sources de satisfaction.

« La capacité d'allaiter est héréditaire »

C'est absolument faux. Mais si une femme a entendu toute sa vie des histoires d'échecs, elle risque de manquer de confiance dès le départ. Comme la production et l'écoulement du lait sont sensibles aux effets du stress durant les premières semaines de l'allaitement, il est conseillé à une mère inquiète de se préparer avant son accouchement en parlant de ses craintes à des spécialistes (sages-femmes qui ont reçu une formation spécifique sur l'allaitement, associations spécialisées) et en prévoyant un accompagnement (même par téléphone) pour les premières semaines. Surtout, elle peut en parler avec son bébé, qui comprend les intonations, la voix et les mots de sa mère.

« *Mon lait n'est pas assez riche* »

Tout comme la taille des seins n'a rien à voir avec la quantité de lait produite (c'est le volume du tissu graisseux qui varie d'une poitrine à l'autre alors que la taille de la glande mammaire est assez semblable d'une femme à l'autre), la couleur du lait n'a rien à voir avec sa valeur nutritive. Les quinze premiers jours, le lait est blanc comme on l'imagine, riche en sucres et en graisses. À partir de quinze jours-trois semaines, il devient transparent et un peu bleuté. Cette apparence est tout à fait normale ! Le lait maternel est l'aliment physiologique idéal du nourrisson, parfaitement adapté à ses besoins. Il varie aussi au courant de la journée (il est plus abondant et riche en graisses le matin) et au cours de la tétée (le lait contient quatre fois plus de graisses à la fin de la tétée qu'au début). Si le bébé ne semble pas rassasié, c'est qu'il ne tète pas assez. N'oubliez pas qu'il faut environ six semaines afin qu'il établisse un équilibre entre sa consommation de lait et ses besoins réels.

« *Cela ne vaut pas la peine d'allaiter si on doit retourner travailler au bout de deux mois* »

L'allaitement des premières semaines est très différent de celui d'un bébé de 2 mois. Une fois l'allaitement installé, une femme peut partir en voyage même quelques jours ou allaiter uniquement matin et soir, en tirant son lait au bureau (la législation sociale autorise une mère allaitante à bénéficier d'une heure par jour pour tirer son lait). Sa production de lait n'est plus affectée par ses émotions, mais continue toutefois à être sensible à sa fatigue.

« *Il est impossible de maigrir tant qu'on allaite* »

Comme il est formellement déconseillé de suivre un régime en allaitant, la jeune mère ne pourra en effet pas rentrer pendant plusieurs mois dans ses vêtements d'avant la grossesse. Mais l'allaitement est la seule période de la vie durant laquelle le corps brûle les graisses des cuisses, qui sont souvent indélogeables par des régimes classiques (à condition que l'allaitement dure au moins trois mois). Aussi, les études démontrent que les femmes qui allaitent jusqu'à dix semaines après l'accouchement perdent en moyenne 1 kilo de plus que les femmes qui ont cessé d'allaiter après dix jours. Attention cependant, l'allaitement n'est pas une excuse pour consommer des sucreries et des graisses...

Chapitre 15

Le démarrage de l'allaitement

Produire du lait

Pendant neuf mois, le volume des seins augmente, ainsi que celui des mamelons et des aréoles. Les veines deviennent turgescentes, quelques gouttes de colostrum (un liquide épais, jaunâtre) peuvent perler. Durant la grossesse, l'interaction de plusieurs hormones prépare les seins pour l'allaitement : les œstrogènes entraînent la croissance des conduits mammaires et la prolifération d'alvéoles. La progestérone permet la maturation des glandes mammaires. La prolactine, autre hormone de la lactation, transforme les cellules des seins en cellules « sécrétoires », qui produiront du lait, ou en cellules « musculaires », qui pousseront le lait à travers les conduits.

Pendant la grossesse, la vingtaine de canaux galactophores qui existent dans chaque sein vont faire pousser à leur bout des sortes de grappes appelées **acini**. Chaque acinus (qui ressemble à une framboise) est en contact avec de nombreux capillaires sanguins. Sous l'impulsion de la prolactine, le débit sanguin est augmenté en priorité dans la zone du sein. L'augmentation de pression permet le passage de tous les ingrédients nécessaires à la production de lait depuis le sang vers les petites usines que sont les acini. Pendant la grossesse, le système est installé mais maintenu en attente par l'effet inhibiteur de la progestérone. Seul un peu de « lait de naissance », le colostrum, peut s'accumuler dans les alvéoles.

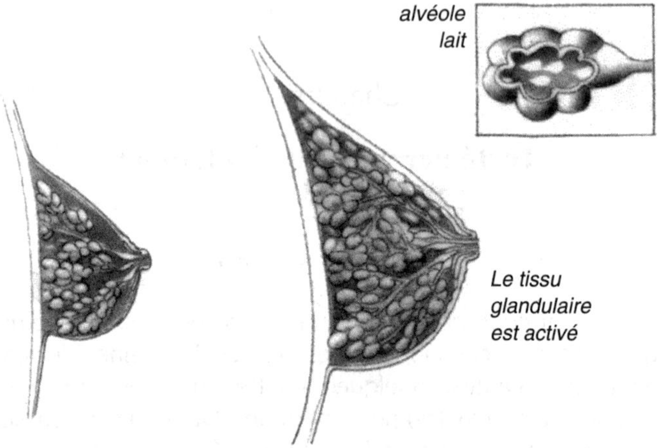

Le sein avant l'allaitement **Le sein pendant l'allaitement**

Avec l'expulsion du placenta, les taux d'œstrogènes et de progestérone chutent. La prolactine prend le dessus et va stimuler la production du lait. Une deuxième hormone, l'ocytocine, ordonne aux milliers de minuscules fibres musculaires qui enveloppent les acini de les presser comme des oranges afin d'expulser les gouttes de lait dans des canaux qui eux aussi se contractent pour éjecter le lait. Souvent, les femmes sont surprises de constater que le lait sort de plusieurs trous comme d'un pommeau de douche – et non pas du bout de leur sein. C'est le réflexe d'éjection. Aussitôt vidé, un acinus peut recommencer à produire du lait.

En plus de l'action des hormones, le corps d'une femme a besoin d'un deuxième stimulus pour produire du lait : c'est la succion du bébé sur le bout de sein. Cette sensation envoie un message au cerveau de la mère, et ce dernier bloque l'hormone inhibitrice de prolactine qui empêche de produire du lait en temps normal. De même, lorsque les seins sont remplis de lait, un signal ordonne au cerveau de sécréter à nouveau l'hormone inhibitrice afin de ralentir la production de lait. C'est essentiellement au cours de la tétée que le lait est produit. Les seins ne sont pas des réservoirs : quand ils ne sont pas stimulés par la succion d'un bébé pendant deux ou trois semaines, la production de prolactine s'arrête. Par contre, une femme qui allaite des jumeaux produira deux fois plus de prolactine. Si le bébé est un gros mangeur et vide fréquemment les seins de sa mère, un signal indique au cerveau de produire moins d'inhibiteur et donc d'augmenter la production de lait.

Les seins de la femme s'adaptent aux besoins du bébé (qui sont en général à leur maximum vers 3 mois).

Quelques remèdes

Pour assurer une bonne montée de lait

Homéopathie

- On préconise la prise de **Ricinus** 4 CH, 4 granules matin et soir entre trente-six et soixante-douze heures après l'accouchement.
- Attention toutefois, ce remède classique et efficace peut parfois causer des nausées ou des diarrhées. Dans ce cas, il peut être remplacé par **Sabal serrutata** 4 CH, 3 granules trois fois par jour.

Aromathérapie

- 3 gouttes d'huile essentielle de **fenouil** sur un morceau de sucre (l'équivalent de 4 à 5 litres de tisane de fenouil).

La première semaine est primordiale

C'est en effet à ce moment que se joue l'avenir de l'allaitement. Dès l'accouchement terminé, les seins commencent à sécréter du colostrum. En vingt-quatre heures, ils deviennent extrêmement sensibles. Entre le 2e et le 4e jour après l'accouchement (parfois plus après une césarienne), la production de lait va démarrer. Au départ, on ressent des fourmillements dans les seins : certaines femmes les décrivent en disant « on a envie de se gratter de l'intérieur ». Puis apparaît une sensation de chaleur diffuse, de plus en plus forte. Enfin les seins gonflent et peuvent doubler de volume. Les veines sont clairement visibles.

Les femmes ont toutes des seins « en état de marche ». Mais l'allaitement n'est pas instinctif ; il faut apprendre un minimum de techniques. Autrefois, elles nous étaient inculquées par nos mères et nos grands-mères, qui avaient le temps et la patience de nous surveiller. Aujourd'hui, cette responsabilité incombe à un personnel hospitalier souvent pressé, mal informé, qui trouve tellement plus facile de mettre un biberon dans la bouche de votre bébé. Le rôle du personnel médical est pourtant de fournir les informations nécessaires, un appui technique et un soutien psychologique.

Le meilleur moyen pour bien démarrer l'allaitement est de s'informer au préalable afin de pouvoir « trancher » parmi les opinions contradictoires. Surtout, parlez à votre conjoint de votre désir d'allaiter. Vous avez besoin de son soutien. Certains hommes, en effet, supportent mal de voir leur femme donner le sein.

Afin de mettre toutes les chances de votre côté pour un bon démarrage de l'allaitement, il vous faut :

- Un bon guide de l'allaitement.
- Le nom d'une ou deux amies qui ont allaité avec succès.
- Les coordonnées d'une conseillère en allaitement, que vous obtiendrez en contactant avant l'accouchement une des associations de soutien à l'allaitement (voir p. 265 et 266).

Les règles d'or

Une mise au sein précoce

Encore récemment, les nouveau-nés étaient séparés de leur mère pendant vingt-quatre à quarante-huit heures au cours desquelles ils ne recevaient qu'un peu d'eau sucrée. Heureusement, de plus en plus de médecins et de sages-femmes réalisent l'importance du colostrum dans les premières heures de la vie du bébé, pour son effet laxatif et pour son aide dans la prévention de l'ictère (jaunisse du nouveau-né). De plus, une mise au sein précoce aide la mère car la succion du bébé stimule la production d'ocytocine, l'hormone des contractions de l'utérus, et accélère la délivrance du placenta. L'utérus se remet plus rapidement en place et le risque d'hémorragie baisse considérablement.

C'est pendant les deux premières heures de leur vie que la plupart des bébés savent le mieux téter. Quelques minutes après leur naissance, les bébés savent ramper sur le ventre de leur mère, trouver tout seuls le mamelon, et téter correctement : c'est le « réflexe de fouissement ». Mais ce réflexe disparaît au bout de six heures ! Peu après, le bébé entre dans une phase de « récupération », de somnolence, qui dure deux jours et rend la première mise au sein beaucoup plus difficile. Toutefois, certains bébés ne sont pas pressés de téter, car fatigués par l'accouchement, endormis par des médicaments administrés à leur mère. Ils se réveillent et acceptent le sein une demi-heure après leur naissance ou même quarante-huit heures plus tard. L'important est de laisser l'enfant choisir son moment et de ne pas le forcer à prendre le mamelon dans la bouche.

Immédiatement après sa naissance, le bébé a besoin du colostrum qui se trouve dans les seins de sa mère. Par son effet « laxatif », le colostrum aide à l'évacuation du méconium, les produits de dégradation cellulaire qui se sont accumulés dans l'intestin du bébé *in utero*. Il apporte en outre des réserves énergétiques (il contient des sucres immédiatement utilisables), des protéines et des sels minéraux qui vont aider le bébé à capter l'eau nécessaire à son hydratation. Il perdra moins de poids dans les jours qui suivent sa naissance. Enfin, le colostrum est chargé d'anticorps qui apportent une précieuse protection contre les infections.

Comment être sûre que vos souhaits seront écoutés ?

- Dites à la sage-femme et au médecin que vous désirez recevoir le bébé sur votre ventre (l'endroit le plus rassurant pour lui car il entend les bruits familiers de votre corps) et allaiter sur la table d'accouchement (sauf si le bébé a besoin de soins urgents).
- Si le personnel change de garde pendant que vous êtes encore en salle de travail, n'hésitez pas à réitérer votre souhait auprès de la nouvelle équipe.
- Demandez à votre conjoint de bien veiller à ce que votre demande soit satisfaite. Même si, avant l'accouchement, votre souhait lui semblait peu important, il sera probablement suffisamment bouleversé par la naissance pour veiller à ce que vos désirs soient respectés. Il doit être prévenu également qu'en cas d'urgence il faudra peut-être emmener rapidement le bébé et que vous ne pourrez pas allaiter.

Un allaitement à la demande

Un nouveau-né ne sait pas différencier le jour de la nuit, ni la faim du sommeil, avant 6 semaines au moins. Les horaires du jour et de la nuit ne devraient donc pas lui être imposés. Il peut dormir sans être repu et pleurer tout en ayant été suffisamment nourri. Petit à petit, sa mère apprendra à faire la différence entre ses appels de faim et les autres (fatigue, excès de stimulation, froid, douleur...). Nous avons toutes entendu parler de bébés qui « font » leurs nuits dès la sortie de la maternité... C'est malheureusement la grande exception.

Si vous avez choisi l'incomparable avantage du lait maternel pour votre enfant, il va falloir cependant vous consacrer entièrement au bon démarrage de l'allaitement. C'est-à-dire accepter d'être un peu en dehors du temps. Il est donc indispensable d'avoir organisé la vie quotidienne de la famille et de la maison avant la naissance. Toutefois, allaiter à la demande ne signifie pas devenir l'esclave du bébé. Il s'agit de l'aider à trouver son rythme de faim et de sommeil.

Les nouveau-nés tètent au moins huit fois par jour. Leurs tétées durent entre vingt et quarante-cinq minutes. Le lait maternel se digère dans un laps de temps compris entre vingt minutes et deux heures. Le nombre de tétées peut varier également d'un jour à l'autre et d'un enfant à l'autre. Au départ, il faut donc être disponible... jour et nuit. Vous n'aurez pas plus de lait en faisant attendre un enfant qui réclame. Par contre, en permettant à l'enfant de choisir le rythme de ses tétées et leur durée, vous serez assurée d'avoir toujours du lait. À 3 mois, un enfant nourri à la demande dort aussi bien et aussi longtemps qu'un enfant soumis à une discipline sévère.

Conseils

- *Ne pas réveiller le bébé (sauf la 1re semaine pour prévenir un engorgement dans le cas de bébés prématurés ou de bébés qui dorment plus de cinq heures).*
- *Lui donner le sein uniquement quand il le réclame.*
- *Le laisser téter aussi longtemps qu'il en a envie (voir plus bas comment différencier téter et sucer pour le plaisir).*
- *Le laisser prendre la quantité qu'il désire.*

Une bonne position

C'est probablement le facteur le plus important pour la prévention des douleurs, et donc pour un bon départ. Une jeune mère passe au minimum trois heures par jour – souvent bien plus – à allaiter. Mal assise, elle va s'ankyloser et se faire mal au dos. De plus, les crevasses (gerçures sur le mamelon) apparaissent lorsque le bébé est mal positionné : le sein est tiré dans le mauvais sens et les tensions sont mal réparties.

S'installer confortablement

La position « classique » que l'on peut voir dans les œuvres d'art et dans les médias (mère assise, la tête du bébé nichée dans le creux de son bras) est particulièrement difficile à adopter au lit, surtout en cas de césarienne ou de cicatrice d'épisiotomie douloureuse. Le nouveau-né n'a pas encore une bonne coordination musculaire et devra être guidé, chose difficile à faire s'il est caché dans votre coude. Voici d'autres positions plus efficaces, surtout pendant les premiers jours :

- **Allongée :** c'est la meilleure position pour allaiter au lit, la nuit (vous pourrez ainsi somnoler ou dormir pendant que le bébé tète), après une césarienne ou à la suite d'une épisiotomie douloureuse. Allongez-vous sur le côté, le bébé contre votre ventre, en vous calant l'un et l'autre avec des oreillers. Soulevez votre sein afin que le bébé puisse le saisir correctement.
- **Assise :** dès que possible, il est préférable d'allaiter dans un fauteuil (assise sur une bouée si cela allège la douleur), calée par autant de coussins que nécessaire pour avoir le dos bien droit, les pieds sur un tabouret ou sur une pile de livres, un ou plusieurs coussins sur les genoux pour que le bébé soit à la hauteur de vos seins. Évitez de vous pencher en avant.
  - Vous pouvez tenir le bébé avec le bras opposé au sein qu'il tète, lorsqu'il est placé sur un ou deux coussins

sur vos genoux. Ainsi, votre bras soutient son dos, votre main soutient l'arrière de sa tête et son cou. Son visage est directement en face du sein.

- Vous pouvez aussi tenir le bébé de côté (comme un poussin sous l'aile de la poule). Cette position est particulièrement recommandée après une césarienne ou avec des jumeaux. Placez des coussins contre les bras du fauteuil et « asseyez » le bébé face au dos du fauteuil. Amenez son visage devant le sein en soutenant son dos avec votre bras et sa tête avec la paume de votre main, le pouce derrière une oreille et l'index derrière l'autre.

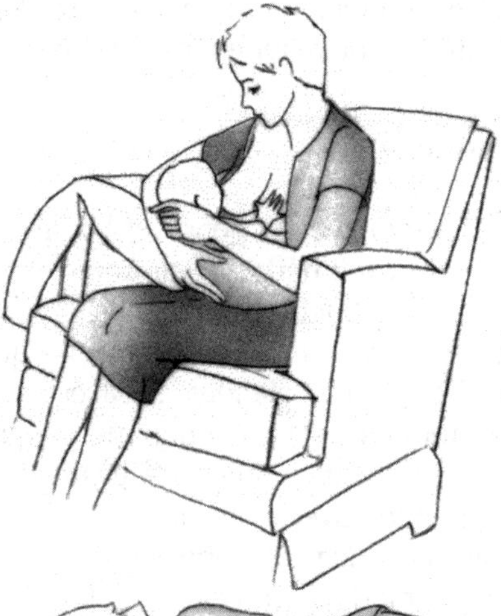

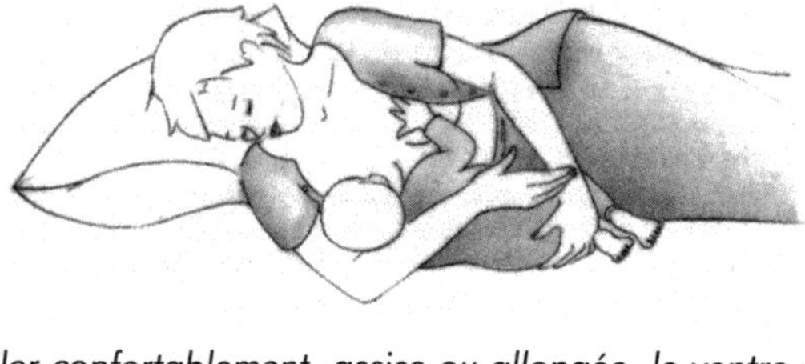

S'installer confortablement, assise ou allongée, le ventre du bébé parallèle à celui de sa mère, la tête du bébé dans l'axe du sein.

Vous devez vous sentir tout à fait à l'aise : le poids du bébé ne doit pas reposer sur votre bras ni provoquer de tension dans vos épaules ou votre dos. Utilisez des coussins pour monter le bébé à la bonne hauteur. **Il ne faut surtout pas qu'il tire sur le sein.**

Le bébé doit avoir le ventre contre le corps de sa mère, le menton collé à son sein, et sa bouche doit être exactement dans le prolongement du sein.

Avant de démarrer la tétée, faites quelques grands cercles vers l'arrière avec vos épaules pour les détendre (inspirez quand les épaules sont vers l'arrière, expirez en abaissant les épaules vers l'avant). Continuez à bien respirer en allaitant. Souvent, les femmes ont du mal à démarrer leur allaitement parce qu'elles ne respirent pas assez profondément.

La mise en bouche

Comprimez le sein avec le pouce et l'index (en position de « 2 heures » et de « 8 heures » sur une horloge) derrière l'aréole. Effleurez la bouche du bébé avec le bout de sein jusqu'à ce qu'il l'ouvre grande. N'oubliez pas que c'est surtout l'odeur des petites glandes sébacées entourant le mamelon (les tubercules de Montgomery) qui motive le nouveau-né. Amenez doucement sa tête vers le sein lorsque la bouche est grande ouverte. Assurez-vous que l'aréole est pleinement dans la bouche du bébé et que sa lèvre inférieure est bien sortie. Lorsqu'il commence à téter, lâchez le sein. Il n'est absolument pas nécessaire de maintenir un doigt contre le sein pour « débloquer » le nez du bébé. Ses narines sont sous la protubérance du nez et il peut donc respirer normalement. En revanche, la tension que vous allez créer en poussant contre le sein est le plus sûr moyen de provoquer des crevasses. Si le sein est vraiment trop mou et trop gros, placez votre main en corolle en dessous pour lui redonner une convexité. Contrairement à l'adulte, le bébé sait avaler avec la langue loin en avant : elle joue le rôle de gouttière pour guider le jet de lait vers l'œsophage.

Vous ne devez pas entendre de bruits de « cliquetis » (jeux de la langue) et les joues du bébé ne doivent pas se creuser. Si le bébé semble mal installé, il ne faut surtout pas hésiter à recommencer la mise en bouche. Mal installé, il ne pourra pas avaler (déglutir) facilement. Ne voulant pas étouffer, il va tirer sur le sein pour « redresser » le mamelon. Cette forte pression asymétrique va causer le déchirement des fragiles tissus des bouts de seins et entraîner des crevasses.

Lorsque vous désirez changer le bébé de côté, il est presque impossible (et très douloureux) de tirer sur le sein pour lui faire lâcher prise. L'aspiration du bébé est incroyablement puissante. Appuyez sur son menton pour lui faire ouvrir la bouche ou glissez un doigt (propre !) dans le coin de sa bouche. Vous entendrez, et sentirez, la succion se relâcher.

La tétée

C'est le bébé qui « fait » le lait. Il faut donc qu'il tète quelques instants (quelques minutes parfois, les premiers jours ou si l'atmosphère est agitée) avant que le signal d'« ouvrir les vannes » arrive au cerveau. C'est le réflexe d'éjection ; le lait jaillit. Ensuite, le bébé absorbe 50 % de sa ration dans les deux premières minutes, et 80 % à 90 % dans les quatre premières minutes. En début de tétée, le lait est composé surtout d'eau et de sels minéraux qui désaltèrent le bébé, ainsi que de glucides qui favorisent la croissance du *Lactobacillus bifidus*, dont le rôle est de consolider la barrière anti-infectieuse de l'intestin. En milieu de tétée, il est composé de plus de protéines et de lipides. C'est à la fin que le lait est le plus « riche » : il contient de plus gros globules de graisse et de protéines qui mettent plus de temps à descendre les canaux, pour donner un sentiment

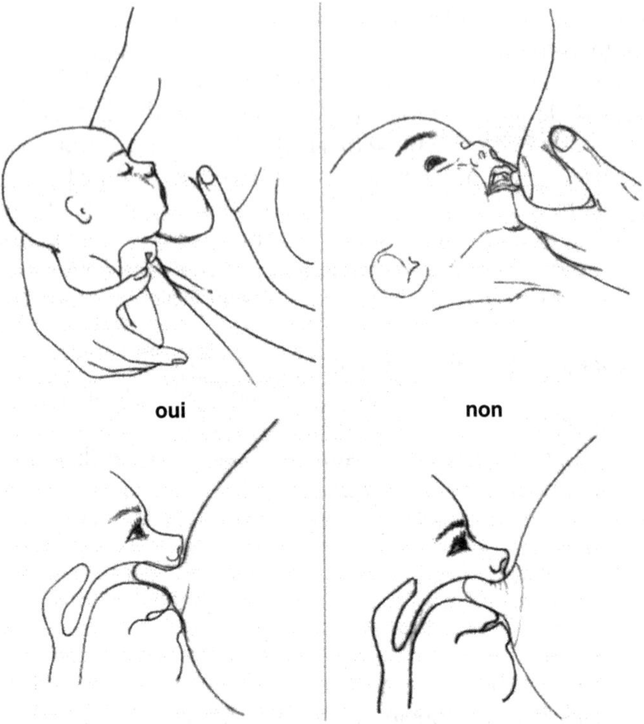

Le bébé saisit tout le sein (aréole plus mamelon). Sa langue s'enroule en gouttière sous le mamelon qui s'allonge jusqu'au milieu du palais, et elle effectue un mouvement de va-et-vient. Tous les récepteurs du mamelon et de l'aréole sont soumis à une stimulation puissante et prolongée qui va déclencher la production de lait.

Le bébé ne tète que le mamelon. Celui-ci ne s'allonge pas jusqu'au milieu du palais, tandis que les récepteurs de l'aréole ne sont pas stimulés. La production de lait ne peut pas se déclencher efficacement.

de satiété au bébé et lui signaler que le repas est terminé. Ces derniers 20 % de lait qui arrivent après les cinq premières minutes sont donc extrêmement importants. De plus, le bébé a besoin de téter et l'allaitement lui apporte un tel plaisir qu'il est capable de rester au sein vingt à trente minutes... Comme le dit le Dr Marie Thirion, « l'apaisement d'un bébé est dû au plaisir qu'il a pris en tétant, pas [uniquement] à sa ration énergétique ».

Conseils

La forme des mamelons n'a pratiquement rien à voir avec l'allaitement, car les récepteurs sensoriels (les tubercules de Montgomery) sont sur l'aréole. Le bébé prend toute l'aréole dans sa bouche et pas uniquement le mamelon. De même, la fabrication du lait n'a rien à voir avec le volume des seins.
Il est recommandé aux femmes qui ont des mamelons mal formés :

- *De préparer leurs seins pendant la grossesse en massant l'aréole et en portant des coquilles en plastique dur (qui compriment doucement les aréoles et font ressortir le mamelon) les jours précédant l'accouchement. Attention toutefois, la stimulation des seins peut entraîner des contractions. Si vous sentez la moindre contraction, arrêtez de stimuler vos seins avant l'accouchement !*
- *D'essayer à tout prix de mettre le bébé au sein dans les premières heures qui suivent sa naissance, lorsqu'il tète le mieux.*
- *De tirer un peu de lait juste avant d'allaiter pour faire ressortir le mamelon.*
- *De porter des bouts de seins (ou coupelles) pendant une demi-heure avant d'allaiter, mais de ne surtout pas allaiter avec des bouts de seins, qui coupent l'odeur et ne permettent pas une bonne vidange.*
- *De ne pas pincer les mamelons, mais plutôt de presser sur les bords de l'aréole.*

Dans le cas de jumeaux, il vaut mieux les nourrir ensemble ou à une heure d'intervalle, le flux laiteux ne durant que vingt minutes. Si vous les nourrissez l'un après l'autre, le premier sera rassasié mais le second se trouvera en période réfractaire.

Comment savoir si le bébé a fini de téter ?

Il faut écouter sa déglutition, les « gloup » qu'il fait en avalant le lait. Pendant la première séquence, lors de son alimentation principale, il y aura une vingtaine de « gloup » suivis d'une pause de deux ou trois minutes (mais il peut continuer à sucer). Un deuxième flux arrive ensuite, un peu moins long et un peu moins puissant, de nouveau suivi par une pause, cette fois plus longue. Ce rythme de flux et de pauses continue. Au bout du quatrième flux, il n'y a presque plus de lait. Toutefois, il ne faut pas sous-estimer l'importance du plaisir que ressent le bébé en tétant, même si la partie alimentaire de l'allaitement est terminée. Pendant les premiers temps, le bébé doit développer lui-même sa juste ration de lait, de sommeil et de plaisir. Si vous n'avez pas de contraintes de temps, laissez-le téter uniquement pour son plaisir. Contrairement à ce que peuvent vous dire certaines personnes mal informées, l'irritation des mamelons n'est pas due à des tétées trop longues, elle est causée par une mauvaise position.

- **Les premiers jours,** lorsque les seins ne sont pas habitués à la puissante succion du bébé, il est fortement recommandé d'allaiter très fréquemment (la prolactine nécessaire à la production de lait n'a besoin que de quarante-cinq à soixante minutes pour se reconstituer), pendant d'assez courtes périodes et surtout des deux côtés (alterner le premier sein d'une tétée à l'autre). Comme les nouveau-nés se fatiguent rapidement, il est bon de leur faire changer de sein cinq à dix minutes après le réflexe d'éjection. Le fait de changer de côté est bon pour la stimulation des seins. Cela réveille souvent un bébé somnolent. Plus tard, il est préférable d'attendre que le bébé lâche prise tout seul avant de lui proposer le second sein.

- Autrefois, dans certaines maternités, il était demandé aux mères de tirer les restes de leur lait ou bien de stimuler leurs seins par pression manuelle à la fin de chaque tétée afin de les « vider complètement ». Aujourd'hui, on reconnaît que ces gestes sont inutiles et mêmes agressifs (car ils abîment les tissus délicats du sein). Les seins ne sont pas des « réservoirs », donc ils n'ont pas lieu d'être « vidés ». Ce sont des mises au sein régulières et fréquentes les premiers jours qui assurent un bon démarrage à l'allaitement et préviennent l'engorgement.
- **Essayez d'allaiter dans une atmosphère de calme.** Dans le cerveau, le système limbique, siège de l'affectivité et des émotions, se situe juste à côté de l'hypothalamus, l'horloge du corps qui régit tous nos rythmes (sommeil/éveil, température, sécrétions hormonales, rythmes cardiaque et respiratoire, faim, poids, date des règles...). Si vous êtes angoissée, tendue ou énervée, le système limbique va bloquer la production d'ocytocine nécessaire à l'éjection du lait. Ce réflexe date de l'époque préhistorique, où la mère devait pouvoir fuir à l'approche d'un animal féroce sans être encombrée par le lait jaillissant de ses seins. Heureusement, le corps de la mère « se crée des habitudes » et le réflexe d'allaitement devient beaucoup moins sensible aux émotions au bout de quelques semaines...

  Mais, au cours de la période très sensible de démarrage, il est particulièrement important d'allaiter dans un climat de calme. Souvent, les visites n'apportent pas la relaxation ni le soutien psychologique dont la jeune mère a besoin. Nous vous conseillons de choisir une ou deux personnes de votre entourage qui ont allaité avec succès et en qui vous avez confiance, et de n'écouter qu'elles. Souriez poliment aux autres, mais ne leur répondez pas. Les commentaires cessent généralement assez vite.

- **Après chaque séance d'allaitement,** prenez le temps de dénouer les tensions qui s'installent dans la nuque et dans les épaules : étirez les bras vers le haut, faites quelques rotations des épaules et de la nuque, massez-vous le haut du dos, regardez le plafond, allongez votre colonne, inspirez et expirez longuement.
- **Buvez à votre soif.** Limiter vos boissons ne préviendra pas un engorgement, boire énormément ne produira pas plus de lait. Une femme allaitant a naturellement plus soif.
- **Mangez en pleine nuit.** Conservez le yaourt de votre plateau de dîner ou des fruits secs, car allaiter donne faim. La production de lait se fait vingt-quatre heures sur vingt-quatre. Il faut donc également se nourrir pendant la nuit.
- **Portez un soutien-gorge d'allaitement nuit et jour.**
- **Il est normal de ressentir des tranchées** (contractions utérines) pendant les tétées au cours de la 1re semaine (voir p. 55 à 57 les astuces pour diminuer la douleur). Elles sont provoquées par la production d'ocytocine, l'hormone de l'éjection du lait. Vous pourrez donc constater qu'il y a plus de sang sur votre garniture après une tétée.
- **Gardez le bébé près de vous,** ou assurez-vous que les puéricultrices vous l'amèneront dès qu'il pleure. N'hésitez pas à le prendre dans votre lit, même à la maternité. Ce n'est que plus tard que les bébés ont besoin de solitude.
- **Les seins « débordent » beaucoup les premiers temps,** car la production d'ocytocine n'est pas encore bien réglée. Cela peut arriver à un sein pendant que le bébé tète l'autre ou si la mère l'entend pleurer. Le réflexe est aussi affecté par la chaleur, l'altitude ou les émotions. Certaines femmes utilisent des coupelles pour récolter ce lait et le conserver. Il est bon également de porter des coussinets à l'intérieur de votre soutien-gorge (deux qualités d'absorption sont disponibles dans le commerce).

- **Essayez de ne pas tirer de lait mécaniquement les premiers temps,** sauf si votre bébé ne peut pas allaiter pour des raisons médicales. Cela risque de provoquer une surproduction de lait. Par contre, une fois l'allaitement installé, le tire-lait est un allié précieux, qui vous permettra d'être plus indépendante tout en conservant les bienfaits du lait maternel. Essayez de le tirer plutôt le matin, lorsque votre production est à son maximum (juste après la première tétée).
- **Parfois, le lait peut couler trop fort** et le bébé s'étrangle ou sembler avaler avec peine. Il se décourage, refuse le sein, puis pleure de faim une demi-heure plus tard. Dans ce cas, il est important de le tenir aussi verticalement que possible (malheureusement, la position allongée n'est pas conseillée) et de le calmer, de l'encourager à téter moins avidement. Surtout, n'abandonnez pas ! Le bébé apprendra tout seul à tirer moins fort pour régulariser le flot de lait.
- **Évitez de déshydrater les mamelons.** Ne les lavez pas systématiquement avant et après chaque tétée (ceci est encore conseillé dans certaines maternités), ne les séchez pas avec un séchoir à cheveux. Le lait maternel est riche en éléments anti-infectieux et a l'avantage d'être comestible et cicatrisant. Il est inutile de le nettoyer. Par contre, vous pouvez enduire le mamelon de lanoline pure (mais pas de crème à la lanoline), de pommade à base de vitamine A ou E, de miel ou de cérat frais sans eau (mélange de cire d'abeilles). L'homéopathie conseille de la crème de **Castor equi**.
- **Il est normal que les seins soient plus souples le soir.** Cela ne signifie pas que vous avez moins de lait.
- **Parfois, le bébé préfère un sein à un autre.** Les raisons sont multiples : il entend les battements de votre cœur du côté gauche, vous êtes droitière et le soutenez mieux de ce côté, vous avez mis un peu trop de crème d'un côté, votre chemise l'irrite... Pour lui faire accepter le « mauvais » côté, maintenez-le dans la même position en

le faisant glisser d'un sein à l'autre, ou installez-le à la verticale en lui parlant de votre désir de le faire téter à ce sein.

- **Faites tout votre possible pour ne pas quitter la maternité avant d'être certaine d'avoir bien compris les mécanismes de l'allaitement.** Ce conseil est particulièrement important pour une jeune mère qui choisit de quitter la maternité avant sa montée de lait, donc avant le démarrage du véritable allaitement.

Les obstacles au bon démarrage

Les compléments

Malheureusement, dans de nombreuses maternités, les puéricultrices et infirmières donnent encore des biberons de lait artificiel aux nouveau-nés, même si la mère essaie de démarrer un allaitement. Or, donner un biberon en complément est le plus sûr moyen de faire échouer un allaitement. **La succion du biberon est complètement différente de celle du sein :** le bébé doit pincer les bords de la tétine pour faire couler le lait. Il doit avaler comme un adulte en gardant sa langue à l'intérieur. Les premiers temps, le bébé peut avoir beaucoup de peine à distinguer la tétine du sein. Il étouffe, s'énerve et finit souvent par refuser le sein, qui lui demande plus d'efforts qu'une tétine d'où le lait coule tout seul (cette confusion disparaît au bout de trois ou quatre semaines). Si le bébé doit être nourri avec votre lait autrement que par le sein les premières semaines, donnez-lui à la cuillère, avec un compte-gouttes ou avec un bec verseur souple.

Le lait artificiel fait tenir les nouveau-nés plus longtemps (environ quatre heures au lieu de trois) car il est moins digeste que le lait maternel. Si le bébé reçoit un complément, il aura moins faim à la prochaine tétée. Il prendra donc moins de lait et aura de nouveau faim plus rapidement or, comme nous l'avons indiqué, il est essentiel d'allaiter fréquemment les premières semaines. Tout votre travail sera donc bouleversé et vous risquerez l'engorgement. Les seins, moins stimulés, produiront moins de lait. Le bébé aura faim. On lui donnera encore un complément. Et la lactation s'évanouira.

Il faudra insister, gentiment mais fermement, auprès des infirmières et puéricultrices (à chaque relève, car elles ne se transmettront probablement pas le message) pour qu'on ne donne pas de biberon à votre bébé. Vous pouvez coller une petite pancarte sur le berceau avec un message du style : « Bonjour ! Si je pleure, amenez-moi à ma maman, je ne prends pas de complément. »

Durant les premières semaines, lorsque la mère ne reconnaît pas encore bien les cris de son bébé, elle peut confondre les pleurs classiques du soir avec des pleurs de faim. Son premier réflexe est de penser qu'elle n'a pas assez de lait, et de lui proposer un biberon de complément.

Comment savoir si le bébé boit suffisamment ?

- La montée laiteuse a lieu trois ou quatre jours après l'accouchement.
- Le bébé tète au moins huit fois par vingt-quatre heures (environ toutes les deux ou trois heures, souvent avec une période pendant la nuit).
- Le bébé tète entre dix et quarante-cinq minutes à chaque fois et semble rassasié (même s'il ne s'endort pas).
- Il avale (« gloup ») toutes les trois ou quatre succions. S'il n'avale que trois ou quatre fois par minute, il se peut qu'il prenne trop peu de lait. La production doit donc être stimulée en le faisant téter plus fréquemment.
- Il s'endort calmement, totalement détendu, les doigts étalés.
- Vos seins paraissent plus légers et mous après une tétée.

- Le bébé mouille entre six et huit couches par jour (il urine plus souvent à partir du 5e jour) et émet au moins trois selles par jour (mais six à huit selles par jour est une fréquence tout à fait normale aussi et ne constitue pas un signe de diarrhée). À partir du 5e jour, et même plus tôt, ses selles sont jaunes or, assez liquides, granuleuses, avec une odeur douceâtre. Plus tard, lorsque l'allaitement est installé, certains bébés digèrent tellement bien le lait maternel qu'ils n'ont qu'une selle tous les deux jours !

Les bébés endormis

La plupart des nouveau-nés, on l'a vu, sont dans une phase de récupération les jours suivant l'accouchement. Les prématurés et les bébés souffrant d'un ictère peuvent continuer à être très endormis. Cet état de torpeur peut rendre le démarrage de l'allaitement difficile et frustrant. Il faut s'assurer que le bébé sent bien l'odeur des mamelons (évitez de les décaper avec de l'alcool ou tout autre produit désinfectant), lui mettre quelques gouttes de colostrum ou de lait sur les lèvres, lui masser le dos et lui parler. Parfois, un gant de toilette frais (pas froid) fera de l'effet. Insistez auprès du personnel médical pour qu'il vous amène le bébé toutes les trois heures et ne lui donne pas de complément (même si c'est votre lait) avant vingt-quatre heures d'essais infructueux.

Les difficultés de mise en bouche

L'allaitement est une technique que doit aussi maîtriser le bébé. Certains bébés naissent avec un mécanisme de succion qui n'est pas encore complètement développé. D'autres s'étouffent un peu et ne peuvent pas avaler le lait aussi rapidement qu'ils le tirent. Ces problèmes disparaissent avec le temps. Seulement, il faut avoir le courage de persévérer et de demander aide et conseils, d'abord en maternité puis auprès d'organisations spécialisées une fois de retour à la maison.

Conseils

Il n'est pas inhabituel qu'un bébé refuse soudain de téter un sein ou les deux pendant la 1re semaine. Vérifiez d'abord qu'on ne lui a pas donné de complément en biberon... Voici quelques « astuces » pour remédier à cette situation :

- *Ramollissez l'aréole juste avant la tétée en tirant du lait manuellement (sous une douche chaude si nécessaire) si les seins paraissent engorgés.*
- *Si le bébé agite la tête d'un côté à l'autre, tenez-le bien contre le sein pour que sa langue puisse sentir le mamelon.*
- *Faites-lui sucer votre doigt quelques secondes avant de le mettre au sein.*
- *Si le bébé semble « recracher » le sein, mettez un glaçon contre le mamelon quelques minutes pour le raffermir.*
- *Si le bébé semble sucer sa langue plutôt que le sein, vérifiez que son frein (petite membrane du dessous de la langue) n'est pas trop court (le médecin peut y remédier).*
- *Réessayez toutes les demi-heures. Après plusieurs tentatives infructueuses, tirez votre lait pour maintenir la production. Essayez de résister au moins vingt-quatre heures avant de lui donner votre lait dans un biberon. Certains bébés mettent dix jours pour apprendre à téter...*

Quelques remèdes

Pour les problèmes courants d'allaitement

Homéopathie

Si votre production de lait semble faible, vous pouvez prendre du **Ricinus** 4 CH (3 granules trois fois par jour) et en plus :

- **Agnus castus** 5 CH si vous vous sentez fatiguée et triste.
- **Asa fœtida** 5 CH si vos mamelons sont rouges et très sensibles, et les veines du sein sont très marquées.

Phytothérapie

- 10 gouttes avant le repas de midi d'une décoction 3 DH de parts égales d'huile essentielle de **blé**, d'**orge** et d'**avoine**.

L'engorgement

Un engorgement est une inflammation des tissus provoquée par une accumulation de lymphe (un œdème) dans les seins.

C'est un trouble relativement fréquent (qui affecte 20 % des femmes) dans les cinq ou six premiers jours après la montée de lait, lorsque la production n'est pas encore bien régularisée. Comme l'explique le Dr Marie Thirion dans son ouvrage de référence *L'Allaitement*, un engorgement n'est pas une accumulation de lait coincé, mais une congestion sanguine qui produit un œdème dans les seins, ainsi que des spasmes et contractions des canaux galactophores. La montée laiteuse qui a lieu entre le 2e et le 3e jour après l'accouchement provoque une dilatation assez brutale des réseaux vasculaires du sein. Seul le mécanisme de lactation (fabriquer et éjecter le lait) peut diminuer la tension dans les vaisseaux. Il faut donc le faire fonctionner fréquemment.

Si les seins sont régulièrement et bien stimulés (huit à dix fois par jour), de chaque côté, si la mère se sent bien dans sa peau, le risque d'engorgement est pratiquement nul. Toutefois, il peut arriver que, malgré les soins préventifs, les canaux galactophores deviennent trop durs et que le lait sorte difficilement. L'inflammation peut même provoquer de la fièvre et faire apparaître des ganglions sous les aisselles.

Si vous êtes tentée de laisser votre bébé aux puéricultrices toute la nuit, n'oubliez pas que la prolactine, l'hormone de production du lait, est surtout sécrétée dans la première partie de la nuit pendant les phases de sommeil profond. Les tétées de nuit sont donc indispensables les premiers jours pour prévenir l'engorgement.

Il arrive aussi qu'une jeune mère allaite sans problème à la maternité, puis que, une fois rentrée à la maison (surtout si le retour est précoce), ses rythmes soient perturbés. Ses seins s'engorgent et le bébé a du mal à téter. Si tel est votre cas, surtout n'abandonnez pas ! Suivez les conseils ci-dessous et donnez-vous quarante-huit heures de repos complet. L'allaitement pourra ainsi redémarrer et s'installer de façon durable.

Voici quelques conseils pour soulager l'engorgement :

- Douches sous de l'eau pas trop chaude, compresses d'eau tiède.
- Tétées très fréquentes (presque toutes les heures) qui durent au moins dix minutes de chaque côté. Massez-vous doucement la zone douloureuse des seins lors de la tétée.
- Applications locales de pansements ou de cataplasmes d'Antiphlogistine®, d'Osmogel® (ou de farine de lin, recouverts d'un coton cardé pour maintenir une chaleur tiède).
- Expulsion manuelle des seins avant la tétée pour faciliter la prise de l'aréole par le bébé : sous une douche pas trop chaude, positionnez vos doigts sur les bords

de l'aréole, le pouce en haut, les autres doigts en dessous. Poussez fort directement vers la poitrine puis relâchez en roulant les doigts et le pouce vers l'avant, comme si vous vouliez laisser des empreintes digitales. Continuez de manière rythmée : poussez, roulez, poussez, roulez pour vider suffisamment le sein afin que le bébé puisse prendre sans peine le mamelon en bouche. Évitez de tirer sur le mamelon ou de comprimer le sein.

Quelques remèdes

Homéopathie

- 3 granules trois fois par jour de **Phytolacca** 7 CH pendant deux jours, puis 9 CH pendant deux jours.
- **Urtica urens** 5 CH si vos seins sont engorgés et douloureux.
- Si vous pensez produire trop de lait, ce qui provoque des douleurs par engorgement des seins, **Lac caninum** 5 CH, 3 granules le matin, peut vous soulager.

La douleur

Quelquefois, l'allaitement semble bien se passer au début, mais les mamelons deviennent soudain très sensibles deux au trois jours plus tard. La douleur disparaît généralement au bout d'une dizaine de tétées mais peut persister trois ou quatre jours (avant de disparaître définitivement). Pour d'autres femmes, l'allaitement peut être douloureux au cours des premières secondes de la tétée, mais cette douleur disparaît rapidement.

Quelques remèdes

Homéopathie

Prendre 3 granules 3 fois par jour.

- Si vos mamelons sont douloureux comme si vous aviez reçu un coup : **Arnica montana** 5 CH.
- Si vos mamelons sont très sensibles au toucher et que vous êtes très nerveuse : **Chamomilla** 5 CH.
- Si les mamelons sont rouges et sensibles : **Croton tiglium** 5 CH.
- Si les douleurs surviennent après que le bébé a commencé à téter : **Rhus toxicodendron** 5 CH.
- Si la douleur du sein tété se situe surtout à droite et irradie ensuite à l'autre sein, vous avez plutôt trop de lait et vous êtes nerveuse : **Borax** 5 CH.
- Si, lorsque le bébé tète, la douleur irradie dans tout le corps et que vous sentez un ganglion sous l'aisselle : **Phytolacca** 5 CH.
- Si la douleur vient plutôt de l'intérieur du sein et irradie dans le dos : **Phellandrium** 5 CH.

Le **miel** est aussi un excellent cicatrisant. Ce « remède » est utilisé dans plusieurs hôpitaux.

Comment surmonter ces premiers jours difficiles ?

- Prenez du paracétamol une demi-heure avant d'allaiter (cela ne présente aucun risque pour le bébé).
- Massez le bout du sein à l'aide d'un glaçon pendant quelques minutes avant la tétée afin de l'insensibiliser. La douleur s'estompe énormément une fois le flux démarré.
- Souvenez-vous que la période de rodage peut être pénible mais ne dure jamais longtemps. Pour le bien-être du bébé, pour la beauté de vos seins (arrêter d'allaiter en pleine montée de lait peut provoquer des dommages esthétiques) et pour éviter une surinfection, ce n'est vraiment pas le moment d'abandonner !

Si vous pouvez tenir le coup quelques semaines, l'allaitement se transformera en un plaisir et vous ne ressentirez plus aucune douleur.

Les mycoses des bouts de sein

Le déséquilibre hormonal qu'entraîne l'accouchement ou un gros stress peut déclencher une mycose chez certaines mères. La pointe de sein peut avoir l'air toute mâchonnée et le bébé a de petites taches blanches en bouquets dans la bouche. Allaiter est très douloureux. Un antimycosique devrait régler le problème en quelques heures.

Les crevasses

Pendant les deux ou trois premières semaines de l'allaitement, le mamelon peut se gercer (il est marqué de minuscules traînées rouges) ou se fissurer. Le haut ou la base peuvent paraître rouge vif ou rouge framboise. La douleur est intense et de petits saignements sont fréquents. Surtout, ces plaies sont une porte d'entrée pour les microbes.

Appelées crevasses, elles sont provoquées par la mauvaise position du bébé, qui pince ou tire le mamelon en « tétouillant » au lieu de boire et parfois par la macération ou le dessèchement du mamelon.

- **Pour prévenir les crevasses,** assurez-vous que votre position est parfaite. Lors des premières tétées, demandez à la puéricultrice ou à l'infirmière de rester auprès de vous pour surveiller la mise en bouche. Les quarante-huit premières heures, une auxiliaire de puériculture ou une infirmière suffisamment formée à l'allaitement devrait être aux côtés de toute jeune mère qui allaite pour contrôler la mise en bouche. Lavez-vous les mains avant chaque tétée. Laissez sécher les seins à l'air libre pendant une demi-heure après la tétée.

♦ **En cas de crevasse,** enduisez la plaie de lait neuf. C'est un des plus puissants antiseptiques connus. Changez fréquemment de coussinet, évitez les pommades grasses qui favorisent la macération. Bien que controversés, les bouts de seins en silicone peuvent aider en cas de crevasse. Ils doivent toutefois être utilisés le moins longtemps possible. On peut, si nécessaire, mettre le mamelon au repos pendant six à douze heures, ne faire téter le bébé que d'un côté en dégorgeant le sein manuellement (surtout pas avec un tire-lait mécanique) toutes les trois heures pour maintenir la production de lait. Si la crevasse n'est pas trop importante, vous pouvez continuer à faire téter le bébé en le plaçant à quatre-vingt-dix degrés par rapport à sa position habituelle afin de modifier les tensions sur le sein.

Quelques remèdes

Homéopathie

- Pommade de **Castor equi**.
- Pour combattre les crevasses, prendre en alternance quatre fois par jour 5 granules de **Nitricum acidum** 5 CH et **Graphites** 15 CH, ainsi que les remèdes suivants selon votre condition :
- Si les crevasses sont accompagnées de fortes douleurs à la tétée : **Phytolacca** 5 CH.
- Si la peau du mamelon est fissurée et a tendance à suppurer : **Petroleum** 5 CH.
- Si le mamelon est gercé et ulcéré : **Castor equisetum** 4 CH.
- Si les crevasses produisent un écoulement jaune comme du miel : **Graphites** 5 CH.
- Si les crevasses sont sanguinolentes : **Nitricum acidum** 5 CH.
- Si vous ressentez une douleur forte dans le sein au cours de la tétée qui irradie jusque dans l'épaule : **Croton tiglium** 5 CH.
- Si en même temps que les crevasses vous souffrez de maux de tête et de constipation : **Lac defloratum** 5 CH.

La lymphangite

Cette espèce de « grippe du sein » affecte presque 30 % des mères qui allaitent (la statistique est beaucoup plus basse dans les pays où l'allaitement est encouragé et bien enseigné). Elle a pour symptômes une montée de fièvre brutale (39-40 °C), une fatigue intense, des frissons (comme une grippe), des douleurs diffuses, un gonflement mammaire très douloureux, une plaque rouge sur le sein (comme une marque de fer à repasser) et/ou des traînées rouges, souvent enfin des ganglions enflés sous le bras.

À ce stade, la pathologie est une inflammation des tissus du sein mais pas encore une infection. Le lait maternel n'est donc pas infecté. En France, certains médecins prescrivent encore d'arrêter immédiatement l'allaitement en cas de lymphangite, de tirer son lait mécaniquement et de le jeter. Mais, comme il a été constaté que les tire-lait ne vidaient pas suffisamment le sein, de nombreux médecins aujourd'hui encouragent les femmes à maintenir l'allaitement. Toutefois, l'aspect du lait doit être surveillé de près afin de s'assurer que la situation ne s'est pas aggravée et que le sein n'est pas infecté. Le test est très simple : après chaque tétée, recueillir quelques gouttes de lait sur un coton ou un mouchoir. Le lait sain est absorbé et le mouchoir reste blanc. Mais, si une infection s'est déclarée, le pus qui se trouve dans le lait laisse une trace verdâtre.

Ce que vous pouvez faire

- **Videz le sein** dix à douze fois par vingt-quatre heures, en commençant par le côté malade. Ce sera douloureux au départ, mais la douleur s'atténuera lorsque le sein sera un peu dégorgé.
- Entre deux tétées, appliquez sur le sein des **compresses chaudes** et humides ou des cataplasmes d'Antiphiogistine® (recouverts d'un coton cardé pour maintenir une chaleur tiède).

- Observez un **repos au lit absolu**, le bébé à vos côtés.
- Certaines femmes sont plus soulagées par le froid que par la chaleur. Si vous préférez, appliquez sur le sein une vessie remplie de glace, bien enrobée dans une serviette afin d'éviter toute brûlure par le froid) ou un pack réfrigérant (vendu en pharmacie pour les entorses).

Quelques remèdes

Homéopathie

- **Silicea** 30 CH, 3 granules deux fois par jour jusqu'à la disparition des symptômes.
- Ou bien 3 granules de **Phytolocca** 7 CH, trois fois par jour le 1er jour, puis 9 CH le 2e jour, puis 12 CH le 3e jour.
- Si vous prenez un traitement allopathique, vous pouvez l'associer à :
  – 3 granules une fois par vingt-quatre heures de **Pyrogenium** 5 CH.
  – 3 granules toutes les douze heures de **Belladonna** 4 CH.
  – 3 granules tous les trois jours de **Bryonia alba** 9 CH.
- Si le sein est très sensible, congestionné, bleuâtre et que vous avez des sueurs chaudes : **Lachesis mutus** 5 CH, 3 granules trois fois par jour.
- Si votre fièvre est élevée et votre état général dégradé : **Anthracium** 9 CH, 3 granules trois fois par jour.
- Si votre pouls est rapide, que vous êtes prostrée et agitée à la fois : **Pyrogenium** 9 CH, 3 granules trois fois par jour.

Phytothérapie

- On recommande de mélanger de la racine de **bardane** et de **consoude**, de la plante de **sauge**, de **prêle** et d'**absinthe** à parts égales pour en faire une décoction à raison de 5 grammes du mélange par tasse, et de boire 3 tasses par jour de cette tisane dépurative et drainante.

En principe, en observant ces conseils, la lymphangite devrait disparaître en vingt-quatre à quarante-huit heures. Toutefois, si les symptômes persistent plus de trente-six heures, contactez votre médecin car il faut démarrer un traitement antibiotique compatible avec l'allaitement (pendant au moins dix à quinze jours). Ne l'arrêtez pas trop tôt, car une rechute peut entraîner un abcès du sein. Des germes ont probablement pénétré le sein par une plaie de l'aréole ou du mamelon, ou bien ont été amenés à partir d'un foyer à distance (infection urinaire, abcès dentaire...). Votre médecin pourra le confirmer par un examen cytobactériologique avec antibiogramme. L'allaitement doit, si possible, être maintenu du côté sain car le bébé a inévitablement absorbé quelques germes. Plus que jamais, il a besoin des éléments de défense du lait de sa mère.

La prévention de la lymphangite

- **Allaitez fréquemment** pour éviter l'engorgement.
- **Évitez les crevasses** (voir p. 260-261) en allaitant dans une bonne position, en laissant sécher les seins à l'air, en veillant à ne pas décaper le mamelon avec des produits agressifs, en gardant les seins au sec.
- **Évitez les courants d'air.** Couvrez toujours votre poitrine et vos bras. Attention : les lymphangites « à répétition » sont souvent la même lymphangite qui n'a pas été complètement guérie. Parfois, elles correspondent à un déficit de vitamine C, à une anémie ou même au port d'un soutien-gorge trop serré.

L'abcès du sein

C'est une complication rarissime d'une lymphangite mal soignée. Elle se traduit par une forte fièvre, des douleurs lancinantes ou pulsatiles dans le sein qui est figé par une masse dure et douloureuse. La mère est épuisée, très pâle, et l'analyse de sang, qui montre l'existence d'une grave infection, permet d'identifier le germe. Une incision chirurgicale est nécessaire pour drainer l'abcès. Le médecin prescrit généralement un long traitement antibiotique.

Quelques remèdes

Homéopathie

- Lorsque l'abcès commence à se former et que le sein est rouge et chaud, avec des douleurs pulsatiles : **Belladonna atropina** 9 CH.
- Si l'abcès s'accompagne d'un écoulement de pus : **Hepar sulfur** 4 CH.
- Si vous avez tendance aux abcès, prenez **Silicea** 9 CH de manière préventive.

À LIRE :

L'incontournable livre de référence du Dr Marie Thirion : *L'Allaitement : de la naissance au sevrage*, Albin Michel, 2004.

Et aussi :

Catherine Maupas et Marie-Dominique Linder, *L'Allaitement de mon enfant*, Hachette Pratique, 2004.
Christilla Pellé-Douël, *Le Guide de l'allaitement*, Marabout, 2004.
Pascale Walter, *Guide de l'allaitement et du sevrage*, La Découverte, 2004.
H. Welford, *L'Allaitement de votre bébé*, Broquets Eds., 2004.

ADRESSES UTILES :

Pour avoir l'adresse du lactarium le plus proche : l'Association des lactariums de France (ADLF), 26, Bd Brune, 75014 Paris.
Tél : 01 40 44 39 14.

L'incontournable : *www.lllfrance.org* – Le site de La Leche League en France, l'association mondiale qui encourage les mères à allaiter leur enfant. Vous trouverez sur son site soutien, conseils, une liste de publications sur l'allaitement ainsi qu'un annuaire de liens vers d'autres sites.

Et aussi :

www.allaiter.free.fr – Site d'informations et un forum sur l'allaitement maternel.

www.allaitement-informations.org – Pour les mères qui habitent l'Est, une association régionale très dynamique basée à Metz. Peut aussi être contactée au 03 87 52 80 16.

www.allaitement-jumeaux.com – Conseils spécifiquement destinés aux mères de jumeaux.

www.coordination-allaitement.org – Le site de la Coordination française pour l'allaitement maternel propose des liens vers l'annuaire des associations de soutien à l'allaitement maternel ainsi que la liste des membres du réseau « Hôpital Ami des Bébés ».

www.info-allaitement.org – Le site de l'Association Information pour l'Allaitement, fondée en 1996. Très complet, il propose des informations médicales et des conseils pour les mères et aussi pour les professionnels.

www.lesmiam.free.fr – Mille informations sur l'allaitement maternel ainsi que des courbes de poids à compléter.
L'association Marraines de l'allaitement maternel (MDAM) propose aux futures mamans un jumelage avec une mère allaitante dans leur région. Le réseau peut être contacté par leur site Internet : *www.reseau-mdam.org*
www.monallaitement.com – Tout sur l'allaitement maternel et artificiel.

www.solidarilait.org – Le site d'un réseau d'associations, de parents et de professionnels de la santé concernés par l'allaitement maternel et l'accueil de l'enfant. Il propose également une écoute téléphonique : 01 40 44 70 70.

Chapitre 16

L'allaitement installé

De retour à la maison

Pendant les deux ou trois premières semaines qui suivent l'accouchement, l'allaitement peut sembler assez erratique : le bébé ne distingue pas encore le jour de la nuit et réclame sans rythme fixe. Il est très courant que la production de lait baisse au moment du retour à la maison. Mais, dès que les mères retrouvent leurs habitudes et le plaisir d'être chez elles, la production reprend.

Une fois rentrée à la maison, la jeune mère comprendra rapidement que l'allaitement exige une grande disponibilité pendant quelques semaines. Il faudra donc s'être bien organisée à l'avance pour ce qui concerne la « gestion » des aînés et des tâches ménagères. Sachez cependant que l'allaitement devient de plus en plus facile. La plupart des mères qui allaitent plus de trois mois vous diront combien il est plus pratique d'allaiter. Sachez aussi que, selon l'Organisation mondiale de la santé (OMS), un bébé n'a besoin d'aucune autre alimentation que le lait maternel jusqu'à l'âge de 6 mois. Malheureusement, nous sommes abreuvés d'idées reçues (« il faut arrêter d'allaiter avant de reprendre le travail ») et soumis à la pression des fabricants de nourriture pour bébé.

La reprise du travail ne signifie pas l'arrêt complet de l'allaitement. Aux États-Unis, par exemple, 50 % des mères d'enfants de 6 mois allaitent encore. Les mères qui travaillent peuvent donner une tétée le matin, une en rentrant à la maison et une tard le soir, tout en tirant leur lait entretemps sur leur lieu de travail (la législation française donne aux femmes qui allaitent une heure par jour sur leur temps de travail). Pendant la journée, le bébé peut boire le lait maternel qui a été conservé au réfrigérateur (pas plus de quarante-huit heures). Le week-end, par contre, il faut allaiter pour toutes les tétées. Et si le lait se tarit un peu le vendredi, la production aura totalement repris le lundi matin.

Les deux grands ennemis de l'allaitement maternel sont la fatigue et l'isolement. N'hésitez pas à contacter les associations de soutien à la lactation (voir p. 265-266) afin que quelqu'un vienne à votre domicile vous apporter des conseils et un soutien. Repérez pendant la grossesse une ou deux femmes qui ont allaité avec succès, et n'hésitez pas à leur demander conseil dans les premières semaines.

Malheureusement, certaines femmes s'arrêtent d'allaiter trop tôt parce qu'elles n'osent allaiter en dehors de la maison. Elles se sentent rapidement « prisonnières », exclues d'une vie sociale normale. Le regard des autres peut être pénible, donner l'impression à la mère qu'on la considère comme une vache à lait. Pourtant, hors de la maison, on trouve toujours un coin calme pour allaiter le bébé discrètement, en se couvrant d'une grande écharpe ou d'un foulard.

Ce n'est hélas que le début. Plus tard, les commentaires porteront sur la manière dont vous habillez vos enfants, les jouets que vous leur achetez, leur comportement à l'école... Votre premier souci est le bien-être de vos enfants. Il n'y a aucune raison de ne pouvoir combiner allaitement et vie normale.

Durant ses 6 premiers mois, le bébé traversera des « paliers de croissance » pendant lesquels il réclamera soudain plus de lait. Ces paliers se situent aux environs de : 6-10 jours, 3 semaines, 6 semaines, 3 mois, 6 mois. Vos seins metttont deux ou trois jours à produire la quantité de lait supplémentaire pour satisfaire cette nouvelle demande.

Il est donc extrêmement important de donner intensivement à téter et **de ne surtout pas sevrer par erreur**, en pensant que votre lait s'est tari. Si l'on propose des compléments au bébé, il dormira plus et tétera donc moins souvent, au moment où justement il faudrait qu'il tète le plus. La production chutera pour de bon.

Environ six à huit semaines après l'accouchement, certaines mères ont quelquefois l'impression que leurs seins sont moins remplis. Cela correspond simplement au fait que les tissus se sont ajustés au plus grand volume de lait.

Si vous avez l'impression que votre bébé réclame souvent des petites « collations », il est en fait en train de stimuler vos seins pour augmenter votre production de lait. Par contre, ces « collations » peuvent aussi être une simple mauvaise habitude. Si vous pensez que tel est le cas, essayez d'augmenter graduellement le temps entre les tétées de quinze minutes par jour, jusqu'à arriver à un rythme plus satisfaisant.

Au bout de deux mois, et dans la majorité des cas, l'allaitement est bien « installé ». Vous pouvez maintenant partir seule pendant plusieurs heures et même pendant des journées entières. Votre réflexe d'éjection pourra se faire sans la succion du bébé, ce qui lui permettra de tirer votre lait beaucoup plus facilement. Le bébé pourra boire un biberon sans pour autant renier le sein. Malheureusement, de nombreuses mères ne connaîtront pas cette « période bénie » car elles auront totalement arrêté d'allaiter avant de reprendre leur travail.

Si la production du lait baisse

La fatigue se répercute directement sur la production de lait. Il faut donc adopter une solution d'urgence :

- Couchez-vous pendant un jour et demi. Dormez, détendez-vous, coupez-vous du monde extérieur pour vous retrouver comme dans une bulle avec le bébé.
- Accordez-vous une aide exceptionnelle pour les aînés, comme si vous étiez malade.
- Reportez toutes les visites prévues.
- Buvez 2,5 litres de liquide par jour (surtout de l'eau).
- Prenez 4 ou 5 tasses par jour d'une infusion de 30 à 40 g par litre d'eau de sommités fleuries de **fenouil**.
- Prenez du **Calcarea carbonica** 9 CH, 3 granules deux fois par jour.

Si le bébé ne prend pas de poids

Le meilleur remède n'est pas de lui offrir des biberons de complément. Il faut :

- S'assurer que votre position est bonne (voir p. 242-244).
- Lui consacrer deux ou trois jours pendant lesquels vous allaiterez fréquemment. Le réveiller s'il dort pendant plus de six heures.
- Écouter sa déglutition. Dès qu'il cesse d'avaler, le changer de sein. Alterner toutes les dix minutes.
- Essayer d'allaiter dans un endroit calme et sombre.
- Si le bébé semble vouloir ne téter que d'un côté, lui proposer en premier le sein qu'il aime le moins.

Au bout de deux ou trois jours, vous aurez plus de lait et le bébé en prendra plus.

Le sevrage

Il existe une idée fausse selon laquelle le sevrage serait plus facile le 1er mois, l'enfant offrant moins de résistance. Il ne faut pourtant pas oublier que le nouveau-né, s'il a peu de moyens de s'exprimer à cet âge-là, peut tout de même se sentir frustré. Le sevrage devra être effectué en douceur à tout âge, et ne jamais être associé à une séparation ou à un abandon. Cela signifie que vous devrez vous organiser pour que le sevrage soit réalisé avant un voyage ou avant la reprise du travail, si possible lorsque le bébé est en pleine forme (ni enrhumé, ni en période de poussée dentaire). Prenez le temps de le câliner, et de compenser par de la tendresse le lien brisé de l'allaitement.

Quelques remèdes

Homéopathie

Pour sevrer en douceur :
- **Pulsatilla** 12 CH : 1 dose.
- **Calcarea carbonica** 5 CH : 3 granules matin et soir jusqu'à l'arrêt de la lactation.
- **Lac caninum** 5 CH : 3 granules le soir au coucher jusqu'à l'arrêt de la lactation.

Phytothérapie

- On conseille de mélanger des parties égales de plante de **pervenche** et de **mercuriale**, et de semences de **persil**. Préparer 5 grammes du mélange par tasse en décoction légère et boire plusieurs tasses par jour.

Aromathérapie

- 2 gouttes trois fois par jour d'huile essentielle de **menthe** sur un petit morceau de sucre ou avec du miel.

Pour sevrer, il suffit de remplacer une tétée – ni celle du matin ni celle du soir de préférence – par un biberon de lait artificiel. Au bout de quelques jours, la production de lait baisse. Puis une autre tétée est remplacée et ainsi de suite. Le lait maternel diminue puis disparaît spontanément (certaines femmes trouvent utile de manger beaucoup de persil pendant cette période). Une fois le bébé complètement sevré, les seins retrouveront la taille et la forme qu'ils avaient avant la grossesse (ils pourront encore garder un peu de lait pendant quelques semaines, mais cela ne présente aucun danger). Plus l'allaitement aura été long (au moins cinq mois), plus le galbe du sein sera embelli.

Si vos seins continuent à se remplir à l'heure des tétées, tirez juste assez de lait pour être soulagée, mais surtout ne laissez pas téter le bébé car il donnera aux seins le signal de reprendre leur production.

De nombreuses femmes trouvent la réadaptation psychologique du sevrage beaucoup plus pénible que son côté mécanique. Le sevrage signifie la fin de la période de « bulle » pendant laquelle le bébé et sa mère étaient un peu en dehors du temps, une fin parfois plus difficile à accepter que la coupure du cordon à la naissance. Ces préoccupations peuvent être partagées avec une sage-femme, qui pourra apporter un précieux soutien au cours de la période du sevrage.

Dans les semaines ou mois qui suivent l'arrêt de l'allaitement, certaines femmes peuvent sentir un ou deux petits kystes dans les seins. Ce sont des galactocèles, apparus sur des canaux galactophores dont le lait n'a pas été évacué. Il ne faut pas les presser ni les toucher, ils disparaîtront spontanément au bout de quelques mois.

Chapitre 17

L'alimentation de la femme qui allaite

Une femme qui allaite produit chaque jour 700 à 800 millilitres de lait qui contient 330 milligrammes de calcium par litre. Cela lui demande une dépense énergétique supplémentaire de 500 calories par jour. Bien s'alimenter lorsqu'on allaite est donc aussi important pour la santé de la mère que pour celle du bébé.

La qualité du lait maternel n'est affectée que dans des cas extrêmes de privation ou de surabondance d'un aliment. La quantité de lait dépend de l'alimentation de la mère. La nourriture absorbée par une femme qui allaite sert non seulement à couvrir ses besoins nutritionnels, plus importants au cours de la période postnatale, mais aussi à produire le lait. Une femme qui se nourrit mal peut avoir un bébé bien portant, mais ce sera au détriment de sa propre santé. Si vous manquez d'un apport nutritif, votre corps favorisera la production du lait aux dépens de vos besoins (comme pendant la grossesse, où les besoins nutritifs du fœtus sont satisfaits avant ceux de la mère). En effet, le bébé (qui ne pèse que quelques kilos) reçoit presque 1 000 calories par jour du lait maternel ! Que signifie bien se nourrir lorsque l'on allaite ? On peut comparer une femme qui allaite à un coureur de marathon. Mais les besoins de ce dernier sont au départ les mêmes que ceux de toute jeune mère, avec des apports caloriques supplémentaires. Les besoins de la mère sont étalés sur vingt-quatre heures, et non pas sur les 16 heures d'efforts du coureur.

L'essentiel

- **Augmentez votre consommation d'eau de 1 litre par jour :** buvez entre 2,5 et 3 litres. Les femmes qui allaitent ont de toute façon plus soif, surtout pendant les tétées, car une partie de leur consommation d'eau sert à l'élaboration du lait. Mais attention, trop de liquides réduisent la production de lait. Ne vous forcez pas.
- **Augmentez l'apport énergétique quotidien** pour atteindre 2 500 calories : vous pouvez même manger un peu plus si vous comptez poursuivre l'allaitement pendant plus de trois mois (2 800 calories par jour). Mais attention, les femmes qui allaitent sont souvent tentées par les sucreries. Préférez les aliments maigres !
- **Favorisez les protéines :** la règle de base est de manger chaque jour 1 gramme de protéines par kilo de poids.
- **Répartissez l'alimentation sur cinq « repas »,** avec une collation supplémentaire le soir ou pendant la nuit. Chaque collation est l'occasion de boire de l'eau, de consommer un produit laitier (maigre) et un fruit. Comme le corps produit continuellement les constituants du lait, il a besoin d'apports énergétiques réguliers.
- **Proscrivez absolument le tabac :** la nicotine passe très bien dans le lait maternel. Si vous ne pouvez vous contrôler, respectez au moins un délai d'une heure entre votre dernière cigarette et la tétée afin que la nicotine présente dans votre corps ait le temps de se décomposer en partie.
- **Évitez la consommation régulière d'alcool :** l'alcool passe dans le lait en moins d'une heure et, consommé en grosses quantités (plus de trois verres), entraîne des retards de croissance. Évitez tout alcool tant que vous allaitez.
- **Ne prenez aucun médicament sans avis médical :** la plupart des antibiotiques, les sulfamides, les laxatifs chimiques et tous les produits contenant de l'iode sont contre-indiqués en période d'allaitement. D'autres médi-

caments pris sur une longue période peuvent se révéler dangereux. C'est le moment idéal pour profiter des bienfaits de l'homéopathie.

- **Faites attention aux polluants :** comme la nicotine de la fumée de cigarette, les résidus de pesticides passent facilement dans le lait maternel. Si vous allaitez, essayez d'éviter les insecticides en aérosols, en plaquettes ou en serpentins. L'été, préférez des insecticides naturels comme la citronnelle.
- **Consommez des graisses insaturées et des graisses non saturées en lipides :** les huiles de tournesol, de maïs, de colza, et d'olive apportent des acides gras essentiels à la constitution du système nerveux du bébé.
- **Consommez des aliments contenant de la vitamine B9 :** dans les sociétés occidentales, la seule vitamine qui fasse vraiment défaut dans le régime des femmes est la vitamine B9 (l'acide folique). La prise d'une pilule contraceptive entraîne des besoins accrus en vitamine B9 et en vitamine B6. Au cours de la grossesse, la vitamine B9 est indispensable au développement du système nerveux du bébé. On la trouve dans les asperges, le chou, le maïs et les pois chiches, ainsi que dans les épinards.
- **Prenez des suppléments de zinc :** selon une étude anglaise, les femmes enceintes et allaitantes manquent aussi souvent de zinc. Elles devraient en consommer 15 à 20 milligrammes par jour, or elles n'absorbent que 40 % de leurs besoins. Le zinc se trouve dans les œufs, les viandes, le blé complet et les flocons d'avoine.
- **Absorbez 1 200 milligrammes de calcium par jour :** une alimentation équilibrée ne représente que 800 à 1 000 milligrammes de calcium par jour. Comme une femme qui allaite a besoin de 1 500 milligrammes, un supplément sera probablement nécessaire. Il peut être absorbé en partie sous forme de produits laitiers. Pour compléter les produits laitiers, la jeune mère peut aussi consommer des légumes crus, des amandes et des noisettes, et boire des eaux minérales riches en calcium tel-

les que Contrex® ou Hépar® (1 litre équivalant à deux verres de lait).

- **Ne vous précipitez pas sur la vitamine A :** on parle beaucoup de suppléments en vitamine A pour la femme qui allaite, car ses besoins passent de 1 000 à 1 300 milligrammes par jour. Il est vrai que, si la femme a manqué de vitamine A pendant sa grossesse, cette déficience s'accroîtra après l'accouchement. Mais toute personne qui consomme suffisamment de carottes, de légumes, de beurre, de poisson et de viande absorbe suffisamment de vitamine A.

On entend beaucoup de choses sur les aliments qui peuvent gêner le bébé : navets, céleri, cresson, agrumes, oignons, choux, épices, poireaux, chou-fleur, qui peuvent lui donner des gaz ou altérer le goût du lait... Par exemple, certains disent que l'ail augmente la production de lait, d'autres que l'ail donne des gaz au bébé. Or, aucune règle universelle n'est valable (d'ailleurs, différentes cultures favorisent certains aliments que d'autres considèrent comme « mauvais » pour la femme qui allaite). Chaque bébé réagit différemment aux aliments que consomme sa mère. Si votre bébé est particulièrement perturbé un jour, essayez de vous remémorer ce que vous avez mangé dans les dernières vingt-quatre heures. Si un aliment vous paraît suspect, éliminez-le de votre régime pour quelque temps.

Les galactologues sont des aliments ou des suppléments supposés augmenter la production de lait. Leurs effets ne sont pas prouvés scientifiquement, mais ils ont un effet placebo (psychologique). Attention : en granulés, ils sont très riches en sucre et donc très caloriques. Toutefois, de nombreuses sages-femmes vous diront que le fenouil et la bière augmentent la production de lait et que le persil la stoppe.

Quatrième partie

UN MÉLANGE DE SENTIMENTS

Chapitre 18

Les premiers jours

Une période de mutation

Le corps et l'esprit sont étroitement liés. Certains états psychologiques peuvent modifier l'état du corps, ainsi le stress augmente la tension artérielle. De même, certains problèmes physiques agissent sur l'esprit : la douleur fatigue. Or, un accouchement est la plus importante des transformations physiques que puisse subir une femme. Toutes les lentes mutations qui se sont opérées pendant neuf mois s'inversent en quelques heures. L'équilibre des hormones, ces « ponts entre le corps et l'esprit », est totalement déstabilisé. L'impact psychique d'un accouchement est donc très important.

L'esprit d'une jeune mère a besoin de plus de quelques jours pour « décanter » cet événement que constitue un accouchement, et pour trouver un nouvel équilibre. Les suites de couches sont une importante période de transition psychique. Son corps se renouvellera au fil des semaines, mais sa « tête » ne suivra pas toujours. Elle passera par des moments d'hypersensibilité, d'inquiétude et même d'anxiété. Ses rêves seront plus intenses, parfois bizarres. Et ses réactions émotives pendant cette période assez déstabilisante dépendront beaucoup de son passé psychologique, de sa situation socioprofessionnelle et de sa capacité de récupération.

D'après le Dr James Hamilton, l'un des pionniers dans l'étude de la dépression postnatale, les réactions émotives de la mère évoluent tout au long de la période du post-partum :

- **Les deux ou trois premiers jours**, la mère est dans une phase latente. Ses besoins sont simples : dormir et se nourrir. Plutôt passive et obéissante, elle paraît un peu dépassée par les événements. Elle se remémore les détails de son accouchement.
- **Du 4e au 10e jour**, la mère commence à reprendre des initiatives et se montre plus indépendante, plus autonome. Elle établit petit à petit une routine avec son bébé et apprend à gérer sa nouvelle situation. Elle entre par contre dans la période du contrecoup émotif de l'accouchement. C'est aussi le moment où le taux des hormones de la grossesse chute brutalement. Les doutes et les inquiétudes l'assaillent. C'est un moment où, facilement, la moindre petite phrase prend des proportions démesurées, où on a tendance à prendre tout mal, à être très vulnérable. La femme fait le deuil de son « bébé imaginaire », idéalisé pendant neuf mois et auquel ne ressemble guère le bébé réel. Tous ces troubles se manifestent par des larmes et des sautes d'humeur appelés couramment « baby blues ».
- **Du 11e jour à 6 semaines**, le « baby blues » est terminé mais la mère passe par des périodes de « déprime » dues à la fatigue, et ressent des troubles physiques et psychiques. L'entourage, qui s'est montré si enthousiaste au début, la délaisse maintenant, juste au moment où elle aurait le plus besoin de soutien. Elle se sent isolée du monde adulte, parfois « étouffée » par le bébé. Dans un cas sur dix, cela évolue vers la franche dépression postnatale.
- **Entre le 2e et le 4e mois,** une nouvelle routine s'établit, la femme se sent moins vulnérable. Le bébé est plus présent et semble plus calme. Il apprend à s'endormir

tout seul. Mais la fatigue et le sentiment de solitude sont encore bien présents. Quatre cas de dépression postnatale sur dix se déclarent au cours de cette période.

La rencontre avec le bébé

Au départ, chacun cherche à faire réagir l'autre. On dit qu'il y a « séduction réciproque ». La mère utilise spontanément un ton de voix plus doux et plus mélodieux qui suscite une réaction chez l'enfant. Les premiers temps, lorsque le bébé cherche à téter, la mère sait qu'elle peut combler ce besoin et se sent donc indispensable, valorisée. Plus tard, la sensation de bien-être pousse le bébé à manifester son contentement : il vagit, il sourit, la regarde droit dans les yeux et la mère fond.

Le célèbre pédiatre et psychanalyste britannique Donald Winnicott a longuement étudié l'état d'hypersensibilité de la mère pendant la grossesse et les premières semaines qui suivent l'accouchement. Il a appelé cet état « préoccupation maternelle primaire ». C'est un phénomène naturel qui permet à la mère d'être plus à l'écoute de son enfant et de mieux s'en occuper.

Pendant la grossesse déjà, l'inconscient semble être plus présent, les souvenirs anciens, les fantasmes affluent sans être refoulés par la conscience comme en temps normal. Winnicott parle même d'une « folie ordinaire » chez la jeune accouchée, d'un état de régression qui permet à la nouvelle mère de s'identifier profondément à son nouveau-né et de comprendre instinctivement ses besoins.

Les innombrables études menées sur le processus d'attachement de la mère et de l'enfant démontrent bien que ce mécanisme est très complexe. L'intérêt de la mère pour son bébé ne s'accompagne pas nécessairement et immédiatement d'amour. Plus de 40 % des jeunes mères avouent au contraire ressentir de l'indifférence ou bien toute une série d'émotions plutôt négatives. Souvent, elles s'inquiètent de tels sentiments qui sont en contradiction avec l'image traditionnelle de la mère bienheureuse et n'osent pas les partager, même avec leurs conjoints. Elles s'étonnent de ne pas être conformes à l'image de la mère radieuse. Certaines ont même peur qu'il n'arrive quelque chose à leur enfant si elles ne l'« apprécient » pas suffisamment.

Des sentiments mitigés

Il faut savoir que les pensées négatives, les troubles et les doutes sont extrêmement courants. En voici quelques exemples :

- **L'impression d'être endolorie, une absence de sentiments :** de nombreuses femmes éprouvent surtout un grand sentiment d'étrangeté face à ce nouveau-né et ne ressentent pas ce grand élan maternel par lequel elles croyaient être submergées. Le bébé présent est tellement différent du bébé de leurs rêves ! Le vide dans leur ventre, qui a remplacé la plénitude de la grossesse, peut s'accompagner pendant quelque temps d'un vide affectif.
- **Un surinvestissement affectif :** ces mères sont complètement absorbées par le bébé et ne s'intéressent plus à rien en dehors de lui. Elles réagissent un peu comme avec un nouvel amant. Elles sont attentives, tendues, hypersensibles aux commentaires (enfant trop gros, pas assez gros, ressemblances familiales), elles basculent de l'exaltation au désespoir.
- **La peur de se perdre :** la vie s'organise maintenant autour du bébé, qui prend le pas sur tout. L'entourage concentre son attention sur l'enfant. La femme se sent comme dévorée par cette petite créature. Si le bébé ne réagit pas suffisamment, n'ouvre pas les yeux parce qu'il

est toujours assoupi, ne gazouille pas, pleure, refuse son lait, la mère peut interpréter cela comme une absence de reconnaissance et se décourager.

- **Une perte de statut :** enceinte, la future mère était le centre de l'attention, l'objet de la sollicitude de son entourage. Après l'accouchement, elle redevient soudain une femme ordinaire, elle perd de son « aura ». C'est ce changement de statut social qui risque de la désorienter. Il est difficile pour certaines de ne plus être une star. Dans d'autres sociétés que la nôtre, la maternité est une consécration, la finalité de la vie d'une femme. Chez nous, être mère n'est qu'un choix possible parmi d'autres, et qui risque d'en exclure d'autres. De plus, si la femme n'a pas reçu suffisamment d'attention lors de sa propre enfance, elle peut se sentir en concurrence avec son enfant.
- **Une grande fragilité affective :** l'hypersensibilité de la jeune mère vis-à-vis de son enfant s'accompagne inévitablement d'une émotivité plus aiguë. Elle est plus susceptible, plus facilement bouleversée. Surtout, elle s'inquiète de ses réactions étranges et inattendues. Dans cette période d'insécurité émotionnelle, la femme a énormément besoin d'amour, de soutien moral et d'attention.
- **L'inquiétude :** les jeunes mères, en particulier les primipares, sont en proie à d'innombrables doutes. Elles s'inquiètent de l'état du bébé même si sa santé est excellente. Elles ont peur de ne pouvoir tout contrôler afin de protéger ce bébé si fragile. Elles doutent de leur aptitude à être de bonnes mères, se sentent incompétentes et dépassées. Elles s'interrogent sur la capacité de leur conjoint à être un bon père, à pourvoir aux besoins matériels et affectifs de la famille. Elles appréhendent leur retour à une vie professionnelle. Elles craignent de ne plus retrouver l'intimité de leur couple.
- Il est aussi fréquent de ressentir des doutes pendant une période plus longue après la naissance du deuxième

enfant, car il est plus difficile de se consacrer entièrement à lui.

- **La déception :** si l'accouchement a pris une tournure imprévue (césarienne d'urgence, forceps, anesthésie alors qu'elle pensait ne pas en avoir besoin), la mère peut être très découragée. Nous en reparlerons plus loin. La déception peut trouver son origine dans l'apparence physique du bébé ou dans son sexe. Les jeunes parents oublient que les bébés de la pub ont déjà quelques mois et sont surpris à l'apparition de ce petit tout « chiffonné ». Il arrive, si le sentiment d'échec est trop grand, que la femme se détourne de son enfant, ou bien se force à lui prêter attention en public uniquement. Elle se sent incompétente et le bébé ressent cette insécurité.
- **La tension :** les jeunes mères qui ont un passé de fausses couches, de bébé prématuré ou d'infertilité sont plus anxieuses pendant leur grossesse. Elles ont aussi tendance à conserver après leur accouchement une anxiété qui rend parfois les premiers contacts avec le bébé un peu plus tendus. Parfois, les superstitions liées à la société (peur d'avoir un bébé malformé, peur de la douleur, peur de ne pas retrouver sa silhouette, peur de changer de style de vie) suffisent pour créer de la tension.

Le deuil de l'enfant imaginaire

C'est un terme utilisé par les psychologues pour expliquer la mélancolie que ressentent de nombreuses mères après l'accouchement. Avant la naissance, l'enfant était « porté » non seulement dans le ventre de la mère mais aussi dans son cœur, dans sa tête. Toutes les futures mères fantasment sur leur bébé. Après la naissance, l'enfant est dans son berceau mais le ventre est vide, la présence secrète et intime a disparu. Le bébé réel, inévitablement différent du « bébé imaginaire », est soit une formidable surprise, soit une déception si son sexe ou son apparence ne coïncident pas avec les attentes de ses parents. Cette réalisation se fait parfois au premier contact avec le bébé, parfois bien plus tard. Pour ces raisons, certaines femmes ressentent une grande tristesse après l'accouchement, comme si elles avaient perdu un être cher. Elles pleurent leur « bébé imaginaire ».

Il faut souvent du temps pour surmonter toutes ces préoccupations et « tomber amoureuse » de son bébé. Cette période peut durer quelques jours, et même quelques semaines. Le contexte familial et socio-économique joue ici un rôle important (situation financière précaire, difficultés dans le couple), ainsi que l'environnement hospitalier dans lequel se trouvera la jeune mère.

Pendant votre séjour en maternité, si vous avez le sentiment d'être « submergée » par l'angoisse, si vous trouvez que cela ne « fonctionne pas » avec votre bébé, et que personne ne peut vous écouter, demandez à voir le (la) psychologue du service. S'il n'y en a pas, n'hésitez pas à voir quelqu'un lorsque vous serez rentrée chez vous. Souvent, il suffit d'un entretien pour « remettre sur les rails » cette relation qui démarre dans l'angoisse.

Surtout n'oubliez pas qu'il existe en nous toutes un besoin profond, primaire, de dépasser notre amour-propre et de faire passer en premier quelqu'un de plus vulnérable, d'apprendre à aimer sans conditions. Lorsque les émotions négatives commencent à s'atténuer, et que nous nous habituons à notre nouveau rôle de mère, cet amour trouve suffisamment de place pour s'épanouir. En effet, la grande majorité des mères tombent profondément et passionnément amoureuses de leurs enfants.

Les mères célibataires

D'après les sages-femmes, les mères célibataires ont souvent besoin d'une période d'adaptation plus longue pour s'attacher à leur bébé.

- Dans un couple, l'enfant est un aboutissement. Pour une mère célibataire, l'enfant rappelle souvent l'échec d'une relation ou le souvenir d'une relation forte qui n'a pas duré.
- La mère célibataire qui pensait trouver en son enfant un compagnon capable de la sortir de sa solitude réalise soudain qu'elle devra attendre longtemps avant qu'il ne devienne un adulte autonome et responsable.
- Elle peut se sentir dépassée par l'idée d'affronter seule les soins à donner à son bébé.
- En effet, le désir de maternité est souvent vécu de manière impulsive, « charnelle », alors que l'instinct maternel est d'une tout autre nature : c'est un mélange de tendresse et de sens des responsabilités.
- Les mères célibataires ont souvent d'importantes préoccupations matérielles, et l'inquiétude marque leurs premiers rapports avec leur bébé.

Malgré ce départ parfois difficile, rien n'indique que la période postnatale ne se déroulera pas tout aussi bien pour une mère célibataire que pour une mère qui vit en couple.

Communiquer avec son nouveau-né

De nos jours, la communication commence bien avant la naissance. L'échographie, la médecine fœtale, la procréation médicalement assistée et l'enthousiasme actuel pour des techniques de préparation à l'accouchement telles que l'haptonomie ont transformé la relation mère-enfant, qui se concrétise maintenant bien avant l'accouchement. Les mères enceintes n'ont jamais autant pris soin d'elles-mêmes, et donc de leur bébé. Elles pensent déjà au développement psychique de l'enfant *in utero* en lui parlant ou en lui faisant écouter de la musique. De nombreux parents commencent l'album du bébé avec une photo de l'échographie. Toutes ces informations prénatales peuvent être réconfortantes ou au contraire très angoissantes, lorsqu'un problème de santé est détecté ou que le sexe de l'enfant n'est pas celui désiré.

Lorsque le bébé naît, il est le plus souvent accueilli comme une personne à part entière. Nous sommes aujourd'hui conscients des aptitudes du nouveau-né. Un nombre croissant d'hôpitaux proposent des services de psychiatrie néonatale. Les pédiatres, les éducateurs, les pédopsychiatres se préoccupent maintenant avant tout de l'épanouissement de l'enfant. Les « jeux éducatifs », les « capacités précoces du nouveau-né », le « développement psychomoteur » ne sont que quelques exemples de termes récents qui font partie de notre vocabulaire de mères.

Pourtant, communiquer avec son bébé requiert les mêmes gestes depuis des millénaires : les caresses, le toucher, le regard et la parole. Le contact physique continuel entre le bébé et sa mère est si important qu'il peut suffire à entretenir la production de l'« hormone de l'instinct maternel », la prolactine.

Pendant la grossesse, la communication se faisait surtout par le placenta, mais aussi par la voix et par le toucher. Maintenant, elle doit être complétée par la vue et par l'odorat. De nombreuses études démontrent que le nouveau-né apprend rapidement à reconnaître l'odeur du lait de sa mère. Le nouveau-né a un champ de vision de 14 centimètres – ce qui correspond environ à la distance du visage de sa mère lorsqu'il est au sein. En le tenant à cette distance, on peut lui faire des mimiques, des sourires, etc.

La peau est un moyen de communication privilégié. Elle est en relation avec le système nerveux végétatif du bébé, qui agit sur les centres respiratoires et les viscères.

Lors de l'accouchement, les contractions utérines agissent comme un massage profond, une source importante de stimulation tactile. L'enfant a besoin d'être pris, tenu, porté, caressé. On ne dit heureusement plus que l'on « gâte » un enfant en le prenant trop dans les bras. Des recherches démontrent que la production de certains anticorps est stimulée par le contact physique étroit entre la mère et son enfant, qui semble ainsi mieux résister aux infections. Même si cette résistance immunitaire est moindre que celle conférée par l'allaitement maternel, il s'agit d'un avantage de première importance pour le bébé qui n'est pas allaité.

Une excellente façon de mettre en pratique tous ces bons conseils est le massage des bébés. Il est enseigné dans de nombreuses maternités et dans certains livres de puériculture. Toutefois, une mère n'a absolument pas besoin d'apprendre une technique spéciale pour caresser son bébé. Parfois, au contraire, la concentration sur la méthode empêche d'être à l'écoute des réactions du bébé. Gardez simplement en tête le conseil de Frédérick Leboyer : les mains qui le tiennent doivent parler le langage de la matrice afin de calmer l'impact de ce monde étrange et incompréhensible.

Il est aussi extrêmement important de parler avec son bébé, de lui expliquer ce qui se passe, ce qu'on lui fait (surtout si c'est douloureux), de lui exposer ses états d'âme dès que cela le concerne. Non que le bébé comprenne magiquement le sens de ce qui est dit, mais il peut sentir avec acuité que le fait que sa mère a pu formuler ce qu'elle avait sur le cœur a fait retomber une tension. Plus l'enfant entendra parler, plus il entreprendra facilement cette mutation vers l'échange vocal, ce qui ne veut pas dire, bien sûr, qu'il faille parler tout le temps. Lui aussi a besoin de calme et de silence.

Conseils

- ***Ne soyez pas rigide*** *: ne vous fondez pas sur des principes inculqués ou uniquement appris dans des livres. Faites confiance à votre intuition de mère.*
- ***Ne comparez pas votre bébé aux autres.***
- ***Ne cherchez pas à rctrouver dans le bébé vos propres défauts*** *: ce serait lui imputer des traits de caractère qu'il ne possède pas, et brouiller votre écoute. Aucun bébé ne ressemble à un autre, ni même à ses frères et sœurs.*
- ***N'utilisez pas l'alimentation comme moyen de communication*** *: la mère détermine souvent la personnalité du bébé en jugeant ses habitudes alimentaires. Cela peut rapidement devenir obsessionnel.*

S'occuper du bébé

Jadis, les filles grandissaient entourées par plusieurs générations. Tout au long de leur enfance, elles entendaient les conseils et les interdictions de leurs grands-mères, de leurs tantes et de leurs cousines. Elles étaient souvent en contact avec des nourrissons et participaient aux soins qu'on leur dispensait. Elles côtoyaient des femmes qui allaitaient.

Aujourd'hui, à l'exception des aînées de familles nombreuses, les jeunes filles ont peu de contacts au quotidien avec de jeunes bébés. Nous vivons longtemps en couple, puis nous ramenons nos premiers-nés à des pères encore plus désemparés et mal préparés que nous. Les jeunes vivent avec les jeunes, les vieux avec les vieux. Même si nous avons fait un peu de baby-sitting et lu quelques ouvrages de puériculture, les soins du nourrisson nous paraissent tout à coup terrifiants. Pis, nos mères déclarent avoir tout oublié : « C'était il y a si longtemps, ma chérie ! » Pour beaucoup de jeunes mères, la seule occasion de s'exercer sous une surveillance professionnelle sera à la maternité.

D'ailleurs les sondages démontrent que la plupart des

jeunes mères jugent la qualité de leur séjour en maternité d'après la quantité d'informations et le soutien qu'elles ont reçus lors de l'apprentissage des soins du bébé.

Pas assez nombreuses, les puéricultrices de maternité semblent toujours pressées. Mais si on les sollicite, elles sont prêtes, bien sûr, à répondre et à aider. L'environnement hospitalier étant plutôt intimidant, les femmes, malheureusement, n'osent pas toujours demander de l'aide, et c'est dommage. L'équipe est là justement pour les accompagner dans leur entrée dans la maternité.

- Insistez pour qu'on vous laisse vous occuper du bébé.
- Demandez à être corrigée.
- Incitez les soignants à vous écouter, à proposer des solutions.

Un bon point de départ est un geste très simple : le portage. Demandez aux puéricultrices de bien placer le bébé dans vos bras. Un bébé n'est pas fragile. Quelle que soit la position choisie, soutenez toujours son bassin et laissez-le vous regarder librement. Appuyez son dos sur votre ventre, votre hanche, votre poitrine.

L'astuce consiste à ne pas hésiter à interroger à la maternité d'autres jeunes mères qui n'en sont pas à leur premier enfant. Elles seront ravies de partager leur savoir sur des tâches qui leur apparaissent maintenant comme bien banales !

Des cas particuliers

Un bébé prématuré

Les études récentes indiquent que la prématurité « spontanée » (bébés nés naturellement avant la 37e semaine de grossesse) est en perte de vitesse : 7 % des naissances en 1970 par rapport à 2,2 % aujourd'hui dans une grande maternité de la région parisienne. Mais la prématurité d'origine médicale est en augmentation en France et ce pour deux raisons :

- **L'augmentation du nombre de déclenchements pour raison médicale :** afin d'éviter une mort fœtale, ou certains troubles graves tels qu'une hypertension artérielle chez la mère ou une hypotrophie du bébé, le nombre d'accouchements déclenchés atteint aujourd'hui 20 %, le nombre de césariennes a presque triplé.
- **L'augmentation des grossesses multiples :** dans un grand hôpital type, environ 30 % des prématurités sont liées aux grossesses gémellaires, triples et quadruples ; 49 % des jumeaux, 97 % des triplés et 100 % des quadruplés étant prématurés, leur multiplication dans la population des nouveau-nés implique plus de bébés prématurés dans l'ensemble. Ceci est dû à l'important développement du nombre de traitements de la stérilité (traitements inducteurs de l'ovulation et procréation médicalement assistée) qui entraînent des grossesses multiples.

Lorsqu'un bébé est emmené en service de néonatalogie, certaines mères se demandent s'il est bien nécessaire d'aller voir leur enfant, s'il ne vaut pas mieux attendre qu'il soit bien rétabli pour renouer le contact. Ce désir de ne pas trop s'investir affectivement au cas où l'issue ne serait pas celle souhaitée est appelé « mécanisme réactionnel d'autoprotection » par les psychologues. Or, l'enfant en couveuse a justement énormément besoin de contact avec sa mère.

Inversement, une mère peut se sentir coupable de n'avoir pu faire connaissance avec le bébé dès son arrivée. Si la mère doit rentrer à la maison sans enfant ou avec un jumeau sur les deux, elle doit en plus surmonter la fatigue que représentent les navettes entre la maison et l'hôpital alors qu'elle est encore faible.

Dans ce type de service hautement spécialisé, la mère risque de se sentir incompétente et superflue. Le milieu hospitalier manque d'intimité et la met dans une position d'infériorité. Toutefois, un nombre croissant d'hôpitaux ont aujourd'hui un personnel spécialement formé en néonatalogie pour accompagner les parents dans les soins et l'attachement à leur nouveau-né prématuré.

Notre génération a été très influencée par les travaux de Leboyer sur la naissance sans violence et sur l'importance d'un rapport immédiat entre la mère et l'enfant. Mais de récentes recherches scientifiques ont toutefois démontré que la séparation de la mère et de son bébé n'affectait pas la capacité de la mère à aimer son enfant. Lorsque la rencontre ne se sera pas faite dans les premiers jours, il n'y aura aucune répercussion sur le développement de l'enfant à long terme à la condition que l'enfant soit élevé dans un environnement stable et chaleureux.

Une étude anglaise portant sur des bébés ayant subi de graves complications à la naissance démontre qu'un retard à l'âge de 1 an est totalement rattrapé à l'âge de 10 ans lorsque l'environnement est bon (sauf en cas de réel handicap neurologique). Toutefois, le retard augmente dans le cas de bébés élevés dans des familles marquées par la pauvreté affective, par l'indifférence ou par des querelles entre parents.

Un bébé malade

Grâce aux méthodes de dépistage prénatal telles que l'échographie et l'amniocentèse, chaque année plus perfectionnées, il est très rare de ne découvrir une maladie ou une grave malformation congénitale qu'au moment de la naissance.

Selon la loi française, une interruption de grossesse est possible à tout moment pour motif thérapeutique s'il existe une « forte probabilité que l'enfant à naître soit atteint d'une affection d'une particulière gravité reconnue comme incurable au moment du diagnostic » (loi de 1975). Près de 90 % des parents optent pour cette solution. Si l'anomalie est moins grave, opérable ou guérissable, les parents ont souvent déjà consulté les futurs médecins traitants pendant la grossesse. Le choc est toujours là, mais le couple est un peu mieux préparé psychologiquement.

Le lait maternel et les prématurés

Les prématurés ont encore plus besoin de lait maternel que les bébés nés à terme. Si votre bébé est né prématurément, demandez à l'unité de néonatalogie si vous pouvez l'allaiter. Sachez cependant que les prématurés ont moins de force et tètent donc moins bien. Si la mère peut les nourrir directement, il est donc très important de bien les positionner afin de pouvoir les observer (voir p. 243, « Position sur le côté »). Ils ont tendance à se rendormir rapidement et doivent souvent être stimulés afin de se nourrir suffisamment. Selon les cas, la mère préférera peut-être tirer mécaniquement le reste de son lait après chaque tétée pour assurer le maintien de sa « production ». Si la mère ne peut pas allaiter son bébé directement au sein, elle peut néanmoins lui donner son lait. Dans ce cas, un tire-lait électrique (que l'on peut se procurer dans les hôpitaux ou louer en pharmacie) sera très utile : choisissez-en un qui tire les deux seins à la fois. Il est toutefois essentiel de maintenir le rythme des tétées d'un nouveau-né, c'est-à-dire au moins huit fois par vingt-quatre heures, jour et nuit. Il serait inutile de tirer du lait toutes les quarante-cinq minutes pendant la journée et de dormir toute la nuit, car la production de lait diminuerait. Si le tire-lait est mécanique, il est conseillé de changer de sein plusieurs fois pendant la séance. Le lait tiré se conserve quarante-huit heures au réfrigérateur (il est tout à fait normal qu'une couche de « crème » se forme en surface), et trois mois au congélateur. Voici quelques astuces pour bien tirer votre lait :

- Prenez une douche chaude juste avant.
- Appliquez une compresse tiède sur le sein.
- Massez doucement le sein de la poitrine vers le mamelon.
- Faites-vous masser le dos pendant la séance.
- Regardez une photo du bébé pendant que vous tirez votre lait.

Les médias nous parlent tant de la toute-puissance de la médecine, et en particulier dans le domaine de la reproduction, qu'il devient difficile – voire impossible – d'accepter une malformation. Des anomalies considérées comme mineures par la médecine peuvent ne jamais l'être pour les parents. Si la mère est mal préparée à faire face à une importante anomalie, sa réaction sera souvent la fuite, l'abandon face à l'enfant « déficient ». Ce désir de fuite peut aussi s'expliquer comme un désir de mort. Les sages-femmes en maternité entendent dire « je ne veux pas le voir, pourquoi m'y attacher s'il doit mourir » ou bien « s'il doit être handicapé, je préfère qu'il meure ».

Pourtant, ce souhait de mort ne s'adresse pas à l'enfant que la femme a porté dans son ventre et dans son cœur pendant neuf mois, il est destiné à cette espèce d'« usurpateur » qui est perfusé, ventilé, monitoré, entouré de Plexiglas et si loin de ses parents. Cette envie de fuir le bébé mal en point est particulièrement forte dans le cadre de la maternité, où la femme est entourée d'autres mères dont les bébés vont bien.

L'enfant anormal doit être « adopté » par sa famille. C'est une longue démarche, tant est douloureux le deuil d'un rêve cruellement déçu et d'un avenir imaginé. Parfois, la mère interprète l'anomalie du bébé comme un châtiment. Elle cherche inlassablement ce qu'elle a pu faire, quelle imprudence elle a pu commettre. Le plus difficile pour la mère d'un bébé anormal est de se réconcilier avec le sentiment d'avoir « échoué ». Et bien souvent pour compenser, les parents ont tendance à s'en prendre au corps médical perçu comme incompétent.

L'arrivée d'un enfant handicapé représente quatre épreuves à surmonter :

- Un drame intérieur : les parents se trouvent en guerre contre eux-mêmes, et la survenue du handicap de leur enfant fait voler en éclats le cadre de l'existence qu'ils avaient imaginée.

- Le drame du couple, avec la recherche de la responsabilité : quelle faute a-t-il bien pu commettre pour mériter un tel enfant ? (Il doute de sa capacité à mettre au monde un enfant en bonne santé.)
- Un drame entre les parents et l'enfant.
- Enfin, un drame entre les parents et ceux qui les entourent.

♦ **Les rapports avec le corps médical :** le personnel soignant souffre aussi d'un sentiment d'impuissance, ne sachant que dire ou que faire. Avoir à dire ce qui inquiète conduit parfois à surinformer, à dire trop vite trop de choses. Ou bien le désir de protéger les parents amène à exagérer l'optimisme ou le pessimisme. Le risque pour le personnel médical est de compliquer l'annonce d'un problème par une incapacité à communiquer. C'est pourquoi les parents ont intérêt à ne dialoguer qu'avec les médecins et sages-femmes qui ont une réelle connaissance du problème. Les soignants doivent également apporter aux parents des mots qui leur permettront d'expliquer la situation à leur propre entourage. Tout incident obstétrical (malformation fœtale, mort périnatale) doit être suivi d'une consultation dont le but est d'analyser la situation. Cette consultation permet, dans la majorité des cas, de rassurer les parents pour des grossesses ultérieures.

La mère d'un bébé qui présente des complications à la naissance a surtout besoin d'interlocuteurs disponibles et qui lui apportent des réponses cohérentes. Elle a souvent besoin de parler du déroulement de son accouchement, surtout s'il a été pénible ou traumatisant. Heureusement, le personnel médical est de plus en plus formé à écouter, à expliquer. Il ne se contente plus, comme autrefois, de prodiguer uniquement des paroles rassurantes.

Le récit sans fin de l'accouchement

Dans les jours qui suivent la naissance, les femmes, en général, se remémorent chaque instant de leur accouchement. Dès qu'une visiteuse demande « Comment ça s'est passé ? », elles en font un récit détaillé, et elles comparent alors leurs expériences. Mais la majorité des femmes ne se souvient pas de tous les détails. Et généralement, plus le temps passe, plus elles oublient, l'amnésie intervient pour effacer même les passages difficiles – sauf lorsqu'ils ont été traumatisants. Certaines femmes sont frustrées de ne pouvoir reconstituer le puzzle. Gardant des souvenirs pénibles et partiels, elles voudraient retrouver les détails qui leur manquent, qui leur donnent l'impression de ne pas avoir été traitées comme il le fallait. Il est donc important de tout noter pour pouvoir, à froid et à tête reposée, évaluer ce qu'il en a réellement été par rapport à la manière dont on l'a vécu. La vulnérabilité dans laquelle les femmes se trouvent après l'accouchement les rend hypersensibles et peut les amener à mal interpréter les choses. Plutôt que de garder un souvenir flou et amer, il vaut mieux dédramatiser en relisant tranquillement ces notes prises à chaud, qui, dans quelques rares cas, peuvent amener à protester.

Les jeunes mères réagissent surtout à trois mythes

- **« L'accouchement est une fin en soi » :** les médias, une bonne partie des ouvrages concernant la grossesse, et même certains cours de préparation parlent de l'accouchement comme d'un événement exceptionnel. La grossesse est un crescendo qui atteint son sommet et sa finalité avec l'accouchement. Toute la période du post-partum est ensuite traitée sommairement. Pourtant, l'accouchement est aussi le début d'une nouvelle vie qui apportera d'innombrables occasions de bonheur et de satisfaction.

- **« L'accouchement est un examen de passage » :** autrefois, une femme était surtout reconnaissante d'être toujours en vie après son accouchement. Aujourd'hui, elle y recherche une forme d'épanouissement. Elle lit des guides sur la grossesse, suit des cours de préparation, passe des heures à questionner ses amies. Si les choses ne se passent pas selon ses espérances, elle est déçue. Tout le monde souhaite que « tout se passe bien », mais « bien » pour la femme ne sera pas toujours « bien » pour le médecin. La plupart des femmes considèrent l'intervention médicale comme un soutien nécessaire alors que d'autres la ressentent comme une violence. Ainsi, une césarienne d'urgence, l'utilisation de forceps, et même le recours à une anesthésie lorsqu'on s'était préparée à un accouchement naturel, peuvent être vécus comme des échecs. Certaines femmes ont par exemple l'impression qu'on leur a volé quelque chose, qu'elles n'ont pas « réussi » leur expulsion.
- **« Un bon départ est essentiel pour réussir le reste de sa vie » :** déjà pendant leur grossesse, les futures mères s'inquiètent si un événement extérieur (deuil, accident, contretemps professionnel) leur cause du stress et nuit à l'environnement fœtal parfait qu'elles aimeraient pouvoir créer pour leur enfant. De même, une mère peut ressentir un vif sentiment de culpabilité ou de regret si elle s'imagine que son enfant sera marqué à vie par un « accouchement raté ». La notion de « raté » est entièrement le produit des attentes démesurées d'une future mère. Tout accouchement bien préparé est une expérience positive, qu'il soit entièrement naturel ou bien médicalisé.
  Le développement d'un enfant est une évolution marquée par une série de processus plutôt que par des événements ponctuels. Un événement dans la petite enfance aura un impact néfaste s'il se répète. Le développement d'un enfant ne s'arrête jamais : il y a toujours des occasions pour se rattraper, pour corriger les erreurs.

Heureusement, la grande majorité des femmes gardent un excellent souvenir de l'accouchement lui-même. Nous avons tendance à oublier les moments difficiles, c'est un moyen qu'utilise le psychisme pour s'assurer, en la circonstance, que nous mettrons au monde plus d'un bébé !

Le « baby blues »

De 70 % à 80 % des jeunes mères manifestent un état dépressif bénin entre le 3e et le 11e jour après l'accouchement. Cet état de tourment émotionnel dure généralement de deux à sept jours. Il ne doit surtout pas être confondu avec la dépression postnatale, qui survient plus tard et dont nous parlerons plus loin.

Ses manifestations

- Des crises de larmes pour des raisons en apparence superficielles.
- Des sautes d'humeur.
- Une hypersensibilité aux critiques : les commentaires « dits en passant » par l'entourage sont considérés comme des remarques acerbes.
- Des difficultés à se concentrer.
- Une irritabilité, une anxiété sur son aptitude à savoir s'occuper du bébé.
- Des difficultés à se lier au nouveau-né.
- Des sentiments d'accablement, de vulnérabilité, de découragement.
- Des troubles du sommeil.

Une jeune mère peut se sentir euphorique, puis fondre en larmes une minute après. Toutefois, ce sont des larmes d'émotion et non pas de tristesse, comme dans le cas d'une dépression postnatale. Il est normal que la jeune mère, une fois passée la phase « blues », continue durant plusieurs semaines à alterner le rire et les larmes plus fréquemment que d'habitude.

Le « baby blues » concerne les femmes de tous les niveaux socio-économiques, toutes les situations de couple, quel que soit le type d'accouchement. Il se déclare souvent à un mauvais moment chez la jeune mère : l'épisiotomie qui commence à se cicatriser tire sur les points de suture ; la courbe de poids du bébé remonte et l'enfant commence à prendre sa place ; si elle a accouché dans un hôpital public, c'est le jour de son retour à la maison. Le père aussi peut vivre une sorte de « baby blues ».

Il est intéressant de noter que, lorsque l'enfant est prématuré, le « baby blues » ne se déclenche que lorsque la mère récupère son bébé, quelquefois jusqu'à deux mois plus tard. Ce phénomène est donc complexe. Il est lié non seulement à l'accouchement lui-même mais aussi à la relation mère-enfant et aux émotions que suscite l'arrivée du bébé.

Ses causes

Les hormones

Pendant la grossesse, le placenta joue le rôle de poumon, d'appareil digestif et de rein pour le fœtus. Il sécrète également les hormones nécessaires à l'évolution normale de la grossesse, notamment les œstrogènes et la progestérone. Or, la progestérone diminue la production de « monoamine oxydase », une substance qui agit sur le centre des émotions du cerveau en déclenchant des réactions dépressives. Pendant la grossesse, le taux de progestérone est de trente à cinquante fois plus élevé qu'en temps normal, ce qui explique le sentiment d'euphorie que peuvent ressentir beaucoup de futures mères, en particulier au deuxième trimestre.

Lorsque le placenta est expulsé à la fin de l'accouchement, les taux d'hormones chutent brutalement. Cela représente un choc pour le corps : la montée hormonale se fait en effet sur neuf mois, et la chute en quelques heures. L'hypothalamus, la partie inférieure du cerveau qui contrôle l'horloge menstruelle, les émotions, le poids et les rythmes diurnes/nocturnes du corps, est perturbé. Toutes ces fonctions sont donc affectées.

À cela vient s'ajouter une carence hormonale. Les ovaires, endormis pendant neuf mois, ont du mal à prendre le relais. De plus, la prolactine, l'hormone qui prépare les seins à l'allaitement, entrave la production normale d'œstrogènes et de progestérone, que la femme allaite ou non. Cet effet inhibiteur peut durer au moins deux mois.

Le bouleversement hormonal est donc impressionnant, et les répercussions émotionnelles se font en conséquence.

La fatigue

La fatigue entraîne la déprime. Or, la plupart des jeunes mères sont épuisées immédiatement après l'accouchement. Si le travail a été long, elles ont pratiquement perdu une nuit de sommeil. Elles arrivent souvent à la maternité déjà fatiguées par les mauvaises nuits du dernier mois de grossesse. À cette fatigue physique s'ajoutent la tension nerveuse de l'accouchement, la souffrance, l'inquiétude. Les pathologies de suites de couches, la douleur de l'épisiotomie, les hémorroïdes, la cicatrice de la césarienne gênent le repos. La montée laiteuse, vers le 3e jour, est également assez fatigante. Enfin, le milieu hospitalier, le bruit, les visites, le téléphone, les allées et venues du personnel de service ne créent pas une atmosphère de silence et de calme.

Les incertitudes et les regrets

L'arrivée du bébé peut déclencher une crise de confiance en soi. Même si la jeune mère pense avoir bien « préparé » la naissance en étudiant des ouvrages de puériculture ou en interrogeant son entourage, elle est impressionnée par la vulnérabilité apparente du bébé. La mère est déroutée par le nombre de choses nouvelles à connaître et le peu d'indications que lui donne son enfant. Dans un contexte médical, entourée de spécialistes, elle oublie que son instinct maternel et son bon sens sont ses meilleurs guides. Le sentiment maternel, tout neuf, est fragile : « Ce n'est pas normal, hier il a ouvert les yeux, il a bu, et depuis hier soir il dort sans arrêt. » Elle doute de ses capacités à satisfaire son bébé. Tout cela constitue un choc pour une femme qui se sentait auparavant maîtresse de sa vie.

Le sentiment d'impuissance peut être aggravé si l'accouchement a été difficile, et si la femme a été déçue par le déroulement des événements. De nombreuses femmes estiment, on l'a vu, qu'elles ont « raté » leur accouchement si elles ont subi une césarienne d'urgence, des forceps ou même une anesthésie, alors qu'elles pensaient pouvoir gérer seules leur douleur.

Les femmes ne réalisent généralement pas à quel point une des principales émotions ressenties après un accouchement peut être le regret. Regret du ventre fécond qui se trouve maintenant vide, déception si le père ne s'est pas comporté comme elles l'avaient espéré, perte du statut de petite fille qui doit maintenant être une mère responsable et attentive à son tour.

La perte du statut de femme enceinte

Au cours des jours qui suivent l'accouchement, de nombreuses femmes regrettent la « simplicité » de la grossesse. Avant la naissance, elles avaient peu de responsabilités et bénéficiaient d'une grande attention. Enceintes, elles étaient choyées, prises en charge, surveillées médicalement, traitées comme l'« intermédiaire » entre le bébé qu'elles portaient et le monde extérieur. Pendant l'accouchement, elles étaient au centre du monde. Soudain, l'attention est entièrement transférée sur le bébé. La famille se précipite sur le couffin sans même demander comment se sent la mère. Il est difficile d'abandonner son rôle de star ! Elles ont attendu des mois – quelquefois des années – pour se retrouver le ventre vide et ignorées. Pour d'autres, le plus difficile est d'être reléguées dans un rôle unique, celui de mère. Même le personnel médical semble n'avoir d'égards pour elle qu'au moment des soins, tandis que le bébé accapare tout le monde.

Cette fragilité psychique est accentuée par la déception que ressentent beaucoup de femmes au sujet de leur propre corps. Elles aimeraient se retrouver, se reconnaître, récupérer au plus vite leur équilibre perdu. Mais, pour cela, il faudra attendre des mois. Elles devront de plus accepter que le corps ne soit plus jamais le même, qu'il ait une apparence nouvelle et remplisse de nouvelles fonctions.

Quelques remèdes

Allopathie

- Les benzodiazépines sont parfois prescrites de manière préventive, mais il faut savoir que ces médicaments passent dans le lait maternel et induisent facilement une accoutumance.

Homéopathie

- De manière générale : 4 granules de **China** 4 CH le matin, 4 granules **d'Ambra grisea** 7 CH au coucher.
- Si vous êtes indifférente à tout : **Natrum muriacum**, 1 dose de 15 CH, et ensuite 3 granules de 9 CH tous les matins.
- Si vous êtes triste et que plus on essaie de vous consoler, plus vous êtes triste : **Sepia**, 1 dose de 15 CH, et ensuite 3 granules de 9 CH tous les matins.
- Si le « blues » est principalement dû à la fatigue de l'accouchement (en particulier après une hémorragie) : **China** 5 CH, deux fois par jour.
- Si vous vous sentez épuisée, vidée : **Phosphoricum acidum** 9 CH, deux fois par jour.

Aromathérapie

- 1 goutte d'huile essentielle de **cannelle** et 1 goutte de **ravensare** sur un sucre trois fois par jour. La cannelle est un stimulant général, un euphorisant pour les personnes fatiguées physiquement et dont la fatigue se répercute sur le psychique. Le ravensare est aussi excellent contre la fatigue et l'épuisement.
- Il est également conseillé de frictionner la nuque et la colonne vertébrale avec quelques gouttes d'huile essentielle de **ravensare**.
- Parmi les élixirs floraux (aussi appelés « fleurs du Dr Bach »), dont nous avons parlé de façon plus approfondie page 25, il existe le mélange **Rescue**, composé d'étoile de Bethléem, d'hélianthèle, de clématite, de prunus et d'impatiens. Cet élixir est un excellent mélange pour tous les traumatismes.

Le contexte hospitalier

La maternité est rarement un endroit de repos : le bruit des sabots des infirmières, les femmes de ménage qui entrent sans frapper, les portes d'ascenseur, les chariots du petit déjeuner, les pleurs des bébés créent une atmosphère agitée. Si la femme partage une chambre, sa voisine de lit n'aura pas forcément le même rythme. Ses rapports avec les sages-femmes et les puéricultrices peuvent être tendus, surtout dans l'état d'hypersensibilité où elle se trouve.

Il faut aussi savoir que les larmes sont « contagieuses ». Il suffit de voir sa voisine de chambre en pleurs pour se mettre aussi à pleurer. Or, les jeunes infirmières sont quelquefois gênées de voir pleurer des femmes plus âgées... Les « blouses blanches, roses ou bleues » qui défilent dans la chambre de la jeune mère semblent toujours pressées. Elles apportent souvent des réponses contradictoires à une même question ou paraissent minimiser un problème. La moindre parole peut avoir un impact démesuré. Il est pour cette raison important que le personnel médical de la maternité fasse particulièrement attention à ce qu'il dit. Si la puéricultrice laisse échapper par mégarde que le bébé est un vrai goinfre ou qu'il a mauvais caractère, la jeune mère peut accueillir cette remarque de façon dramatique.

Une femme peut trouver le milieu hospitalier tellement stressant qu'elle ravale son « baby blues », et s'effondre une fois rentrée à la maison ! Pourtant, n'oubliez pas que justement, dans une maternité, vous êtes entourée de personnes spécialisées qui sont là pour vous.

Mieux gérer le « baby blues »

Le « baby blues » n'étant pas une maladie, il se « traitera » par du repos et par une meilleure gestion de l'entourage. De plus en plus de maternités proposent maintenant les services d'un psychologue. Il ne faut surtout pas hésiter à demander à le rencontrer si l'on souhaite parler tranquillement avec un professionnel. Le père peut, lui, jouer un rôle essentiel en contrôlant les visites. Il est de toute façon inutile de s'affoler, le « baby blues » est toujours passager (si les larmes persistent au-delà de deux semaines, il peut s'agir d'une dépression). Au contraire, cet état de sensibilité aiguë favorise chez la mère l'écoute de son nouveau-né et la création du lien mère-enfant,

À LIRE :

L'incontournable : Myriam Szejer, *Ces neuf mois-là*, Robert Laffont, 2002 ; *Les Femmes et les bébés d'abord* (avec Francine Dauphin), Albin Michel, 2001 ; et également un grand classique *Des mots pour naître*, Gallimard, 1997.

Et aussi :

Chantal Birman, *Au monde*, Éditions de la Martinière, 2003.
Sarah Blaffer Hardy, *Les Instincts maternels*, Payot, 2002.

Jacques Dayan, *Maman, pourquoi tu pleures ? Désordres émotionnels de la grossesse et de la maternité*, Odile Jacob, 2002.
Geneviève Delaisi de Parseval, *L'Art d'accommoder les bébés*, Odile Jacob, 2001.
Violaine Guéritault, *La Fatigue émotionnelle et physique des mères*, Odile Jacob, 2004.
Cyrille Guillaumont, *Les Troubles psychiques précoces du post-partum*, Éditions Erès, 2002.
Dr Évelyne Petroff, *Les Carnets d'une obstétricienne*, Albin Michel, 2002.
Patrick Ben Soussan, *Le baby blues n'existe pas*, Erès, 2003.

Pour les mères célibataires :

Pascale Leroy, *Le Guide du parent solo*, Éditions Filipacchi, 2001.
Karine Tavares et Gwénaëlle Viala, *Maman solo : Mode d'emploi*, Marabout, 2005.

Les bébés prématurés :
Dr Claude Beyssac-Fargues et Sabine Syfuss, *Le Bébé prématuré*, Albin Michel, 2000.

ADRESSES UTILES :

www.maman-solo.com – Le premier site pour les mamans seules ; informations, forums, témoignages, listes d'associations.

Chapitre 19

Les réactions des premiers mois

Une femme sur dix réagit suffisamment mal à son accouchement pour justifier la prescription d'un traitement médical ou psychiatrique. Mais de nombreuses jeunes femmes n'osent pas en parler... Comment différencier les réactions psychiques à l'accouchement ? Comment savoir si une intervention médicale est nécessaire ? Quels sont les traitements disponibles ?

En 1858, un médecin français, le Dr L.V. Marcé, fut le premier à s'intéresser d'une manière scientifique à ces problèmes. Mais il aura fallu attendre que la médecine maîtrise enfin les infections postnatales mortelles (première cause de mort en couches jusqu'en 1950) pour que des recherches approfondies soient entreprises sur les difficultés psychiques du post-accouchement. Malgré la fréquence de ces troubles, la plupart des informations que vous trouverez dans ce chapitre datent de ces vingt dernières années. La psychologie périnatale est une science très récente, ce qui explique les nombreuses théories qui existent à son sujet.

Plusieurs catégories de réactions

Il est important de bien comprendre la différence entre :

- **Le « baby blues »,** décrit pages 298 à 303 : c'est un état dépressif passager clairement défini par ses symptômes.

Pourtant, il est souvent confondu avec les autres réactions émotives du post-accouchement. Cette confusion banalise les dépressions plus graves et décourage les jeunes mères de chercher une aide spécialisée.

- **Toute la gamme des réactions dépressives sans gravité,** souvent engendrées par la fatigue, que l'on peut regrouper sous le titre de « fragilité psychique » ou de « dépression d'épuisement ».
- **Tous les types de dépression postnatale,** que l'on devrait appeler « dépression maternelle » car elle ne se limite pas à la période strictement postnatale : « La première manifestation, entre l'accouchement et le retour de couches, de symptômes psychiatriques suffisamment importants pour nécessiter une intervention médicale. »
- **Une forme extrême de dépression postnatale** qui présente les symptômes d'une grave instabilité mentale (hallucinations, confusion mentale, rejet du bébé) et nécessite une hospitalisation immédiate. Appelée « psychose puerpérale », elle affecte une femme sur 1 000.

Ces trois dernières grandes catégories de réactions émotionnelles se distinguent par leur date d'apparition après l'accouchement, leur durée, leurs symptômes et leur traitement. Voir le tableau ci-après.

Comment distinguer une fragilité psychique passagère d'une véritable dépression postnatale ? Comment savoir si une intervention extérieure spécialisée est indispensable ? La majorité des femmes qui souffrent d'une dépression postnatale nient leur état : une jeune maman n'est-elle pas supposée rayonner de bonheur... Elles ont tellement entendu dire que le « baby blues » était normal et passager qu'elles s'imaginent que leur trouble n'est qu'une forme aggravée de ce « blues » qui passera avec le temps. Si elles savaient identifier leurs symptômes, elles consulteraient probablement plus tôt. Voir pages 308 et 309 une liste des symptômes de la fragilité psychique passagère en opposition à la dépression postnatale.

Fragilité psychique passagère	Dépression postnatale
Fréquence : de temps en temps	Fréquence : tout le temps
Fatiguée, mais se sent mieux après quelques bonnes nuits de sommeil	Perpétuellement fatiguée, non soulagée par le repos Insomnies, difficultés à dormir Nuits blanches, mais continuelle envie de somnoler pendant la journée Cauchemars Fatigue mentale : perte d'énergie, manque d'intérêt pour la vie courante
Larmes coulant à la moindre confrontation, frustration, au moindre obstacle	Pleure sans raison ou bien incapacité à pleurer malgré une forte envie
Souvent distraite, oublie facilement	Oublis graves – même des soins du bébé – avec culpabilisation terrible, souvent au point de ne plus oser sortir de sa maison Grosse difficulté à se concentrer
Néglige les tâches ménagères La maison, les autres enfants apparaissent comme des charges très lourdes Démoralisée mais fait de son mieux	Se sent débordée et en fait un drame État de détresse qui affecte négativement toutes ses réactions aux situations et aux personnes Manque total de confiance en soi Inhibition de l'action – comme paralysée
Se sent isolée du monde extérieur	Se sent abandonnée, jugée, mal aimée Jalouse les autres mères qui semblent mieux s'en sortir – coupée du reste du monde comme par une vitre
Irritable	Colères incontrôlées (surtout chez les femmes qui semblaient tout maîtriser) Tendances autodestructrices Exprime son désarroi par des gestes brutaux avec le bébé (mais peut cacher ces pulsions par des démonstrations d'affection excessives en public)

Sensibilité aiguë, réactions fortes à l'actualité (journaux, TV), aux événements de son entourage	Crises d'angoisse Morbidité, désintérêt pour le monde extérieur Engourdie, ne ressent aucune émotion envers le bébé
S'interroge sur sa capacité à être une bonne mère Se sent coupable Manque d'amour-propre, de confiance en elle	Culpabilisation excessive et irrationnelle au sujet de l'accouchement, de la réussite de l'allaitement, de l'apparence du bébé Pense continuellement qu'avoir eu ce bébé était une erreur... Se sent toujours inadéquate, incompétente comme mère Impression d'être constamment critiquée
Néglige sa tenue et reporte tout son souci de coquetterie sur le bébé	Angoisses et phobies Persuadée qu'un drame va se produire, que le bébé ou le conjoint est en danger Au pis : tendance suicidaire
Habitudes alimentaires irrégulières	Attitude obsessionnelle ou indifférente envers la nourriture
Perte d'intérêt sexuel	Perte complète de libido
Symptômes physiques liés à la fatigue : – mal au dos – mal au ventre – mal à la tête Disparaissent lorsque bébé suit un rythme plus régulier	Symptômes physiques : – palpitations – difficultés à respirer – chute des cheveux par plaques – courbatures et crampes – somatisation excessive

	Fréquence dans la population	Date d'apparition de symptômes	Durée	Traitements
Fragilité psychique	Presque toutes les jeunes mères	Dès le retour à la maison, empire vers la 8e semaine quand le manque de sommeil pèse le plus.	Disparaît au bout de huit à douze semaines, lorsque le bébé a un rythme établi, sauf dans les cas spéciaux de jumeaux, de gros problèmes de santé, etc.	– Aide, repos – Création de réseaux de soutien – Médecines douces – Nutrithérapie – Règlement des problèmes physiques – Relaxation, sophrologie
Dépression postnatale	Une femme sur 10	À tout moment au cours de la 1re année, 50 % des dépressions se déclarent deux semaines après l'accouchement ; 15 % se déclenchent entre deux et six semaines après l'accouchement ; et le reste **au moins trois mois après la naissance**.	Si elle n'est pas traitée, peut durer des années.	Traitement médical spécialisé, comprenant : – Psychothérapie – Médicaments allopathiques (classiques) – Médecines douces complémentaires
Psychose puerpérale	Une femme sur 1 000	50 % presque immédiatement après l'accouchement, 50 % avant la 2e semaine qui suit.	En général, environ onze semaines. Si elle n'est pas traitée, peut durer des années.	– Hospitalisation – Traitement psychiatrique

Surmonter la « déprime »

Peu de jeunes mères réalisent qu'elles vont vivre plusieurs mois de « flottement » émotionnel après la naissance de leur enfant. Elles traversent presque toutes des moments de dépression passagère. Voici pourquoi, et voici ce qu'elles peuvent faire pour y remédier.

Les causes

La déprime est le résultat d'une confluence de facteurs physiques, émotionnels et socio-économiques.

La fatigue

Toute jeune mère souffre plus ou moins gravement d'un manque de sommeil. Les répercussions émotionnelles sont bien connues : irritabilité, hypersensibilité, sentiment de « ne plus s'en sortir » se transforment rapidement en colère contre le bébé, contre la famille, contre elle-même. Le manque de sommeil affecte si profondément l'humeur qu'il peut à lui seul entraîner un état dépressif.

Les contraintes d'une nouvelle vie

Il existe encore aujourd'hui des personnes – et surtout des hommes – qui s'imaginent qu'une femme au foyer « n'a rien à faire ». Or, une jeune mère doit non seulement se remettre d'un énorme bouleversement physique, mais aussi changer profondément ses habitudes et restructurer sa vie afin d'être disponible pour son enfant. Cette transformation est difficile à gérer. Elle se sent vite « dépassée par les événements ». Et les critiques de l'entourage ne facilitent pas les choses...

Les bouleversements hormonaux

Les taux de progestérone et d'œstrogènes de la femme en fin de grossesse sont, on l'a vu, de trente à cinquante fois plus élevés que la normale. En moins de trois jours, ce taux hormonal chute à presque zéro. Or, la progestérone possède un effet antidépresseur qui agit sur le cerveau. C'est la violence et la rapidité de cette chute qui bouleversent autant le corps. Et cela se répercute directement sur nos émotions. Ce choc physique sera plus ou moins bien vécu en fonction de la fragilité psychique de chaque femme.

Les causes physiques

- **La douleur** ainsi que certaines pathologies (coccyx déplacé, troubles de l'allaitement, incontinence urinaire, hémorroïdes, varices...) peuvent perturber le sommeil, mais elles peuvent aussi affaiblir le corps, provoquer une asthénie (terme médical désignant la fatigue) et « saper » le moral. Heureusement, elles sont toutes guérissables.
- **L'interaction entre les douleurs physiques, la fatigue et la dépression** est un sujet important, qui fait actuellement l'objet d'études. Les femmes ont généralement tendance à cristalliser leur « douleur émotionnelle » sur une partie déjà faible de leur corps, souvent le dos. On a le droit d'être fatiguée ou d'avoir mal, mais pas d'être triste. Cette transposition se fait souvent inconsciemment, car l'image de la maternité bienheureuse est ancrée dans nos esprits.
- **La thyroïde** peut être un facteur de « déprime », car son rythme de production décroît après l'accouchement et tombe à un niveau plus bas qu'avant la grossesse. Les symptômes d'un mauvais fonctionnement thyroïdien sont une sensation de léthargie, la mélancolie, des maux de tête, une sensibilité au froid, des difficultés à parler, une absence de règles, la chute des cheveux.

- **L'anémie,** causée par une diminution du nombre de globules rouges dans le sang, entraîne une carence en fer qui aggrave la fatigue, et par conséquent la sensation de déprime. Elle est détectable grâce à une analyse de sang et facile à guérir par l'absorption de fer ainsi que par la consommation d'aliments riches en fer (voir p. 194-196).
Attention : même si des suppléments de fer ont été prescrits pendant la grossesse, l'anémie peut intervenir après l'accouchement.
- **Une carence en potassium** se traduit par un sentiment de lassitude. Elle se détecte également grâce à une analyse de sang et se comble par une alimentation riche en bananes, en tomates et en oranges.

Les causes émotionnelles

On entend beaucoup dire : « La grossesse n'est pas une maladie. » Aujourd'hui, l'accouchement est relativement banalisé. En réaction, il semble que certaines femmes cherchent à valoriser cet acte, en tant que « promotion professionnelle » qui mérite une récompense. On parle malheureusement trop souvent de « réussir » un accouchement comme on réussirait un examen. Le cadeau traditionnel est presque revendiqué comme une récompense.

- Pendant la période postnatale, les femmes ont souvent **l'impression de perdre le contrôle de leur vie**. Déjà pendant la grossesse, leur corps leur échappe. Elles ne peuvent garantir le bon développement du bébé en elles, ne maîtrisent pas le processus, et l'accouchement en lui-même est complètement involontaire. Le bébé est un individu à part entière, totalement dépendant certes, mais ayant des rythmes et des besoins complètement différents de ceux de sa mère. Avec l'enfant arrive une certaine part de chaos dans sa vie. Mais on s'y habitue.
La sensation de perdre le contrôle peut être particulièrement pénible pour certaines femmes habituées à maîtriser tous les aspects de leur vie, et très valorisées pro-

fessionnellement, qui se sentent à la fois déroutées et frustrées. Au point qu'elles sont trop pressées de reprendre leurs activités, oubliant qu'il est tout d'abord important de se reposer.

- Lorsque la jeune mère est **en compétition avec d'autres femmes** et en particulier sa propre mère (à qui elle veut prouver soit qu'elle est capable de mieux faire, soit qu'elle peut faire exactement l'opposé), elle peut se retrouver déçue et frustrée. La femme qui recherche une relation d'amour « parfait » avec son bébé risque également d'être déçue.
- **Une femme trop perfectionniste,** qui aura énormément lu et préparé la naissance, considère la maternité comme une science. Pour elle, tous les aspects de la vie de son enfant doivent entrer dans de petites cases bien définies. D'autres pensent que leur enfant sera « différent » (plus facile) des autres bébés.
- **Enfin, certaines femmes se culpabilisent** sur des aspects spécifiques de la maternité, pensant qu'elles ne sont pas de « bonnes mères » si elles n'arrivent pas à satisfaire parfaitement les besoins de leurs bébés. Lorsque l'enfant tombe malade, leur manque de confiance en elle décuple.

Les causes socio-économiques

- **L'isolement** ou le sentiment de perdre son identité de femme peuvent aussi avoir un effet débilitant. Se retrouver seule à la maison après l'avalanche de visites des deux premières semaines favorise les sentiments dépressifs. Cette solitude est particulièrement difficile à supporter pour une femme très active dans sa vie professionnelle.
- **Un déménagement** juste avant la naissance du bébé est une cause d'insécurité pour la mère si elle ne connaît pas bien son nouveau quartier. Elle possédait sans doute autour de chez elle tout un réseau d'amies qui se trouve maintenant brisé.

- **Des tensions économiques et professionnelles** sont une source de grandes inquiétudes, surtout si la femme doute de son aptitude à reprendre son travail et craint les réactions de ses collègues. De même si le conjoint est menacé de chômage ou si la situation financière du couple était déjà précaire avant l'arrivée du bébé.

Les réactions négatives éventuelles du père

Si le père est trop perturbé, surtout s'il semble jaloux ou frustré, cela peut exacerber le sentiment de fragilité et l'insécurité de la mère. Elle souhaite faire plaisir à son conjoint afin de protéger son couple (souvent, inconsciemment, pour assurer une sécurité financière et affective à son enfant), mais s'indigne du manque de chaleur du père envers son bébé. Au lieu de se sentir soutenue et aimée, elle se sent tiraillée, inquiète et souvent déprimée.

Les solutions

L'important est de pouvoir appeler au secours avant de sombrer dans la véritable dépression. Il faut donc utiliser tous les moyens disponibles pour surmonter ses inquiétudes et sa mélancolie. Il suffit souvent de mieux organiser son repos et ses « récréations », et de faire appel aux médecines douces ainsi qu'à diverses techniques de relaxation pour venir à bout de ces passages difficiles. Mais, si les symptômes commencent à trop se confondre avec ceux d'une dépression (voir le tableau p. 308 et 309), il est impératif de consulter un spécialiste.

L'organisation

- Ne sortez jamais deux soirs de suite.
- Continuez à toujours déléguer au maximum.
- Déléguez à votre conjoint une responsabilité quotidienne parmi les soins du bébé et laissez-le faire. Si

nécessaire, disparaissez de la pièce pour éviter d'avoir à le critiquer.

- Évitez de répéter au père : « Tu ne m'aides jamais. » Attirez plutôt son attention sur le plaisir qu'il vous donne en vous aidant.
- Au début de chaque journée, établissez un programme simple (juste ce qu'il faut pour donner une structure à sa journée) tout en vous assurant que sont prévues au moins une ou deux heures pour vous, et une ou deux heures en compagnie d'un autre adulte.
- Ne vous fixez pas plus de deux objectifs par jour en plus des soins du bébé.
- Maintenez une partie de la maison toujours rangée. Allez-y afin de vous remonter le moral.
- Résolvez les problèmes un par un, chaque solution augmentera votre sentiment de confiance en vous.

Conseils

Essayez quelques-unes de ces astuces pour mieux dormir, car l'insomnie est un signe de dépression :

- *Évitez la caféine ou tout autre stimulant.*
- *Faites votre gymnastique le matin ou en début d'après-midi.*
- *Dînez tôt, mais évitez de vous coucher en ayant faim.*
- *N'utilisez pas votre lit comme une bibliothèque ou un bureau : cultivez dans votre tête l'association entre votre lit et le sommeil.*
- *Couchez-vous uniquement lorsque vous avez sommeil.*
- *Si le sommeil n'arrive pas au bout de dix-quinze minutes, allez dans une autre pièce. Faites quelque chose d'ennuyeux.*
- *Fixez-vous la détente comme objectif plutôt que le sommeil.*
- *Buvez un verre de lait chaud ou consommez un glucide (pain, céréales, pâtes).*
- *Levez-vous chaque jour à la même heure.*
- *Tournez votre réveil vers le mur afin de ne plus voir l'heure.*

Le repos

- Au bout de six semaines, commencez à rétablir l'équilibre des forces. Tentez progressivement d'établir un emploi du temps plus précis. Essayez d'apprendre au bébé à dormir de manière continue, au calme, dans son berceau, en évitant les petits sommes dans la voiture ou en promenade, qui sont souvent suivis de siestes trop courtes. Essayez aussi d'apprendre au bébé à s'endormir seul pendant la journée – laissez-le pleurer un peu dans son berceau. Il dormira mieux pendant la nuit et fera plus facilement des nuits complètes s'il sait comment s'y prendre (avec le temps, un bébé finit par apprendre à s'endormir seul).
- Si possible, embauchez de l'aide pour les nuits, ou pour une nuit sur deux, pour quelques heures même chaque après-midi, afin de pouvoir dormir un peu. Débranchez le téléphone. Évitez de faire du ménage ou des courses pendant ces « sacro-saintes » heures de sieste.
- Attention, de nombreuses femmes ressentent un « coup de barre » entre la 8e et la 10e semaine après l'accouchement en raison de l'accumulation du manque de sommeil. C'est le plus souvent la période pendant laquelle les idées noires affluent.

La récréation

Pour une fois, elle est tout aussi importante que le travail !

- Programmez une activité récréative par jour : sortir avec le bébé faire des courses, rendre visite à une amie, se promener. Mieux encore, sortez sans le bébé.
- Planifiez à l'avance au moins trois sorties par mois avec votre conjoint, sans le bébé.
- Essayez d'organiser des activités avec des amies qui ont aussi de jeunes bébés, afin de mieux vous relayer. Allez par exemple ensemble à la piscine : l'une peut surveiller les bébés pendant que l'autre fait quelques longueurs et

vice versa. Ou bien sortez à deux acheter des vêtements : l'une pourra surveiller les deux bébés pendant que l'autre sera dans la cabine d'essayage.

Le contact avec le monde extérieur

- Essayez de lire le journal ou de regarder les informations chaque jour.
- Invitez des amies qui parleront d'autre chose que du bébé.
- Accompagnée du père, rencontrez d'autres couples ayant de jeunes bébés. Cela lui permettra de réaliser que vous n'êtes pas la seule mère débordée.
- Suivez des cours de remise en forme postnatale en groupe, chez une sage-femme, dans un centre sportif, à la piscine. Ce sont de bonnes occasions pour échanger des idées avec d'autres jeunes mères.

Gérer le stress

Selon le Dr Patrick-André Chené, le stress est « l'ensemble des réactions de l'organisme vis-à-vis de l'environnement ; il peut être aigu pour les événements majeurs, ou chronique à la suite d'agressions répétées. Il survient dans les variations des conditions de vie, dans les difficultés rencontrées au cours de l'existence, dans les nécessités d'adaptation sociale aux contraintes professionnelles et dans les agressions de l'environnement ». Il est important de savoir que le stress peut être aussi bien positif, lorsque les réactions de l'organisme sont normales, que négatif, lorsque les stimulations sont trop fortes. Or, un accouchement est un événement particulièrement intense, au même titre que le divorce, la mort d'un parent proche, une blessure ou une maladie graves, un mariage, un licenciement. Les réactions du corps et de l'esprit sont donc proportionnelles au bouleversement que l'arrivée de l'enfant constitue dans votre vie.

Il est également intéressant de noter que, pendant la grossesse et la période postnatale, les rêves sont plus vivants, plus colorés, plus complexes et parfois plus troublants. Une femme enceinte ou en période de post-partum se souvient mieux de ses rêves qu'à l'accoutumée. Cela est dû à l'excitation, au stress, aux conflits intérieurs qui surgissent de l'inconscient pendant le sommeil. Les variations des taux d'hormones peuvent faire rêver ou susciter des rêves plus mémorables. La jeune mère se réveille également plus souvent, ce qui facilite la mémorisation de ses rêves. Enfin, il est prouvé que l'on se souvient mieux de ses rêves en période de stress ou de changement.

Si le sommeil de la jeune mère est troublé, ses réactions en période de veille seront beaucoup plus violentes qu'en temps normal car elle est bien plus vulnérable aux agressions extérieures : un rien la stresse, la moindre contrariété lui empoisonne la journée, les petits problèmes quotidiens lui semblent plus difficilement surmontables qu'à l'ordinaire.

Les manifestations physiques du stress sont une augmentation des fréquences cardiaque et respiratoire, des décharges d'adrénaline, une tension musculaire, de la fatigue, une diminution de la concentration psychique et des défenses immunitaires, donc une moindre résistance aux infections. Toutefois, si cette force est canalisée, le stress peut être transformé en une réaction dynamique, tonique et énergétique.

Les situations stressantes

Tout dépend de votre perception de la situation stressante. Vous paraît-elle insurmontable ou au contraire stimulante ? La différence entre les perceptions d'une même situation d'une personne à une autre explique la variété des réponses individuelles : certaines personnes s'épanouissent dans des situations stressantes, d'autres y perdent leurs moyens.

Il est donc important de ne pas réagir en victime passive, mais de savoir évaluer la gravité d'une situation puis d'y répondre en conséquence. Cette technique est primordiale pour la jeune mère, qui se verra souvent confrontée à des choix : bébé dort enfin ; faut-il en profiter pour mijoter un bon petit plat pour le conjoint qui se plaint amèrement de ne plus manger correctement, ou en profiter pour dormir ? Savoir se prendre en charge et gérer sa vie quotidienne permet de surmonter les agressions.

Malheureusement, l'« objet stressant » peut être une mère ou une belle-mère, une amie chère, ou une autre personne qui risque de se sentir très blessée par ce rejet. Toutefois, pendant la période postnatale, les priorités, ce sont vous et votre bébé. Pendant ces quelques semaines, il est bien plus important de réduire les situations potentiellement stressantes que de chercher à faire plaisir.

Conseils

Faites une liste de ce qui s'est passé chaque demi-heure pendant votre journée. Par exemple :

5 heures	Nourri bébé
5 h 30	Rendormie
6 h 30	L'aîné s'est réveillé
7 heures	Petit déjeuner de l'aîné, linge dans la machine
7 h 30	Vaisselle, nourri bébé, etc.

Une fois cette liste établie, soulignez d'une couleur toutes les tâches qui vous ont fait plaisir et d'une autre couleur celles que vous avez trouvées ennuyeuses et répétitives. Existe-t-il un équilibre entre les deux catégories ? Si ce n'est pas le cas, où pouvez-vous insérer plus d'activités agréables, plus de temps pour vous ?

Ce tableau peut aussi servir de point de départ pour une discussion avec votre conjoint, surtout si ce dernier semble sous-estimer la complexité de vos journées.

(Recommandé par la sage-femme Gillian Fletcher)

La relaxation

La gestion du stress demande un temps de pause, une évaluation de la situation angoissante, en plus d'une réserve d'énergie et de calme intérieur. Comment y arriver ?

Par des exercices de relaxation. La relaxation est particulièrement utile avant une séance d'allaitement. Pour de nombreuses jeunes mères qui ont de la peine à se rendormir au milieu de la nuit, la relaxation peut s'avérer efficace. Lorsque nos préoccupations nous empêchent de faire une sieste même quand le bébé dort, une petite séance de relaxation peut être tout aussi bénéfique qu'une heure de sommeil agité (voir p. 140). Une mère détendue sera plus optimiste et moins anxieuse.

Lorsqu'une personne est détendue, son rythme cardiaque, les ondes de son cerveau et sa respiration se ralentissent : tous les effets classiques de la réaction au stress sont inversés. Plusieurs techniques permettent d'atteindre ce but (gymnastique douce, yoga, aquagym, relaxation, sophrologie...).

Plutôt que de vous décrire en détail toutes ces techniques, nous vous conseillons de vous adresser à des spécialistes qui, en quelques séances, vous les enseigneront de manière plus vivante et plus adaptée à vos besoins qu'un livre ou une cassette.

Exercices

- *Asseyez-vous sur une chaise ou dans un fauteuil qui vous soutient bien, les deux pieds posés à plat sur un tabouret ou sur un gros livre (afin que les muscles des cuisses soient bien détendus).*
- *Laissez les jambes s'ouvrir naturellement à partir des hanches, remuez les doigts de pieds afin de libérer la tension.*
- *Posez les mains confortablement sur les cuisses, les doigts légèrement séparés. Fermez les paupières.*

- *Prenez conscience de votre corps, des points de contact avec la chaise et le plancher. Expirez et laissez-vous aller.*
- *Prenez conscience de votre souffle, et imaginez qu'à chaque expiration un peu de tension disparaît.*
- *Pensez à détendre vos épaules, à les faire tomber en étirant le cou. Laissez aller votre abdomen.*
- *Puis remuez de nouveau les doigts des pieds et ceux des mains. Étirez-vous. Bâillez et rouvrez les yeux.*

Il est important de ne pas faire durer trop longtemps l'exercice, surtout au début, car il est difficile de se concentrer sur de longues périodes.
Une jeune mère n'ayant probablement pas plus de cinq minutes à consacrer à des exercices de relaxation, elle doit apprendre à prendre conscience de son corps tout au long de la journée et au cours de toutes ses activités. Fixez par exemple un Post-it ou un petit papier au-dessus de la table à langer. Chaque fois que vous changez le bébé, essayez de bien vous rendre compte de la tension exercée dans vos épaules et dans votre dos. Plus vous serez consciente du niveau de tension qui existe dans votre corps, plus vous pourrez le maîtriser.

Les positions de détente

Après un effort ou un moment de tension, nous vous conseillons de vous mettre quelques instants dans l'une des positions suivantes afin de « récupérer ».

- Assise à une table, la tête posée dans les bras pliés sur la table.
- Allongée par terre sur le ventre, un oreiller placé sous les hanches, un autre sous la tête (excellente position pour soulager la douleur des hémorroïdes ou du périnée dans les jours qui suivent l'accouchement).
- Allongée sur le dos, les jambes écartées et la paume des mains tournée vers le plafond, un oreiller sous la tête et un autre sous les hanches.

- Allongée sur le dos, un coussin sous la tête, les jambes surélevées sur un oreiller posé sur une table basse, un pouf ou un tabouret.
- Assise, accroupie sur les talons (si cela vous est possible sans douleur), le buste reposant sur deux coussins de canapé placés l'un sur l'autre, les bras en couronne autour de la tête. Cette position étire également le dos.

La respiration

C'est un des moyens les plus efficaces pour induire un état de relaxation, car la respiration est le premier mécanisme du corps affecté par le stress. Chaque fois que vous vous trouverez face à une situation difficile – il ne vous reste plus de couches à 8 heures le samedi soir ; bébé vient de régurgiter sur son drap tout propre à 3 heures du matin –, commencez par expirer longuement. Marquez une pause. Puis inspirez juste ce qu'il faut.

La sophrologie : un précieux outil pour la jeune mère

La sophrologie est née à Madrid en 1960 sous l'impulsion du Pr Alfonso Caycedo, neuropsychiatre espagnol d'origine colombienne. En étudiant des cas psychiatriques, il réalisa qu'il était possible de développer en soi des états d'esprit positifs. Ainsi est née la sophrologie, l'étude du conscient et des moyens qui permettent d'obtenir la tranquillité, l'équilibre, l'harmonie de l'esprit. Aujourd'hui très répandue en Europe, elle est appréciée pour son intégration simple et directe des grands principes traditionnels orientaux (yoga, bouddhisme et zen) aux techniques de relaxation occidentales (méthodes de Schultz et de Jacobson).

On a souvent recours à la sophrologie dans les préparations à l'accouchement, car elle aide les femmes à surmonter les contraintes physiques de la grossesse, à diriger leur accouchement, à supporter la douleur, à oxygéner le bébé et à mieux accepter leur rôle de mère.

Mais elle peut également fournir une aide précieuse après l'accouchement, à la jeune mère qui ne trouve pas suffisamment de temps pour se reposer. Grâce à la relaxation dynamique, une mère se sentira en une quinzaine de minutes plus détendue qu'après une sieste agitée d'une heure. Plutôt que de se tourmenter à chercher le sommeil en pensant au menu du lendemain, elle pourra s'entraîner à visualiser des images qui lui apporteront calme et sérénité. La technique s'acquiert en quelques séances avec l'aide d'un sophrologue professionnel, et peut s'appliquer ensuite chaque fois que la mère en ressent le besoin et dispose d'une vingtaine de minutes.

Les principes

Dans la vie courante, nous connaissons trois niveaux de vigilance : éveillé, endormi et, pendant quelques secondes ou minutes par jour, une période qui se situe entre l'état d'éveil et le sommeil, le niveau sophro-liminal. Lorsque nous nous trouvons dans cette période, notre conscient est particulièrement réceptif. C'est à ce moment précis que l'on peut renforcer ses pensées positives, reprendre confiance et balayer ses angoisses.

La sophrologie nous offre les moyens d'atteindre ce niveau sophro-liminal, afin d'y demeurer un certain temps pour profiter d'une détente physique et mentale, d'un silence intérieur, et pour renforcer le positif par des exercices de visualisation. Le sophrologue guide son patient vers cet état de sa voix douce et monotone, appelée en sophrologie « terpnos logos », dont l'utilité curative était déjà reconnue dans l'Antiquité. Il lui propose des exercices de relaxation dynamique, c'est-à-dire un relâchement volontaire du tonus des muscles du corps grâce à des mouvements et à des exercices de respiration qui permettent une prise de conscience du schéma corporel. La femme stimule ainsi les centres nerveux du cerveau qui correspondent aux différentes parties de son corps. Elle peut faire appel à l'optimisme par des visualisations positives de l'avenir. La relaxation dynamique agit donc sur le tonus physique et mental.

Au bout de quelque temps, la femme n'aura même plus besoin de la voix du sophrologue pour la guider. Grâce à ce type d'entraînement, la jeune mère pourra se retonifier, récupérer, réinvestir son corps vidé, établir une relation harmonieuse avec son enfant et retrouver son équilibre dans une relation à trois. La sophrologie fournit un support qui lui donne en quelque sorte l'autorisation de s'abandonner. Elle peut pendant quelques minutes « déconnecter » de son bébé, des contraintes et des angoisses qui l'entourent. Elle prend du temps pour elle.

Choisir un bon sophrologue

La sophrologie étant une science récente, il est relativement facile de trouver un sophrologue formé par le Dr Caycedo lui-même ou par l'un de ses élèves. Des écoles de sophrologie caycédienne existent dans toutes les régions de France et dans la plupart des pays d'Europe. Elles fournissent les adresses de praticiens diplômés.

Le sophrologue doit prévoir un temps d'entretien avant et après la séance de relaxation afin de cerner les tensions que ressent le patient et d'évaluer ce qui a été vécu pendant la séance. Mais le but de la sophrologie est d'« émanciper » le patient en lui donnant des outils à utiliser lui-même, afin qu'il continue sur son propre chemin.

Être sophrologue demande respect et lucidité pour pouvoir guider le patient sans abuser du pouvoir de sa voix. Le sophrologue doit tenir compte du suivi médical du patient et ne pas essayer de remplacer le médecin et ses ordonnances. La sophrologie est un complément et ne se substitue pas au traitement médical indiqué.

Il est tout à fait possible d'enregistrer une séance et de l'écouter chez soi afin de pratiquer seule une « pause sophrologie ». Mais il faut se méfier des cassettes de sophrologie toutes faites. Chaque personne a un vécu, des exigences individuelles, et chacun aura donc besoin d'une séance de relaxation différente.

À LIRE :

Jean-Marie Delassus, *Le Sens de la maternité*, Dunod, 2002.

René Frydman, *Lettre à une mère*, Éditions l'Iconoclaste, 2003.

Hélène de Roubaix, *À la rencontre de soi*, Éditions Anne Carrière, 2000.

Myriam Szejer, *Ces neuf mois-là*, *op. cit.*

Gestion du stress :

Dr Patrick-André Chené, *Initiation à la sophrologie caycédienne*, Ellebore, 2003.

Dr Yves Davrou, *La Sophrologie facile*, Marabout, 2003.

Bernard Fintz, *Sophrologie et maternité*, Randin, 2000.

Sarah Rose, *Guide de la gestion du stress*, Paragon, 2004.

ADRESSES UTILES :

L'association « La Cause des bébés » a été fondée en 1995 par des professionnels d'horizons divers (psychanalystes, gynécologues, sages-femmes, pédiatres, pédopsychiatres, hapnothérapeutes) qui se sentent concernés par l'accueil fait au bébé.

La Cause des bébés
23, rue Gutenberg
92120 Montrouge
Tél. : 01 55 95 73 67.
http ://lacausedesbebes.free.fr

Sophrologie
Société française de sophrologie
39, Bd Garibaldi
75015 Paris
Tél. : 01 40 56 94 95.
www.sophrologie.com/sfs

Chapitre 20

La vraie dépression postnatale

Un des grands obstacles à l'identification de la dépression postnatale est la honte et la gêne que ressent souvent l'entourage d'une jeune mère face à cette maladie qui bouscule et détruit le mythe de la « maternité bienheureuse ». C'est avant tout son conjoint qui peut l'aider à reconnaître les symptômes inquiétants et l'accompagner chez des spécialistes.

En plus des symptômes décrits dans le tableau de la page 308 et 309, la dépression postnatale peut être accompagnée de troubles névrotiques qui ne sont pas forcément typiques de la profonde mélancolie que l'on associe le plus souvent à la dépression. Ces manifestations apparaissent en général dans les deux ou trois semaines qui suivent l'accouchement et vont en s'aggravant.

- **Une grande excitation :** elle se caractérise par l'impossibilité de dormir, une activité frénétique qui peut aller jusqu'à l'effondrement, de l'irritabilité, un langage confus, des difficultés à se concentrer, une atteinte des facultés de raisonnement. Elle débute souvent peu après l'accouchement et peut donc être confondue avec l'euphorie normale des premiers jours.
- **Un sentiment de panique :** il se manifeste par une extrême anxiété, des attaques de panique inexpliquées, des réactions physiques telles que des palpitations, des bouffées de chaleur, des tremblements, des vertiges, une

transpiration excessive, des fourmillements dans les mains et les pieds, une sensation d'étouffement. Les attaques de panique sont parfois provoquées par une situation qui rappelle un traumatisme passé.

- **Des pensées et des fantasmes obsessionnels :** contrairement à la femme atteinte de psychose puerpérale, persuadée qu'une voix lui ordonne de nuire au bébé, la femme dépressive réalise qu'elle fantasme et sait se contrôler, tout en se culpabilisant terriblement d'avoir ces pensées. Elle entreprend parfois des rituels compliqués afin de se protéger.

Y a-t-il des prédispositions ?

La dépression postnatale peut toucher n'importe quelle femme en bonne santé, quel que soit son niveau socioculturel, quelle que soit sa classe sociale, quel que soit l'âge des autres enfants, qu'elle allaite ou non, quelles que soient sa religion, son origine ethnique ou son origine culturelle. 70 % des femmes qui font une dépression postnatale ne présentent aucun antécédent apparent de maladie psychologique.

Si une future mère pense appartenir à l'un des groupes à risques suivants, elle doit absolument prévenir son médecin pendant sa grossesse. Elle peut, à l'aide d'une bonne préparation à l'accouchement et à la période qui suit, réduire le risque de dépression.

- Antécédents de troubles psychologiques.
- Dépression postnatale lors d'une précédente naissance.
- Hérédité (mère, tante ou sœur). En plus d'un terrain familial, il existe une prédisposition chez les femmes qui, enfants, ont elles-mêmes été témoin de la dépression de leur propre mère. Il est donc parfois difficile de différencier entre les deux origines.

- Procréation médicalement assistée (PMA) mal vécue.
- Grossesse difficile.

Les causes de la dépression postnatale

Les causes biochimiques

Comme nous l'avons déjà vu à plusieurs reprises, les taux de progestérone et d'œstrogènes mettent neuf mois à atteindre des valeurs trente à cinquante fois supérieures à la normale. En moins de trois jours, ces taux chutent brutalement. Or, les œstrogènes et la progestérone ont des effets antidépresseurs sur le cerveau. C'est la violence et la rapidité de cette chute qui bouleversent notre corps en se répercutant directement sur nos émotions.

Par ailleurs, la prolactine, l'hormone qui permet la fabrication du lait, entrave la production de progestérone et d'œstrogènes. Or, il a été prouvé que, même si une femme n'allaite pas, ses taux de prolactine demeurent suffisamment élevés pour influencer la présence de ces hormones dans les deux mois suivant l'accouchement.

L'état physique et nerveux influence aussi directement la production d'hormones et sa façon de réagir à la chute hormonale.

Il ne suffit pas que certaines hormones soient présentes, encore faut-il qu'elles puissent agir. La synthèse de la progestérone, par exemple, nécessite la présence de glucides lents (pain, pâtes, céréales, riz). Ce n'est surtout pas le moment de s'en priver. Ceci constitue une raison supplémentaire pour ne pas entreprendre un régime trop rapidement après l'accouchement.

Les causes émotionnelles

- **Les réactions à l'accouchement :** les perturbations qu'entraîne la naissance peuvent induire des tensions psychologiques qui sont considérées par certains comme la principale cause de dépression postnatale. Les femmes sont déstabilisées par le sentiment de perte de contrôle qu'elles ressentent au cours de l'accouchement. Cette réaction provient du fait qu'elles ont du mal à admettre leur impuissance face à ce bouleversement physique. De même, une femme qui a été frustrée par les limitations physiques que lui imposait la grossesse, qui « en voulait » à son corps et qui refusait de se reposer risquera de se sentir tout autant frustrée après la naissance. Elle sera plus fatiguée qu'une femme dont la grossesse aura été sereine. Or la fatigue, on l'a vu, entraîne rapidement la dépression.

Un accouchement difficile ne constitue pas à lui seul une cause de dépression. Mais, combiné à d'autres facteurs comme l'isolement et les difficultés matérielles, il peut y mener.

- **Le passé psychologique de la mère :** des difficultés dans le couple, des rapports tendus avec sa famille (en particulier avec sa mère), un deuil non résolu (divorce, perte d'un parent ou d'un proche), les traumatismes de l'enfance et de l'adolescence (abus sexuels ou physiques, abandon) peuvent affecter la confiance que l'on peut avoir en soi et sa propre aptitude à créer des liens.
- **Les facteurs externes :** l'isolement est cause fréquente de dépression postnatale.

Aujourd'hui, la jeune mère se retrouve pratiquement toujours seule avec son bébé et ses autres enfants ; elle n'a personne avec qui partager ses émotions. Des chercheurs ont d'ailleurs constaté que les plus graves des cas de dépression postnatale concernaient généralement des femmes qui restaient seules avec leur bébé plus de huit heures par jour. Moins il y aura de « réseau de soutien » constitué par la famille et les amis, plus la femme sera vulnérable. La qualité des relations humaines est cruciale. Chaque femme a besoin d'avoir sa propre identité en tant que femme, et pas seulement en tant que mère. Cette identité de femme provient obligatoirement des contacts qu'elle entretient avec d'autres adultes.

- **Un bébé difficile :** un bébé qui pleure beaucoup, qui dort peu, qui semble hypersensible et maussade, ou qui présente des ennuis de santé tels que coliques ou reflux, est fatigant. La confiance de ses parents est ébranlée, car ils se sentent impuissants et frustrés face à ce petit être que rien ne semble soulager. La mère se sent généralement coupable de cette situation, surtout lorsque le père manifeste son angoisse par de l'impatience : « Quand va-t-on pouvoir enfin dormir ! »

Les conséquences pour l'entourage

Un état « dépressif » entraîne pratiquement toujours des tensions dans le couple. La femme se sent abandonnée, et le conjoint se pose en victime. Le père peut pourtant énormément faciliter les choses en acceptant de participer à des entretiens réguliers avec les spécialistes qui suivent son épouse.

Les femmes qui font une dépression sont très inquiètes de l'effet que leur maladie peut avoir sur le bébé. Malgré l'importance de leurs réactions émotives, nombreuses sont les femmes qui admettent qu'au cours de cette période difficile leur bébé représentait leur unique « rayon de soleil ». Aussi, une fois la situation résolue, le temps peut être rattrapé. Il n'existe pas de période critique pour établir un bon rapport mère-enfant après laquelle tout serait perdu. Le plus important est de réaliser le fait que l'on ne va pas bien et d'accepter de se faire soigner rapidement afin que l'enfant n'ait pas à s'adapter à une mère dépressive.

Si une femme est traitée rapidement, la dépression sera guérie bien avant que ses effets ne laissent une trace permanente sur sa famille. Il faut toutefois expliquer aux autres enfants que leur maman est malade mais qu'elle va guérir, que cela n'est pas leur faute, que cela n'est pas non plus de la faute du bébé. Il ne faut surtout pas attendre des aînés qu'ils en fassent plus que ce que l'on peut attendre d'eux à leur âge et pour leur niveau de développement.

Pour la famille et les amis, le spectacle d'une jeune mère qui fait une dépression détruit le mythe de la « mère bienheureuse ». Sa famille et ses amis se sentiront certainement mal à l'aise face à cette maladie peu connue. Il est important de donner à la dépression le label d'une maladie : l'entourage sera plus compréhensif si l'on utilise un terme scientifique qui impressionne encore beaucoup.

Lorsque l'entourage propose d'aider pour les aînés ou le ménage, acceptez en distribuant à chacun des tâches bien concrètes (voir p. 149 à 151).

En dehors du risque de la rupture du couple, l'isolement dont la femme est souvent victime est la plus grave répercussion à long terme des maladies psychologiques du post-accouchement. Sa famille et ses amis sont gênés par sa condition. Elle a pourtant désespérément besoin d'une relation stable qui lui permette d'affirmer son identité et de reprendre confiance en elle et goût à la vie.

Le psychothérapeute pourra la conseiller sur les dispositions à prendre pour surmonter son isolement. Il est dit que les femmes qui retournent travailler après un accouchement sont moins sujettes à la dépression postnatale que les femmes qui demeurent isolées chez elles. Déprimée ou non, les démarches pour sortir de l'isolement sont les mêmes (voir p. 318).

Retrouver son équilibre

Quand faire appel aux spécialistes ?

Au stade de la véritable dépression postnatale, les remèdes non médicaux ne suffisent plus. C'est une maladie, et la situation ne peut se résoudre sans intervention spécialisée. Il ne faut surtout pas écouter ceux qui disent qu'« il suffit d'un peu de bonne volonté ». Une femme doit rechercher une aide spécialisée lorsque :

- Six semaines après l'accouchement, la situation va en empirant : elle est toujours aussi fatiguée, déprimée, débordée.
- Les symptômes commencent à entraver le déroulement de sa vie quotidienne.
- Ayant essayé des traitements non médicaux et les conseils mentionnés ci-dessus pendant au moins dix jours, elle continue à se sentir submergée par les symptômes de la dépression.
- Une personne qu'elle estime lui conseille de consulter un médecin.
- Elle n'arrive pas à s'occuper de son bébé ou d'elle-même.
- Elle a peur de se faire du mal à elle-même ou d'en faire à son bébé.
- Elle n'a plus envie de manger ou au contraire dévore la nourriture (signes d'anorexie ou de boulimie).

Reconnaître que l'on souffre d'une dépression ne guérit pas, mais constitue un premier pas sur le chemin de la guérison.

La difficulté du diagnostic

L'idéal serait de pouvoir identifier toutes les femmes à risque de dépression postnatale durant leur grossesse et d'entreprendre des traitements préventifs aussitôt après l'accouchement. C'est un des sujets à évoquer lors de l'entretien du 4e mois avec une sage-femme. Malheureusement, dans 40 % des cas, la dépression se déclenche après la visite postnatale, lorsque la femme n'entretient plus de contact régulier avec le monde médical. Elle consulte son généraliste, se plaignant de fatigue, d'insomnies et de douleurs (surtout le mal de dos). Elle transpose parfois son mal sur son enfant et passe son temps à courir chez le pédiatre. La détection d'une dépression postnatale exige des connaissances provenant de plusieurs disciplines : la psychiatrie, l'obstétrique, l'endocrinologie, la médecine générale...

Si elle n'en parle pas au gynécologue lors de sa visite postnatale, ou si le gynécologue est un peu trop pressé pour pouvoir déceler un problème, la dépression ne sera pas détectée. Ni le gynécologue, ni le généraliste, ni le pédiatre n'ont nécessairement la formation psychiatrique appropriée pour reconnaître une dépression postnatale. Elle peut en effet être masquée par des symptômes physiques qui sont en fait une transposition de la souffrance psychique. Or, d'après le Dr Sylvain Mimoun, l'aspect le plus pernicieux de la dépression postnatale est la façon dont elle peut se dissimuler derrière des symptômes qui éloignent le diagnostic du véritable problème.

Conseils

- *Si votre médecin semble banaliser la gravité de votre situation et vous dit simplement qu'il s'agit d'un mauvais passage, allez en consulter un autre.*
- *L'idéal est une approche combinée :*
  – un traitement médical ;
  – un traitement psychothérapeutique ;
  – un traitement de médecine holistique (médecines douces, thérapies manuelles, sophrologie ou autres techniques de relaxation, nutrithérapie).
- *L'action est en elle-même thérapeutique : il ne sert à rien de se culpabiliser sans essayer de changer la situation.*

La femme sera dirigée vers un kinésithérapeute, mais son mal de dos ne disparaîtra pas. Son gynécologue aura tendance à lui prescrire des anxiolytiques ; son généraliste, lui, plutôt des antidépresseurs. Il lui faut en fait une approche beaucoup plus globale : il faut soigner sa tête et son corps simultanément. Or, la guérison d'une dépression postnatale exige une prise de conscience du problème et la mise en œuvre de moyens propres à le résoudre.

Il faut savoir aussi que l'absence de libido sera souvent le dernier symptôme à disparaître après un traitement.

Les traitements médicaux

Il est avant tout primordial de reconnaître que les antidépresseurs, les anxiolytiques et les autres médicaments ne feront qu'arrêter la spirale. Ils permettront à la femme de se sentir en confiance, et la confiance attire la confiance. Mais ces médicaments ne traiteront pas la cause du problème. C'est pour cette raison qu'un traitement psychothérapeutique est essentiel.

Quels médicaments ?

La recherche médicale étant dans ce domaine en évolution constante, les antidépresseurs ont déjà bénéficié de trois « générations » d'améliorations. Aujourd'hui, les ISRS (inhibiteurs sélectifs de la recapture de la sérotonine) sont les plus couramment prescrits. Ils corrigent les processus chimiques du cerveau. Leurs effets sont lents (il faut parfois attendre jusqu'à trois semaines pour constater un résultat) mais probants.

Utilisés seuls ou associés à des antidépresseurs, les anxiolytiques ont l'avantage d'agir de façon immédiate. Ils permettent de surmonter les crises d'angoisse et de se détendre. Certains sont plutôt sédatifs ; d'autres, destinés à être pris dans la journée, n'ont pas d'effet soporifique. L'allaitement est définitivement contre-indiqué lors du traitement. Toutefois, chez certaines femmes, ils peuvent aussi avoir l'effet inverse et augmenter l'impression de malaise.

Les anxiolytiques et les calmants peuvent créer une dépendance et ne devraient pas être prescrits plus de trois mois. Ils agissent en supprimant les symptômes, les angoisses notamment, mais ne les guérissent pas. Un traitement psychothérapeutique associé est donc essentiel.

Combien de temps ?

La durée du traitement varie d'un individu à l'autre, mais il est souvent conseillé de continuer le traitement quatre à six mois après la disparition des symptômes. Plusieurs essais de médicaments ou de combinaisons de médicaments, seront peut-être nécessaires avant de trouver le traitement satisfaisant. Si l'on ne constate toujours pas d'amélioration à la suite d'un traitement conséquent de trois ou quatre semaines, il faut le changer.

Faut-il arrêter d'allaiter ?

L'arrêt de l'allaitement lors de la prise d'antidépresseurs est un sujet délicat. Pour certaines mères en dépression, l'allaitement est le seul moyen de subvenir aux besoins du bébé et une importante façon de se valoriser. Un sevrage abrupt entraînera une seconde chute hormonale et des répercussions émotionnelles encore plus fortes, et risquera en outre de blesser plus encore un amour-propre déjà fragilisé. Toutefois, tant que les effets à long terme de ces médicaments sur le développement du bébé (surtout les ISRS) ne sont pas connus, la plupart des médecins choisissent de faire arrêter l'allaitement ou prescrivent un médicament plus ancien dont les effets sont connus.

Le traitement psychothérapeutique

Il doit absolument aller de pair avec la prise de médicaments, sinon la femme ne retrouvera jamais son dynamisme et sa joie de vivre. Une femme peut consulter ponctuellement un psychiatre pour son traitement médical et régulièrement un psychothérapeute pour l'aider à surmonter ses troubles.

Comment choisir un thérapeute ?

Il ne se choisit pas dans l'annuaire téléphonique. L'idéal est de se faire conseiller par un professionnel du domaine médical qui se fondera sur la réputation et les compétences de ses confrères, et qui aura une formation de psychiatre, de psychanalyste ou de psychologue clinicien. Car il existe toutes sortes de psychothérapeutes.

L'existence d'une relation de confiance étant essentielle pour la psychothérapie, il est important d'être rassurée par cette marque de crédibilité.

- Évitez les thérapeutes qui semblent banaliser l'importance de la période du post-partum dans la vie d'une femme.
- Il est normal et courant de rencontrer plusieurs psychothérapeutes avant d'en choisir un. On ne peut pas tout dire à quelqu'un avec qui on ne s'entend pas.
- N'oubliez jamais que c'est vous qui êtes « au volant » : n'acceptez pas de vous sentir mal à l'aise, traitée avec condescendance, incomprise. Faites confiance à votre intuition. L'enjeu est important, et il existe suffisamment de psychothérapeutes pour vous permettre de changer si vous avez le moindre doute.

Les traitements complémentaires

En complément des traitements médicaux et psychothérapeutiques décrits ci-dessus, les médecines douces (homéopathie, aromathérapie, phytothérapie), l'acupuncture, les thérapies manuelles (ostéopathie, étiopathie), la nutrithérapie et différentes techniques de relaxation, dont la sophrologie, pourront accélérer le processus de guérison.

Ces traitements complémentaires permettront au corps de mieux réagir aux médicaments classiques et d'en consommer en moindre quantité.

La psychose puerpérale

Cette maladie psychiatrique très grave affecte environ une femme sur 1 000, c'est-à-dire entre 500 et 700 femmes chaque année en France. Elle se déclare dans les deux semaines qui suivent la naissance et dure environ onze semaines. Au cours de cette période, la femme subit un chaos émotionnel si sévère qu'elle ne peut plus dormir. Elle est en proie à des pertes de mémoire, à des confusions, à des hallucinations et à des désillusions. Elle a l'impression de vivre un rêve. Elle entend surtout des voix qui l'incitent à maltraiter son bébé. Elle paraît agitée, prise de panique, et exécute des rituels obsessionnels (se laver les mains, nettoyer la maison). Elle ne réalise pas qu'elle délire. Elle ne réalise parfois même pas qu'elle vient d'avoir un bébé.

Cette maladie est fort heureusement souvent détectée avant même la sortie de la maternité. Un séjour dans un hôpital psychiatrique est urgent. Il existe maintenant en France des hôpitaux qui proposent des unités d'accueil spécialisées pour les jeunes mamans et leur bébé. La majorité des mères s'en remettent complètement grâce à un traitement comprenant des antidépresseurs, des antidélirants et des calmants, suivi d'un traitement psychothérapeutique.

ADRESSES UTILES :

www.psychonet.fr – Site proposant les coordonnées de tous les psychologues de France ainsi que la possibilité de poser vos questions directement à un psychologue.
www.depression.ch – Un excellent site suisse.

Chapitre 21

Découvrir la mère en soi

Être mère n'est pas une fin en soi. Nous possédons également d'autres identités dans notre couple, dans notre métier, et surtout une identité propre d'être humain, unique sur cette terre. Mais comment assumer toutes ces fonctions ? Cette question se pose à quasiment toutes les femmes lorsqu'elles deviennent mères pour la première fois.

Une prédisposition naturelle ?

L'instinct maternel

On s'est longtemps servi de la notion d'instinct maternel pour attribuer aux femmes un rôle associé à leur sexe, celui de la « maternité-devoir », concept que refusent catégoriquement les féministes. Depuis quelques décennies, le débat s'est intensifié. Certains auteurs, comme Élisabeth Badinter dans son célèbre *L'Amour en plus*, nient l'existence d'un instinct qui se manifeste chez les unes et pas chez les autres. D'autres proposent une conception plus « mécanique » de l'interaction mère-enfant : c'est l'enfant qui suscite les réactions de sa mère, cette dernière étant génétiquement programmée pour y répondre. D'autres écrivains parlent de la maternité comme d'un état psychique centré sur le transfert de la mère à son enfant de tout ce qui le rend humain et le distingue de l'animal : sa sensibilité à autrui, au monde, à son propre corps.

Et nous, les mères, comment vivons-nous la maternité ? Il existe en nous une force qui se « réveille » pendant la grossesse sous l'action des sécrétions hormonales du placenta, qui se renforce avec la diffusion de la prolactine lorsque nous allaitons ou caressons notre bébé, et qui se manifeste par cette compréhension intuitive que nous semblons avoir de notre enfant. Qu'on l'appelle « instinct » ou autrement, elle assure depuis la nuit des temps la survie des nouveau-nés humains. De nos jours, cet instinct est souvent étouffé ; la société dans laquelle nous vivons dénigre les manifestations les plus spontanées et les plus « animales » de l'instinct maternel : dormir avec son bébé, allaiter à la demande, beaucoup porter le bébé contre soi.

Malheureusement aujourd'hui, de nombreuses mères vivent leur maternité comme un fardeau, anticipant le moment où l'enfant sera enfin indépendant, en réclamant l'aide de spécialistes, de garderies et autres soutiens au « maternage ».

L'instinct maternel agit essentiellement au niveau de l'inconscient et des réflexes. Il nous faut donc quelque chose de plus, une dimension plus consciente, plus concrète, dans la relation mère-enfant. C'est **l'amour maternel**. Il nous apporte la force, l'énergie et le plaisir de nous occuper de nos bébés. C'est l'amour maternel qui « parachève l'instinct, le perfectionne, l'élève au niveau affectif, moral et spirituel ». Il nous donne envie de connaître et de comprendre notre enfant, de lui apprendre petit à petit qu'il n'est pas tout-puissant afin qu'il puisse prendre un jour son autonomie.

Or l'amour maternel est un processus. En Occident, on veut que les femmes se transforment en mères par le simple acte biologique d'accoucher et grâce à l'impact de quelques hormones. L'idée que l'attachement mère-enfant se ferait en salle d'accouchement est un mythe qui perdure. Or, c'est tout à fait faux : pour de nombreuses femmes, il ne se développe que lentement et graduellement.

Le souci d'être une mère parfaite

Au XVIIIe siècle, un enfant sur trois mourait avant l'âge de 1 an et seulement la moitié des enfants nés vivants avaient une espérance de vie de plus de 21 ans. Les mères n'aimaient pas moins leurs enfants, mais leur investissement affectif était certainement différent du nôtre. Avec la chute de la mortalité infantile au début du XXe siècle, il n'était plus nécessaire de produire de nombreux enfants pour assurer la survie de la famille. Alors, les couples commencèrent à pratiquer le contrôle des naissances. Si, en 1860, les couples européens avaient en moyenne 6 enfants par famille, ce chiffre était tombé à 2,3 enfants dès 1924. Pour la première fois, la notion de choix entrait dans le processus de la reproduction. Inévitablement, cette nouvelle donne intensifia les émotions parentales. Moins d'enfants par famille signifie un plus grand investissement émotionnel pour chacun. Mais, inversement, cet investissement émotionnel accentue aussi nos inquiétudes à leur sujet. Nous avons plus de peine à être séparés d'eux. Nous nous sentons coupables d'éventuelles réactions d'énervement ou d'exaspération à leur égard. Nous sommes obsédés par les étapes de leur développement : leur première dent, leur premier pas, leurs capacités psychomotrices. Nous ne cessons de les comparer aux autres enfants de leur entourage. Le monde dans lequel nous les élevons nous inquiète aussi. Nombreuses sont les jeunes mères qui ne peuvent supporter de regarder les informations à la télévision ou des émissions qui montrent des images de violence ou de misère.

Nos propres mères, les institutions religieuses, et même la législation sociale perpétuent le mythe de la « mère bienheureuse ». Pourtant, le monde dans lequel nous sommes nées a profondément changé. Nos mères étaient plus entourées et souvent plus aidées, elles travaillaient moins en dehors de la maison et avaient peut-être moins d'aspirations professionnelles. Moins informées – la psychologie est une science récente –, elles s'inquiétaient moins des répercussions psychiques de leurs actions, se posaient moins de questions sur le développement émotionnel de l'individu. Aujourd'hui, nous sommes bien plus préoccupées par l'épanouissement de nos enfants (l'abondance des livres et des revues spécialisées sur le sujet en est la preuve), donc plus soucieuses, plus tendues, et bien plus sensibles aux critiques d'une société qui semble n'accepter que des mères « parfaites ». Nous avons peur de ce que nos enfants pourraient nous reprocher plus tard. Nous comparons nos capacités à celles des femmes qui nous entourent. Nombreux sont les livres de puériculture qui renforcent notre manque de confiance avec leurs barèmes d'évaluation par tranches d'âge.

Les conséquences de ces inquiétudes

- La tension se déplace inévitablement sur nos enfants.
- Ces craintes se cristallisent sur notre propre corps et se concrétisent par des symptômes tels que la fatigue et le mal de dos.
- Nous devenons trop dépendantes de l'avis des spécialistes. Les mères n'ont jamais autant consulté les pédiatres. Nous sollicitons trop d'avis extérieurs qui finissent par nous dérouter.
- Nous avons tendance à tout subordonner au bébé, et notre couple, notre vie sexuelle sont les premiers à en pâtir.
- Nous négligeons notre apparence, nos besoins en tant que femmes, pensant que l'entourage nous pardonnera si nous sommes avant tout de bonnes mères.

Le grand pédiatre et psychanalyste britannique Donald Winnicott est à cet égard réconfortant. Il démontre que toutes les femmes passent par une espèce de crise de la maternité qu'il qualifie de « folie normale » : un souci constant, une hypersensibilité nécessaire qui permet d'établir le lien de communication entre la mère et le bébé et qu'il appelle la « préoccupation maternelle primaire ». Il parle également de l'« amour impitoyable » du bébé qui n'attend pas, qui exige, qui oblige à aimer. C'est lui qui a proposé le concept de la mère « suffisamment bonne », à l'opposé de la mère « parfaite ».

Une certaine dose de frustration est nécessaire pour nous inciter à changer nos comportements, à tester de nouvelles approches, à mieux comprendre nos enfants. Se demander parfois pourquoi on a eu ce bébé n'a rien d'anormal. De nombreuses mères éprouvent de la rancœur en se retrouvant tout à coup de garde vingt-quatre heures sur vingt-quatre. Elles peuvent en vouloir à leur enfant de ne pas les unir plus à leur mari, surtout si ce dernier se comporte plus comme un rival que comme un père. D'ailleurs, les mères qui disent ne jamais se fâcher avec leurs enfants expriment probablement leur ambivalence de manière plus insidieuse. Il est important que les enfants apprennent qu'il est possible de se fâcher sans perdre l'amour.

Une mère ne peut être sans arrêt amoureuse de son bébé. Elle a parfois désespérément besoin de s'écarter de ce petit être égoïste et obstiné. Les besoins et les exigences d'un enfant sont sans limites. Mais nous devons y placer des limites, car cela fait partie de son apprentissage de la vie en société.

Toute la magie de l'amour maternel réside justement dans le fait que donner autant de soi n'est pas une contrainte mais devient un réel plaisir. Toutefois, une condition fondamentale est nécessaire afin que la « magie » de l'amour maternel puisse transcender toutes ces angoisses, ces rancœurs, cette fatigue : la mère doit avoir résolu d'éventuels conflits remontant à son enfance et pris une distance suffisante à l'égard de sa propre mère.

La mère « suffisamment bonne »

- Le premier devoir d'un parent est non d'élever un enfant parfait mais d'être disponible et à son écoute.
- L'influence des parents sur l'épanouissement de leurs enfants est moins importante que ce que les médias et les soi-disant spécialistes tentent de nous faire croire. Leur développement émotionnel dépend aussi de leurs propres expériences de la vie.
- Les enfants sont des individus à part entière ; nous devons être aussi sensibles que possible à ce qu'ils ressentent vis-à-vis du monde extérieur.
- Le comportement de nos enfants n'est pas nécessairement le reflet de notre aptitude à être de bons parents. Les bébés naissent avec des tempéraments différents, et donc avec des réactions différentes à une même situation.
- L'influence des parents sur la personnalité des enfants est moindre qu'on ne le pense. Ce sont les extrêmes dans le comportement des parents qui peuvent faire du mal.
- « Le tout-petit est d'une grande indulgence vis-à-vis de sa mère. Il la trouvera bonne si son corps est chaud, si son lait coule pour apaiser sa faim, si ses bras l'étreignent avec tendresse, si sa voix sait se faire douce et chantante » (Monique Morin et Nicole Marinier).
- L'important n'est pas ce que vous faites, mais la façon dont vous le faites.
- Soyez fidèle à votre intuition. Il n'y a pas de « il faut » ou de « il ne faut pas ».
- Ne soyez pas obnubilée par le mythe du « parfait départ », c'est le déroulement de l'enfance qui compte (voir p. 297).
- N'oubliez pas votre couple et vos propres besoins.

Le poids de la famille

Pourquoi ce sujet est-il autant d'actualité ? Il est intéressant de noter que, dans un grand nombre de pays, la maternité est un acte collectif : les femmes retournent dans leur famille pour accoucher, les enfants grandissent à l'intérieur d'une communauté familiale, le maternage est partagé entre plusieurs femmes. Ces femmes peuvent avoir des conflits avec leurs belles-mères souvent tyranniques, mais il existe une espèce de « confrérie » des belles-filles qui s'apportent mutuellement un soutien moral.

En Occident, par contre, la maternité est devenue un acte individuel. Ainsi, nous affrontons seules des sentiments refoulés de notre enfance, des tensions latentes dans notre relation avec nos parents, qui refont brutalement surface pendant la période postnatale.

Le deuil des aspects négatifs de l'enfance

On dit que la naissance fait revivre en toute mère l'expérience du bébé qu'elle était ; il y a des mauvais souvenirs aussi bien que des bons. Les femmes, à l'occasion de la naissance de leur enfant, sont renvoyées à la mémoire vive en elles des relations des tout premiers temps avec leur propre mère, aux représentations de la mère que leur histoire a inscrites en elles. Mais cette mémoire inconsciente n'apporte pas uniquement de la douleur. Premièrement, elle permet à la jeune mère de s'identifier à son nouveau-né, de le comprendre, de le protéger. Deuxièmement, le fait de se remémorer tous ces souvenirs parfois pénibles rend possibles une réconciliation avec sa propre enfance puis une démarche essentielle pour devenir mère : le deuil de la petite fille. Un accouchement donne en fait lieu à deux naissances, celle du bébé et celle de la jeune mère. Avoir un enfant à soi est l'étape finale dans l'émancipation de ses propres parents.

Ce travail de deuil qui consiste à accepter de n'être plus seulement l'enfant de sa propre mère pour devenir mère à son tour peut avoir lieu en début de grossesse, après la naissance ou quelquefois bien plus tard. Il n'est ni facile ni rapide. Lorsqu'on quitte la place d'enfant pour devenir parent, existe indéniablement la crainte de « disparaître », surtout si l'on a peur ne pas être à la hauteur de ce nouveau rôle de mère. Existe aussi la crainte de « faire disparaître » sa propre mère en la faisant devenir grand-mère. C'est pour cette raison que certaines femmes rêvent de se faire materner au moment de leur accouchement et en même temps s'y refusent. Elles demandent souvent la présence de leur propre mère, pensant profiter de l'expérience de cette dernière. Ce qu'elles ne réalisent pas, c'est que les accouchements ont bien changé en vingt-cinq ans et que nos mères ont tendance à oublier.

La relation de mère à grand-mère

Une mère est aussi une fille, petite-fille, nièce ou sœur. Sa famille a inévitablement un impact sur les relations qu'elle aura avec son enfant. La façon dont on se projette soi-même comme parent (comme mère ou comme père) est en rapport direct avec les parents que l'on a soi-même eus. « Que l'on veuille faire comme eux ou autrement, que l'on souhaite répondre à leur désir ou s'y opposer, les parents restent un modèle par rapport auquel on se détermine », écrit Myriam Szejer. Certaines mères se sentent comme « endettées » vis-à-vis de leur propre mère idéalisée et finissent par culpabiliser leurs enfants.

Il existe des femmes qui ont peur de reproduire le « mauvais » modèle de leur propre mère et préfèrent donc inconsciemment ne pas s'occuper de leur bébé pour en quelque sorte le protéger : on peut parler ici d'un curieux geste d'amour qui est mal perçu par l'entourage. Ces mères doivent se réconcilier avec leur histoire douloureuse d'enfant blessé pour accéder enfin à leur propre maternité. L'histoire se répète dans toutes les familles, mais il ne faut pas que cela prenne une tournure dramatique.

En résumé, ne gaspillez surtout pas votre énergie à essayer d'être aussi parfaite que votre propre mère, ni à faire exactement le contraire pour lui prouver que votre approche est la meilleure. Ceci est particulièrement difficile lorsque votre mère ou votre belle-mère semble incarner la « mère parfaite ». Mais il est essentiel de trouver **votre place dans votre maison** et d'établir la distance nécessaire au développement de votre identité en tant que mère.

Et les grands-parents ?

Les grands-parents jouent un rôle essentiel en offrant un sentiment d'appartenance et d'héritage. En général, l'arrivée d'un bébé nous rend conscients des influences familiales que nous avons subies et que nous lui transmettons désormais. Nous comptons désormais plus sur nos familles pour leur soutien émotionnel, logistique et parfois financier. La relation d'une jeune mère avec sa belle-famille change aussi, car le bébé a créé un lien de sang. Elle fait maintenant partie du « clan ».

Pour ces raisons, les jeunes mères essaient souvent de guérir les vieilles rancœurs au sein de leurs familles.

Mais il ne faut pas oublier qu'il est souvent difficile pour des parents de devenir des grands-parents. Cela rappelle le passage inexorable du temps, des souvenirs du passé peut-être plus heureux (mari vivant, bonne santé, etc.), mais aussi des difficultés que les parents ont eues avec la jeune mère lorsqu'elle était enfant. Avec une naissance, le père et la mère ont reculé d'un cran dans l'enchaînement des générations, se rapprochent un peu plus de la mort ou sont tout au moins renvoyés à un rôle d'aïeux.

La nouvelle grand-mère peut être inquiète que sa fille ne sache pas comment s'y prendre, d'où ses fréquents conseils, coups de fil et visites inattendues. La nouvelle grand-mère est peut-être jalouse de sa fille, qui est libre de suivre son intuition au lieu d'être soumise à des règles fixes. Une grand-mère solitaire peut chercher à se réaliser grâce au nouveau bébé et aura tendance à devenir possessive. Inversement, si la grand-mère est morte, vit très loin ou demeure très prise par sa propre vie, elle pourra énormément manquer à la jeune mère et à l'enfant, car les grands-parents jouent un rôle important dans l'équilibre de l'enfance.

La belle-mère peut s'inquiéter que son fils passe trop de temps chez lui et que sa carrière en souffre. Mère et belle-mère de la jeune maman peuvent mal supporter que leur fille ou belle-fille ne les imite pas en tout point. Pendant la grossesse, les rapports avec la mère sont souvent compliqués. Parfois la mère s'impose, a un accident ou déclenche une maladie afin – inconsciemment – d'attirer l'attention sur elle.

Le problème inverse existe aussi. Certains couples attendent des grands-parents qu'ils soient de parfaits « baby-sitters », toujours disponibles mais sans trop d'emprise émotionnelle.

Tenter d'établir un dialogue vaut néanmoins la peine. Une bonne technique consiste à partager des livres ou des articles avec la grand-mère afin de lancer une discussion constructive. Mais il faut établir simultanément et avec douceur et fermeté les paramètres de sa nouvelle vie de famille.

Quand la maternité court-circuite sa vie

Pour une jeune mère dont un des parents est décédé, le deuil est souvent ravivé au moment de la naissance de son propre enfant. L'absent lui manque. Elle aurait eu besoin qu'il la reconnaisse comme mère, et non plus seulement comme enfant.

Il arrive que pendant la grossesse la mort, annoncée par une maladie ou subite, ait frappé un proche. Un processus de deuil vient court-circuiter le processus de vie qui se développe en la future mère. Elle peut au moment de la naissance être submergée par une tristesse dont il est important de parler à l'enfant, de lui dire que ce n'est pas lui qui rend sa mère triste, et qu'il n'est pas là pour remplacer le mort.

Parfois aussi, c'est un aîné qui a disparu avant cette naissance-là. Certaines mères, qui n'ont pu compléter leur processus de deuil, pourront faire peser sur le nouvel enfant comme une obligation de « remplacer » le précédent. Tâche impossible évidemment. Il peut alors être nécessaire de se faire aider si on sent que ce deuil passé est trop ravivé par cette naissance.

Mère et fille

- Vous risquez d'être surprise en constatant à quel point vous ressemblez à votre mère, ce qui peut vous faire plaisir ou vous frustrer selon l'enfance que vous avez eue.
- Que vous soyez proches ou non, la naissance de votre enfant va modifier l'attitude de chacune envers l'autre.
- Attention : si vous pensez que l'arrivée d'un bébé vous permettra enfin d'obtenir l'approbation de votre mère, c'est le signe d'un problème plus profond et peut-être plus sérieux qu'il serait utile d'examiner avec l'aide d'un psychotérapeute.
- L'arrivée d'un bébé permet souvent l'ouverture d'un dialogue, d'une nouvelle compréhension entre jeune mère et nouvelle grand-mère. Notamment dans des cas de mélange racial ou religieux, le bébé peut servir de lien pour rapprocher ses parents ou beaux-parents. En effet, l'enfant cristallise toutes les croyances et tous les espoirs.

Les mères âgées

L'âge moyen d'une mère en France lors de sa première grossesse ne cesse d'augmenter et atteint aujourd'hui 28 ans. De plus, le nombre de bébés nés de mères âgées de 35 à 39 ans a augmenté de 50 % ces dernières années dans les pays occidentaux. Dans la région parisienne, le pourcentage de femmes enceintes de plus de 40 ans a triplé entre 1990 et 1996 pour se stabiliser à ce niveau aujourd'hui. Il est vrai que les femmes ont toujours accouché à 40 ans, mais le plus souvent de leur dernier enfant. Autrefois, comme les méthodes de contraception étaient bien moins fiables, beaucoup plus de femmes avaient des enfants après 40 ans que de nos jours. Ce qui marque ces quinze dernières années, c'est le nombre croissant de femmes qui accouchent de leur premier enfant après 35 ans.

Y a-t-il une différence entre les mères de 40 ans et celles de 25 ans ?

Elle est moins importante que nous ne le croyons. On dit que les mères âgées ont beaucoup moins d'énergie. Non seulement c'est faux, mais les mères tardives n'ont pas plus de dépression postnatale, d'extrême fatigue ou de problèmes de remise en forme (poids excessif) que les mères plus jeunes. Pendant la grossesse, elles ont moins de nausées, de vertiges, s'occupent mieux de leur santé, acceptent mieux les transformations de leurs corps, et semblent avoir une vie sexuelle plus épanouie. Elles sont mieux préparées à l'accouchement, y participent plus activement (mais s'attendant à une expérience enrichissante, elles sont peut-être plus vulnérables à la déception). Une fois rentrées à la maison, elles ont souvent un cercle d'amis plus important qui leur apporte du soutien, des moyens financiers pour s'offrir l'aide nécessaire pendant la période postnatale, un conjoint plus présent, et un style de vie généralement plus organisé.

Leurs problèmes physiques du post-accouchement sont semblables à ceux des femmes plus jeunes (surtout l'incontinence urinaire d'effort et le mal au dos).

On dit aussi que les femmes âgées auront plus de peine à assumer leur nouveau rôle de mère. Il est vrai qu'après l'arrivée d'un enfant les couples ont tendance à tomber dans une division du travail « traditionnelle » : la mère s'occupe du foyer et des enfants, le père de la sécurité financière de la famille. Mais les études démontrent que dans les couples plus âgés où la femme a pris des habitudes plus « indépendantes », les rôles traditionnels sont moins évidents : on trouve plus de « papas poules » et de mères qui retournent au travail (82 % pour des mères de plus de 35 ans, par rapport à 32 % pour des mères de moins de 25 ans). Selon une étude australienne, 100 % des mères de plus de 35 ans qui choisissent de rester à la maison le font par préférence personnelle, plutôt que par manque de moyen de garde ou faute de trouver du travail.

On peut, sans trop généraliser, dire que les mères tardives sont plus patientes et détendues, plus mûres sur le plan affectif, réagissent plus rapidement à leurs propres besoins. Les deux tiers des mères qui accouchent pour la première fois après 40 ans pensent qu'elles seront très fatiguées, mais se déclarent finalement heureusement surprises. Elles avouent cependant que le plus dur est d'arriver à la ménopause avec un enfant – ou un adolescent rebelle.

Jusqu'en 1981, une femme sur deux qui se trouvait enceinte après 40 ans choisissait d'avorter. Aujourd'hui, les femmes de 40 ans n'ont jamais été en aussi bonne santé. Elles peuvent se réjouir d'avoir des maternités sans histoires.

Élever un enfant

Un peu d'histoire

Jusqu'au début du XXe ce siècle, la fonction d'une mère était surtout de produire des enfants qui, dès leur sevrage, étaient élevés par plusieurs autres adultes. Dans de nombreuses familles, les enfants étaient mis au travail le plus tôt possible afin de contribuer au budget familial.

Le concept de puériculture ne date que du milieu du XVIIIe siècle, lorsque parut l'*Émile* de Jean-Jacques Rousseau. Dans ce « manuel » très apprécié des classes aisées de l'époque apparaît pour la première fois une distinction entre l'enfance et l'âge adulte. Rousseau préconisait non seulement l'allaitement maternel mais aussi la responsabilité de la mère dans l'éducation de ses enfants. Surtout, il fut le premier à décrire la maternité comme source de joies et de satisfactions, exigeant néanmoins quelques sacrifices. Les femmes commencèrent à se sentir de plus en plus responsables de l'éducation de leurs enfants – et donc coupables si elles ne la menaient pas à bien.

Cent ans plus tard, élever des enfants était devenu une activité à plein temps pour un nombre croissant de mères de la bourgeoisie. Dans l'enthousiasme pour le progrès de la révolution industrielle, les méthodes de puériculture prenaient une allure très scientifique. Par opposition, les conditions de vie et de santé de la classe ouvrière étaient tellement mauvaises que la mortalité infantile augmenta de manière alarmante. L'État se décida enfin à intervenir en visant surtout l'« éducation » des mères. D'ailleurs les campagnes gouvernementales de la fin du XIXe siècle contenaient toutes une menace implicite : ignorer leurs conseils voulait dire mettre en danger la vie de son enfant.

Puis, au début du XXe siècle, sous la profonde influence de Freud et de la psychanalyse, la mère devint la principale responsable de la stabilité psychique de l'enfant et de l'adulte qu'il deviendrait (et donc coupable de tous les maux). Les grands psychologues de la première moitié du XXe siècle enchaînèrent avec une série de théories souvent contradictoires mais qui se fiaient avant tout à la science et au progrès, plutôt qu'à l'instinct et au bon sens des mères.

Après la Seconde Guerre mondiale, la puériculture prit un autre tournant. Des pédiatres comme le Dr Benjamin Spock, le Pr Piaget, la pédagogue Maria Montessori insistèrent sur l'importance de la stimulation et de l'encouragement dans l'éducation d'enfants confiants, heureux et épanouis. Il ne suffisait plus qu'un jouet soit amusant, il fallait maintenant qu'il soit aussi éducatif.

Aujourd'hui on attend de plus en plus d'une « bonne mère », au point qu'une femme peut croire qu'il lui est nécessaire de sacrifier tous ses intérêts afin de subvenir complètement aux besoins de son enfant. Paradoxalement, les femmes n'ont probablement jamais été d'aussi « bonnes mères » que maintenant, mais n'ont jamais autant manqué de confiance en leurs capacités. Des attentes démesurées au sujet de leur accouchement, du développement de leur enfant, de leur couple mènent souvent à un sentiment d'échec encore plus fort lorsque tout ne se passe pas comme elles l'ont envisagé.

Se faire confiance

Malheureusement, les bébés ne naissent pas avec un mode d'emploi. Ainsi, la plupart des jeunes mères se sentent angoissées et incompétentes lors de la naissance de leur premier enfant (les pédiatres constatent aussi que les mères sont plus inquiètes qu'il y a vingt ans). Pourtant, certaines femmes qui appréhendaient la maternité sont moins désemparées qu'elles ne le craignaient, d'autres qui avaient « tout » lu, « tout » préparé à l'avance, découvrent qu'elles sont dépassées.

- Souvenez-vous que, depuis des millions d'années, les bébés savent trouver les moyens de surmonter la maladresse et le sentiment d'incompétence de leur mère.
- Fiez-vous avant tout à votre intuition et à votre bon sens. Élever un enfant fait appel à vos propres décisions – s'il n'existait qu'une façon de bien faire, cela se saurait.
- Malgré la pression de certains professionnels de la puériculture qui aiment à se valoriser en renforçant le sentiment d'incompétence des mères, souvenez-vous

que ce sont les parents qui font le bonheur de leurs enfants.

- Abordez ce nouveau rôle de mère comme on aborde un nouvel emploi. Si vous étiez en train d'exercer un nouveau métier, on vous proposerait une période d'apprentissage, la possibilité d'acquérir des compétences techniques, un réseau de soutien, des pauses, des vacances et une reconnaissance professionnelle. Même les jeunes mariés ont droit à une lune de miel ! Malheureusement pas les mères...

Lorsqu'on occupe un nouvel emploi, il est normal de se sentir inquiète et peu sûre de soi. Devenir mère n'est pas différent, et c'est parfois plus angoissant car nous n'avons reçu aucune formation spécifique en dehors de l'observation plutôt furtive des mères autour de nous. Comme nous ne vivons plus dans des communautés familiales, peu d'entre nous ont vécu vingt-quatre heures d'affilée à côté d'un bébé ou même d'une femme qui allaite. La société s'attend pourtant que nous assumions parfaitement cette énorme responsabilité – et avec le sourire... Alors offrez-vous, au moins dans votre tête, le luxe de vous pardonner vos erreurs de débutante. Dites-vous vingt fois par jour : « Je commence un nouveau métier, il me faut du temps pour apprendre. »

Le manque de reconnaissance

Dans notre société, les mères souffrent d'un réel manque d'identité. Elles ne reçoivent ni les récompenses accordées à ceux qui réussissent professionnellement (gros salaires, chauffeurs, notoriété) ni même une certaine reconnaissance sociale. C'est un travail ingrat, fait en coulisses par des femmes invisibles. Il demande une présence vingt-quatre heures sur vingt-quatre et une polyvalence unique en son genre, à l'image de ces jongleurs qui font tournoyer des assiettes au bout de longues perches : ils courent constamment de l'une à l'autre afin que les assiettes continuent à tourner et ne se brisent pas en tombant.

Pis, il est encore admis qu'une femme soit complètement dévouée à ses enfants, sans autres centres d'intérêt ni passions. L'image de la mère est encore faite de clichés et de stéréotypes, réconfortants peut-être mais dépourvus d'identité individuelle.

Bon nombre de personnes n'ont d'estime pour la femme que dans son activité professionnelle, sans réaliser le nombre de qualités et de compétences nécessaires à la gestion d'une maison et au métier de mère. Pour une société qui mesure la réussite en termes de production, le métier de mère ne produit rien de tangible, rien de chiffrable, et de surcroît consomme peu. Il en résulte le désir de certaines femmes de reprendre au plus vite leur emploi afin de « jouer un rôle plus productif » pour la société. Par une ironie du sort, il est acceptable de s'occuper du bébé des autres du moment qu'on est payé pour le faire !

Que pouvons-nous dire de la femme qui travaille ? Plutôt que de la culpabiliser de se partager entre ses deux vocations, de ne se donner à fond ni dans ses responsabilités professionnelles ni dans ses enfants, admirons plutôt quelqu'un qui fait « deux métiers » pour un salaire. Le secret de votre satisfaction personnelle sera de réussir à trouver un équilibre entre ces deux métiers.

Tout cela est un peu décourageant. Pourtant, avoir l'entière responsabilité de nourrir, protéger, comprendre et aimer un nouvel être humain apporte un épanouissement, une joie, une satisfaction sans pareils. Même si la terre entière semble nous dévaloriser, il existe une personne qui peut nous apporter la reconnaissance qui nous est à toutes nécessaire : c'est le père de nos enfants.

Le deuxième enfant

La plupart des femmes considèrent qu'il est plus facile d'élever le deuxième enfant. Si elles sont souvent plus fatiguées, elles sont aussi moins inquiètes et stressées. Souvent, on dit que les deuxièmes bébés sont plus faciles ; c'est probablement parce que leurs mères sont plus détendues.
Mais l'arrivée d'un deuxième enfant peut aussi apporter de nouveaux défis. Chaque enfant est un individu avec ses besoins propres. Au début, il peut être troublant de le réaliser, surtout si le deuxième enfant diffère énormément de son aîné.
Un conseil cependant : si votre vie de couple a été fragilisée par l'arrivée du premier enfant, prenez le temps de la consolider avant de penser à un deuxième bébé.

Des attentes démesurées

Le manque de reconnaissance s'amplifie lorsque la femme a des attentes irréalisables. Elle peut désirer une relation d'amour parfaite avec son bébé, qu'il l'aime envers et contre tout. Elle rêve d'une situation idéale où l'amour coulerait à flots, où le bébé ne pleurerait jamais car tous ses besoins seraient satisfaits. Une autre peut imaginer que son organisation lui laissera le temps de se consacrer à d'autres centres d'intérêt. Dans les deux cas, la déception est inévitable. La première mère veut s'adapter complètement à son bébé. La seconde veut que le bébé s'adapte complètement à elle. La première craint de ne jamais réussir à se synchroniser totalement avec son bébé et finit par lui en vouloir. La seconde a peur de tomber amoureuse de lui, de ne pas pouvoir suffisamment le contrôler, de produire un enfant gâté qui dominera sa vie. Ce genre de déception peut durer des années.

Lorsque vos attentes semblent condamnées à ne pas se réaliser, souvenez-vous que chaque bébé est unique et ne correspond que rarement aux descriptions générales des bébés que l'on trouve dans les livres de puériculture, Chaque enfant a son propre style de vie, qui commence dès la naissance. Il faut renoncer à tenter de former son enfant à sa propre image.

Cinquième partie

LE COUPLE

Chapitre 22

Le couple change

En France, un mariage sur trois se solde par un divorce (deux sur trois en Île-de-France). Dans de nombreux cas, la séparation a lieu dans les années qui suivent la naissance d'un bébé. Pourquoi ?

L'arrivée d'un bébé, surtout le premier, transforme les relations d'un couple. L'amour, le temps, l'énergie se partagent maintenant en trois, car l'aspect exclusif de la relation de couple prend fin. Les responsabilités morales et matérielles, la nécessité de s'organiser, la difficulté voire l'impossibilité d'improviser amènent les couples à prendre conscience de leur interdépendance et cela peut paraître accablant. La fatigue rend irritable, et les raisons de se disputer se multiplient. De nouveaux conflits peuvent apparaître alors qu'on les croyait résolus, surtout au sujet de valeurs et de décisions importantes comme la religion ou l'éducation. Il n'est donc pas étonnant qu'un grand nombre de femmes se disent moins satisfaites de leur vie de couple après la naissance d'un enfant.

Au changement de génération, quand d'enfant on devient parent, l'histoire ancienne entre en jeu. La naissance d'un enfant renvoie chacun de ses parents à sa propre naissance et à sa petite enfance. Elle ranime inconsciemment des douleurs ou des bonheurs anciens. On peut, inconsciemment toujours, avoir besoin de réparer le passé, ou craindre de voir quelque chose se reproduire. Chacun traverse alors des angoisses qu'il ne peut formuler parce qu'il ne sait pas ce qui se passe, mais qui peuvent se traduire dans son comportement, son humeur, ses réactions.

Un autre facteur va intervenir dans la nouvelle relation du couple : une femme va juger son conjoint selon un nouveau critère, sa capacité à être un « bon père ». L'instinct de protection de l'enfant peut amener la femme la plus décontractée à devenir excessivement critique si le père ne répond pas à ses attentes. Si la communication est bonne, si chacun peut exprimer ses désirs et demeure attentif aux besoins de l'autre, il n'y a pas de raison pour que l'arrivée de l'enfant soit vécue comme une crise. Mais, si la femme ne sait pas ce que veut son conjoint ou n'arrive pas à exprimer ses désirs, les problèmes de couple seront souvent intensifiés.

Malheureusement, le manque de communication est souvent criant. Au début, le père se sent tenu à l'écart de la « bulle magique » maman-bébé. Il peut être sexuellement frustré, avoir l'impression d'être gauche et maladroit avec l'enfant, et n'ose pas avouer son désarroi. La mère, elle, peut se sentir submergée par toutes les exigences de la maternité, par ses douleurs physiques et émotionnelles, par ses angoisses, et n'ose pas exprimer son énorme besoin d'affection et de soutien.

L'élément de surprise joue aussi un rôle. Les futurs parents ont du mal à s'imaginer à quel point leur monde va changer. D'ailleurs les sages-femmes remarquent que les couples posent rarement des questions à ce sujet lors des cours de préparation à l'accouchement.

Néanmoins, ce même instinct de protection qui peut rendre la mère si exigeante l'amène aussi à tout faire pour assurer à son enfant un environnement harmonieux. Elle va pour cela surmonter ces difficultés, ce qui va renforcer le couple.

Les réactions de la femme devenue mère

Les sentiments d'une mère à l'égard de son conjoint seront tout aussi variés que ceux qu'elle éprouve à l'égard de son nouveau-né – et pas toujours positives. Encore une fois, il est souvent question d'attentes démesurées et donc de frustration. Les risques pour une jeune mère sont nombreux.

Le risque de se sentir étouffée

Soudain, le souvenir de la spontanéité, de la liberté passée est idéalisé par la femme. Le lien avec son conjoint, renforcé par l'arrivée de l'enfant, peut lui paraître étouffant. Se sentant plus vulnérable, elle se surprend peut-être à exprimer des exigences inhabituelles afin de tester ses compétences à être un « bon père ». La solitude à deux avec le bébé dans la journée, le fait de se retrouver à la maison loin d'une activité professionnelle peuvent lui faire attendre l'arrivée du père le soir comme une stimulante bouffée d'air du monde extérieur. Si le père se sent détaché de ce qui se passe à la maison tandis que la mère demeure centrée uniquement sur l'enfant, la disparité entre leurs deux vies peut entraîner d'importantes tensions dans le couple.

La majorité des femmes qui avaient auparavant une activité professionnelle stimulante ont peur de perdre contact avec le monde extérieur et de devenir « ennuyeuses » à force de rester cloîtrées chez elles avec leur bébé. 90 % des couples interrogés sortent beaucoup moins après la naissance d'un enfant et ce manque d'activités récréatives en dehors de la maison devient rapidement contraignant et frustrant, surtout pour le conjoint.

Le risque de tout centrer sur le bébé

L'enfant ne remplace jamais l'homme, le compagnon, le mari. Mais, pour certaines femmes qui se sentent particulièrement dévalorisées et vulnérables, l'enfant devient l'élément de valorisation. Les raisons en sont complexes et prennent souvent source dans l'enfance de la mère.

Nous croyons toutes encore un peu qu'un enfant nous comblera complètement. De nombreux auteurs, à commencer par Freud, ont décrit le rapport quasi érotique de la mère et de son bébé, avec un dévouement qui exclut souvent le père. Pourtant, la réalité prouve que les femmes ne sont finalement pas entièrement satisfaites de cette nouvelle relation. **Le rapport de couple, entre un homme et une femme adulte, est aussi nécessaire à la mère. Car c'est aussi le fait d'être désirée qui donne sa féminité à une femme.**

Le risque de trop investir le médecin

Parfois, le médecin prend une place tellement privilégiée que cela peut compliquer les relations du couple, surtout dans les cas de procréation médicalement assistée, compte tenu du rôle qu'a eu le gynécologue. En France, le médecin doit authentifier la parole de la femme pour l'annonce de la grossesse : il devient un médiateur indispensable entre la femme et la société. Sa compétence professionnelle – surtout par rapport au père qui semble maladroit ou inintéressé – le glorifie aux yeux de la jeune mère. Une bonne manière d'équilibrer cette relation est de vraiment impliquer le père dans ce processus, de ne pas le tenir comme secondaire.

Le risque d'utiliser le maternage comme seule source d'identité

« Certaines femmes jouent le jeu du savoir-faire infaillible qu'on suppose à toute mère en s'appuyant sur la maladresse de leurs maris pour renforcer à leurs propres yeux leur toute-puissance maternelle », selon Pascale Rosfelter. De même, certains hommes préfèrent déléguer une fois pour toutes à leur femme ce qui concerne les enfants, comme a pu le faire leur propre père avec leur mère.

Les jeunes mères ont souvent l'impression que leurs conjoints les considèrent comme la mère idéale de l'enfant, infaillible, méconnaissant leurs craintes, leur fatigue, leurs incertitudes. Mais la communication marche dans les deux sens. Dans une situation aussi nouvelle, l'homme ne peut pas toujours deviner les attentes de sa femme, surtout si elle a déjà honte de ses doutes. Combien de pères se plaignent : « Je ne comprends pas ce que ma femme attend de moi. Elle est devenue complètement énigmatique. » Ils pensent que la femme saura instinctivement ce qu'il faut faire, alors qu'en réalité elle peut se sentir tout aussi perdue qu'eux.

Conseil

Ne jugez pas le père uniquement sur son aptitude à s'occuper du bébé. Réduire la relation de couple aux couches et aux biberons est une grave erreur que commettent beaucoup de jeunes parents : la femme n'exprime de l'affection envers son mari que si ce dernier semble bien s'occuper du bébé.

Le risque de méconnaître ce qui se passe pour le père

C'est une erreur de croire que la grossesse et l'accouchement ne sont bouleversants que pour les femmes, réduisant le fait de devenir parent à un événement physique. On attend alors de l'homme qu'il assure, qu'il soit « à la hauteur », avec des exigences correspondant à ce que l'on connaissait avant et à ce qu'on idéalise de la situation. Mais c'est méconnaître le fait que, pour l'homme, entrer dans la paternité est également un bouleversement, et que chacun a sa manière d'y réagir. Cela ne préjuge pas de l'avenir.

Les réactions de l'homme devenu père

Une femme a bénéficié de neuf mois de transformations progressives. Elle a porté l'enfant dans son corps et dans sa tête. Une fois le bébé né, elle vit avec lui une relation extrêmement intime. Pour le père, c'est plus abstrait, extérieur. Quelques maternités proposent des groupes d'accompagnement pour les pères mais elles sont encore peu nombreuses. La plupart du temps il est mal informé, a rarement assisté aux soins au bébé à la maternité, et encore moins participé aux conversations entre femmes. Le bébé et ses affaires semblent être partout dans la maison. On lui demande d'être un spectateur impuissant autour du cercle mère-enfant mais pas dedans, de prendre le relais ménager les premiers temps, d'avoir soudain terriblement envie de changer des couches et de donner le bain avec habileté quand on le lui demande, et de protéger la relation mère-enfant le reste du temps. Il n'est donc pas surprenant que l'homme se sente exclu.

Par ailleurs, les hommes parlent peu (ce que les femmes leur reprochent toujours), ils ont peu de moyens d'exprimer leurs émotions, qui sont pourtant intenses à la naissance de leur enfant (ils ne sont pas supposés pleurer...). Ils n'ont peut-être pas de problèmes hormonaux mais ils sont sensibles aux attentes qui ne se réalisent pas, à la fatigue et à l'isolement, aux mêmes problèmes d'ajustement que les femmes.

Pourtant, c'est de son compagnon que la jeune mère attend soutien affectif et reconnaissance. Combien de jeunes mères se plaignent : « Il ne m'a même pas dit merci. » C'est aussi la personne avec laquelle elle peut « partager le doute ». Dans le couple, il y en a toujours un des deux qui est plus rassuré que l'autre. Un dilemme est toutefois présent : toute femme traversant une période difficile cherche le soutien d'un partenaire fort et sûr, cela fait partie du stéréotype de la masculinité qui est dans tous nos héritages. Il est difficile à de nombreux pères de faire part de leurs préoccupations. Traditionnellement, admettre des incertitudes est un signe de faiblesse. Pourtant, loin de diminuer l'homme aux yeux de sa conjointe, cette franchise rapproche le couple. Les pères ont aussi vécu neuf mois avec un enfant imaginaire et peuvent avoir besoin d'un certain temps pour accepter l'enfant réel. Si déjà la mère trouve difficile d'« adopter » son nouveau-né alors qu'elle a bénéficié de neuf mois pour se faire à l'idée d'un bébé qu'elle sent bouger dans son ventre, que dire du passage de l'état d'homme à celui de père ?

Des sentiments mitigés

Malgré sa joie, l'homme, comme la femme, peut éprouver des sentiments mitigés :

- Se sentir menacé par le bébé maintenant que toutes les décisions importantes sont prises en fonction de l'enfant. Les pères plus âgés sont d'autant plus préoccupés par l'impact du bébé sur leur style de vie.
- Être jaloux du pouvoir reproductif de la femme, qui semble lui apporter du bonheur et de l'attention.

- Éprouver un sentiment de responsabilité accru, une pression professionnelle et financière plus forte, qui peut le valoriser mais aussi l'angoisser.
- Être frustré de ne pas trouver sa femme fraîche et dispose quand il rentre du bureau, et lui en vouloir car cela renforce son sentiment de ne plus compter.
- Être jaloux du temps et de l'attention qu'elle consacre au bébé, encore plus si avant elle avait tendance à le materner lui.
- Être trop impressionné par l'apparence de fragilité du bébé, ne pas oser le toucher ni paraître tendre.
- Être terrifié par la nouvelle dépendance de sa femme, que la grossesse rend plus exigeante sur les plans tant émotionnel que physique.
- Être fâché de ne pas avoir de fils : le père se désintéresse de sa fille, la mère s'irrite contre son époux. D'un côté on trouve donc la mère et sa petite fille, de l'autre le père contre l'enfant et la mère.

Des réactions mal perçues

Ce mélange de sentiments fait souvent réagir le père d'une manière qui prête à malentendus.

- **Il se réfugie dans son travail :** c'est un moyen d'oublier ses angoisses dans un univers où il se trouve à l'aise, mais aussi une façon de procréer, de donner naissance à quelque chose lui-même. Il a souvent une conscience plus aiguë de ses responsabilités financières. Peut-être aussi se sent-il exclu de la relation mère-enfant.
- **Il peut ne pas manifester de grand intérêt pour le bébé,** ne pas vouloir s'en occuper, ou en tout cas pas devant vous. Mais il est probable qu'il se laissera aller s'il se retrouve sans témoins, seul avec l'enfant, qu'il assurera les soins s'ils sont nécessaires à ce moment-là. Et, s'il ne met pas la couche comme vous, cela n'a aucune impor-

tance. Le bébé s'habitue très bien à ce que chacun ait sa manière de s'occuper de lui.

- **Il exprime un intérêt exagéré pour les comptes du ménage :** la société attribue encore au père les responsabilités matérielles de la famille. Le père qui nourrit des doutes quant à ses capacités parentales peut se concentrer sur ses finances pour éluder des angoisses plus profondes.
- **Pour aider et participer, il a tendance à tout prendre en main,** comme s'il ne faisait pas confiance à sa femme pour s'occuper du bébé. Il s'identifie sans doute au bébé. Et il faut une bonne dose de ténacité pour défendre sa place, pour ne pas se laisser déstabiliser alors même qu'on n'a pas une grande confiance en soi.
- **Il fait des cauchemars, tombe malade,** a un accident : l'arrivée de ce bébé a peut-être ranimé des difficultés oubliées. Ce sont des façons de réclamer sa place et une attention dont il ne bénéficie plus. Ce genre de comportement peut aussi survenir pendant la grossesse.
- **Il a tendance à fuir,** à établir une réelle distance avec la mère. Il multiplie les excuses pour s'absenter (travail, voyages, amis) ou a des aventures, afin de se prouver qu'il est indépendant ou bien parce qu'il se sent exclu de la relation mère-enfant. C'est souvent passager. Parfois, lorsqu'il souffre d'une réelle immaturité émotionnelle, résultat de difficultés affectives remontant à son enfance, il peut paniquer à l'idée d'assumer un enfant... et partir.
- **Il propose des activités ou des sorties inenvisageables avec un tout-petit :** il veut partir en week-end alors que le bébé est au sein, il propose à sa femme épuisée par les nuits interrompues d'aller en discothèque. Il est en rivalité avec le bébé et veut marquer sa place à lui auprès de la mère. Ou il ramène trop souvent ses amis à la maison, sans tenir compte de la fatigue de sa compagne.
- **Il peut ressentir moins de désir sexuel envers sa femme :** c'est le cas de beaucoup d'hommes pendant la grossesse (peur de blesser le bébé, malaise face aux trans-

formations physiques du corps de la femme, peur de ne pas pouvoir satisfaire la femme, dont l'appétit sexuel augmente lors du 2e trimestre). Une fois le bébé né, ils n'arrivent pas à accepter que la femme soit à la fois mère et partenaire sexuelle.
Il est vrai que, à l'inverse, d'autres ont une demande plus forte, ce qui choque certaines femmes. Mais n'est-il pas normal que l'homme désire sa compagne ?

- **Si le bébé est « difficile », il peut en vouloir plus ou moins implicitement à sa femme** et saisir ce prétexte pour être le moins possible à la maison.

La plupart du temps, de telles réactions ne constituent pas un rejet mais une étape passagère qui dure le temps d'adaptation de l'homme à son nouveau rôle de père. Les scènes, les récriminations ne font qu'enclencher un cercle vicieux de colères et de fuite. Alors que le simple fait d'essayer de ne pas parler que du bébé, d'être un peu disponible pour d'autres sujets, d'accepter une sortie en confiant le bébé à une personne sûre ou de programmer un week-end pour plus tard permet de détendre l'atmosphère, de signifier qu'il y a place pour tout le monde.

Le père et l'enfant

Avec la disparition de la famille élargie et l'accès à une vie professionnelle pour la majorité des femmes, la société attend des pères qu'ils soient des « papas poules » : partageant toutes les tâches du maternage, prenant le relais auprès des enfants aînés, faisant tourner la maison et demeurant sensibles aux sautes d'humeur de leur conjointe, tout en assurant leurs activités professionnelles. Le père est donc pris entre le poids de la tradition et les attentes modernes.

Or, à quelques exceptions près, nous avons de fortes chances d'être déçues si nous attendons une telle transformation chez nos conjoints. Si le père pense qu'il fait un

« boulot de femme » ou qu'on le force à participer au travail domestique, il ne va certainement pas en tirer satisfaction – même s'il se sent assez content de lui par la suite. Par contre, il a deux rôles importants à jouer qui vont bien au-delà de pourvoir aux besoins matériels de sa famille :

- **Une fonction de séparation symbolique vis-à-vis de l'enfant :** le père est celui qui va aider l'enfant à prendre son envol et à se séparer de sa mère. Lorsque l'enfant grandit, une des principales missions de sa mère sera de lui apprendre doucement mais fermement à prendre son autonomie. Cette tâche, parfois un peu douloureuse, sera grandement facilitée si le père a joué son rôle de séparateur. En effet, les mères ont tendance à oublier que leurs enfants ne sont pas à elles seules, mais « issues d'elles avec un autre ». Ainsi, il est indispensable qu'un tiers s'insère dans le rapport mère-enfant, rapport qui prend une dimension presque érotique et exclusive, afin que la femme retrouve un désir sexuel normal pour son conjoint. Et ce tiers devrait être le père.
  La relation père-enfant est très différente de celle qui existe entre la mère et son bébé. Le père lui lance plus de défis, lui fait ressentir plus d'émotions fortes dans sa manière de jouer et de communiquer. Par exemple, un père comprend souvent moins bien le babillage d'un jeune enfant et l'oblige donc à parler plus clairement. C'est précisément le comportement différent et décalé du père qui est structurant pour l'enfant. C'est avec le père qu'un enfant vit et explore des situations nouvelles de manière moins angoissante. Cette fonction paternelle n'est pas obligatoirement liée à la fonction biologique – ce rôle peut être tenu par une autre personne du sexe masculin – mais l'enfant a besoin de la régularité des stimulations apportées par la mère et d'être « dérangé » par les stimulations masculines.
- **Une source d'affection, de soutien et de reconnaissance pour la mère :** ce qui suppose d'admettre qu'elle

doute, qu'elle soit dépassée de temps en temps, de l'encourager et de l'aider. Souvent, il suffit d'un regard extérieur – ce qui est le cas de celui du père par rapport à la relation mère-enfant – pour que la solution saute aux yeux. Il est bien qu'il ne s'y dérobe pas et aide à trouver cette solution.

Reprendre le dialogue

Il est important que l'enfant perçoive son père avant tout comme le compagnon de sa mère, celui dont la présence est nécessaire au bonheur de sa mère. Afin de traverser cette période souvent mouvementée le plus harmonieusement possible, vous pouvez essayer d'adopter les attitudes suivantes :

- **Ne restez pas prisonnière des stéréotypes :** une grande partie des tensions conjugales de l'après-naissance peut être résolue en évitant les conformismes (« papa poule », mère comblée uniquement par son enfant, par exemple) et en rétablissant une communication franche et ouverte. Ne vous retenez pas, racontez-lui ce que vous vivez, cela ne fera que vous rapprocher. Connaître vos peurs, vos doutes et vos rêves peut aussi le rassurer, car il y a de fortes chances pour que votre conjoint ressente les mêmes préoccupations que vous. Prenez toutefois la précaution de préciser que vos inquiétudes ne sont pas la manifestation d'un rejet.
- **Respectez ses incertitudes :** si l'homme semble se désintéresser des détails intimes de la maternité, c'est peut-être par insécurité. Cela ne doit pas être vécu comme une agression contre vous et votre bébé. Ne le forcez pas à faire quelque chose et ne tentez pas de le culpabiliser s'il ne souhaite pas s'investir dans tous les aspects de l'expérience.

- **Comprenez que sa place est délicate :** demandez-vous toujours : « Comment réagirais-je si j'étais uniquement spectateur et non pas acteur ? » Se sentir supérieure et montrer un certain mépris ne fera que renforcer son sentiment de ne pas être à la hauteur, et l'éloignera davantage.
- **Reconnaissez la réalité des choses :** n'oubliez pas que statistiquement, en France, les pères consacrent 70 % de leur temps à leur travail et 30 % à leur famille. La femme, pourtant, réussit à se partager entre ses deux vies. Certains pères annoncent qu'ils comptent être plus impliqués lorsque l'enfant saura parler et marcher. En fait, il y a des chances pour que la grand-mère maternelle s'occupe plus de l'enfant que le père.
  Les pères qui proposent de rester à la maison peuvent imaginer qu'ils auront beaucoup de temps libre. En réalité, la routine et le manque de contact avec d'autres adultes les ennuient rapidement. C'est une des raisons pour lesquelles si peu d'hommes en France demandent un congé parental. Si le père a pris quelques jours de congé, il est content de retrouver son travail.
- **Proposez-lui des tâches précises :** le père ne peut pas deviner ce que vous attendez de lui. Manifestez le besoin que vous avez de son amour et de son soutien. Les hommes sous-estiment souvent l'amour qu'ils sont capables de donner.
- **Trouvez du temps pour votre couple :** les bébés savent instinctivement comment capter toute l'attention. Il faut que vous trouviez du temps pour votre compagnon – et qu'il en trouve pour vous. Le couple ne doit pas disparaître au profit de l'enfant, pour qui il est également important que ses parents restent un couple.

Conseils

- *Laissez le père s'occuper seul de son enfant au lieu de lui demander une présence passive qui lui donne un sentiment d'inutilité.*
- *Quittez la pièce, ne restez pas près de lui en commentant ses gestes ou en souriant avec condescendance.*
- *Évitez aussi de lui mettre le bébé dans les bras lorsqu'il pleure parce qu'il a faim. Le père peut aussi donner le biberon afin de jouir du bien-être du bébé une fois rassasié.*
- *Ne faites pas une fixation sur le fait qu'il faudrait qu'il s'en occupe « pour la relation ».*

  La rencontre entre le bébé et son père ne passe pas forcément par les soins physiques, et ne survient pas forcément de la manière et au moment où la mère l'a imaginé. C'est un mystère qui leur est propre à tous les deux, de même que la rencontre entre la mère et son enfant n'est pas le résultat d'un calcul.

Les écueils à éviter

Du côté du père

Les femmes sont très sensibles au fait de retrouver l'homme qu'elles aiment et qu'elles connaissent, aussi les pères doivent-ils éviter un certain nombre d'impairs.

- **Dormir seul** sous prétexte que c'est la mère qui doit s'occuper de l'enfant la nuit car vous devez être en forme pour travailler le lendemain.
- **Refuser de vous lever** pour donner un biberon même plusieurs nuits de suite, ou le faire mais réveiller ensuite votre compagne pour qu'elle s'occupe de changer et de recoucher le bébé.

- **Vous plaindre amèrement** si un soir il n'y a rien à manger. Une tétée toutes les trois heures, cela revient très vite, et parfois les femmes épuisées s'endorment avec leur enfant.
- **Pousser sans cesse votre conjointe à « se secouer » :** laissez-lui du temps. Respectez également les quelques kilos qu'elle a sans doute en trop ; il est inutile, et même dangereux, de commencer un régime trop rapidement. Soyez patient !
  Gardez toujours en tête que vous avez une fonction de soutien à assurer vis-à-vis de votre femme. Elle a besoin de tendresse, d'attention, d'affection et de compréhension. Elle a également besoin d'être reconnue dans son nouveau rôle de mère. Cela demande de faire des concessions pendant quelque temps. Vous aurez tout lieu de vous en féliciter quelques semaines ou quelques mois plus tard.

Du côté de la mère

Ce qu'il ne faut pas faire :

- **Être d'une extrême exigence,** à l'affût des moindres gestes du père lorsqu'il s'occupe de l'enfant afin de pouvoir le critiquer.
- **Revendiquer qu'il soit un « père parfait »,** ce qui évidemment n'existe pas, au lieu de le prendre comme il est, en lui laissant le temps de trouver ses marques.
- **Ne pas être tolérante** devant des attitudes inhabituelles qui ne sont que des signes des bouleversements que vit l'homme entrant dans la paternité.
- **Lui reprocher** plus ou moins consciemment **d'être à l'origine de la douleur** de l'accouchement et d'une certaine manière vouloir le lui faire « payer ».

En résumé

La règle est la même pour l'homme et pour la femme : tolérance, bienveillance, patience et humour. C'est bien peu payer pour vivre à deux l'extraordinaire aventure qu'est de mettre au monde et d'élever un enfant.

À LIRE :

Christine Colonna-Césari, *La Grossesse du père*, Medicis, 2003.
Dr Bernard Fonty, *Les pères n'ont rien à faire à la maternité*, Éditions First, 2003.
Jean Gastaldi, *Le Petit Livre de Papa*, Éditions du Rocher, 2004.
Bernard Geberowicz et Colette Barroux, *Le Baby-clash – le couple à l'épreuve de l'enfant*, Albin Michel, 2005.
Mikaël Micucci, *Le Guide du jeune Papa*, Marabout, 2003.
Tous les livres de Aldo Naouri, notamment *Les Pères et les Mères*, Odile Jacob, 2004 ; et *Une place pour le père*, Seuil, 1999.
Dr Gérard Strouk, Corinne Vilder-Bompard, *Je vais être Papa*, Éditions du Rocher, 2001.
Ruth K. Westheimer et Amos Grunebaum, *Le Couple et la Grossesse*, Osman Eyrolles Multimédia, 2000.

ADRESSES UTILES :

www.jeunepapa.com – Un site très complet pour le futur père proposant témoignages, forums, dossiers, et même des idées d'histoires à raconter.

Association française des centres de consultation conjugale
44, rue Danton
94270 Le Kremlin-Bicêtre
Tél. : 01 46 70 88 44.
www.afccc.fr

Association nationale des conseillers conjugaux et familiaux
BP 60241
60722 Pont-Sainte-Maxence Cedex
Tél. : 03 44 31 00 20.
http ://anccef.free.fr

Fédération nationale couple et famille
(associations locales partout en France)
28, place Saint-Georges
75009 Paris
Tél. : 01 42 85 25 98.
www.couples-et-familles.org

Chapitre 23

La reprise des relations sexuelles

Un peu de patience

Les tabous religieux qui préconisent une abstinence de quarante jours ont un fondement médical : il faut six semaines pour que le col de l'utérus soit complètement cicatrisé. Certaines femmes voudront reprendre les rapports sexuels plus tôt. Mais une reprise douce et graduelle au moins six semaines après l'accouchement est préférable. Il est bon de savoir que le premier rapport après un accouchement est assez désagréable pour les deux tiers des femmes, que la vie sexuelle d'un couple sept mois après l'accouchement reste moins active que pendant la grossesse et qu'il faut souvent une bonne année pour retrouver une vie sexuelle aussi satisfaisante qu'avant la grossesse.

Une frigidité physiologique

Pendant les trois à quatre premières semaines qui suivent l'accouchement, une période de frigidité physiologique est tout à fait normale. L'axe nerveux reliant le cerveau et les ovaires est comme anesthésié. Le vagin est encore dilaté, et toute la zone du bassin qui a subi un profond remaniement est encore très endolorie. Surtout, une cicatrice d'épisiotomie peut demeurer douloureuse pendant des semaines, et les ecchymoses et éraillures causées par l'utilisation de forceps mettent parfois longtemps à se résorber.

D'autres troubles physiques peuvent perturber les rapports :

- Des déchirures dans les vaisseaux sanguins qui alimentent le vagin, donc une diminution de la congestion vasculaire qui permet une réaction physiologique à la stimulation sexuelle ainsi que la lubrification du vagin.
- La laxité des muscles vaginaux, donc une perte de sensibilité.
- L'amincissement des parois vaginales, donc moins de réaction à la stimulation.
- La position plus basse de l'utérus, donc le risque que le col soit heurté pendant les rapports.

En outre, en cas d'allaitement, la prolactine retarde la réapparition du désir et donc du plaisir. L'anémie également peut être cause de frigidité car elle s'accompagne souvent d'une insuffisance en folates, qui sont nécessaires à la synthèse des molécules dans la transmission du désir au niveau cérébral.

D'autres problèmes physiologiques peuvent également constituer des obstacles : une importante prise de poids, une césarienne, une dépression postnatale, d'éventuels problèmes de frigidité existant avant la grossesse.

Heureusement, dans la grande majorité des cas les choses s'arrangent avec le temps. Pour ces raisons, une reprise des rapports trop précoce n'est pas souhaitable. D'ailleurs les études démontrent que, pendant plusieurs mois, les deux tiers des femmes préfèrent être câlinées et caressées plutôt que d'avoir un rapport.

Une baisse du désir sexuel

Une baisse du désir sexuel chez la femme après l'accouchement est une chose courante et tout à fait normale. Au cours de la période postnatale, les femmes n'ont vraiment pas « la tête à ça ». Elles n'aiment pas leur corps et, la fatigue aidant, satisfaire le conjoint peut paraître une contrainte supplémentaire alors que l'on se sent déjà submergée par les exigences du bébé. En outre, la maternité apporte un tel contact physique et sensuel avec l'enfant que certaines femmes en sont repues (alors que le contact par le toucher en dehors de la sexualité est rare avant d'avoir un enfant).

En quelque sorte, par cette baisse du désir, la nature s'assure que la jeune mère se consacrera entièrement à son bébé. La perte d'intérêt sexuel ne signifie pas une perte d'amour, mais les femmes s'inquiètent souvent de ne pouvoir accomplir leur « devoir conjugal ». La société actuelle valorise tellement la sexualité que nous pensons être anormales si nous passons par des périodes d'abstinence.

La peur de souffrir

Et puis il y a tout simplement la peur, surtout après une épisiotomie. Selon une étude anglaise, 80 % des femmes ayant subi une épisiotomie ont une reprise de rapports douloureux ; 19 % d'entre elles admettent que ces rapports sont toujours douloureux plus de trois mois après l'accouchement. Les femmes qui n'ont pas eu d'épisiotomie reprennent les rapports sexuels pratiquement un mois plus tôt et 40 % d'entre elles disent ne pas avoir de rapports douloureux.

Certaines femmes sont tentées de rejeter la responsabilité sur leur accoucheur, « qui les a recousues trop serré ». Mais, sauf grave erreur chirurgicale, l'étroitesse de l'ouverture vaginale est entièrement due au processus de cicatrisation.

Souvent, aussi, les femmes ont d'autres peurs : que la cicatrice de leur césarienne ou de leur épisiotomie se rouvre, de retomber enceinte. Certaines ne peuvent tout simplement pas supporter l'idée d'avoir des relations sexuelles tant qu'elles allaitent.

Le mauvais moment

Entre l'âge de 3 semaines et l'âge de 3 mois, le bébé pleure généralement plus le soir, juste au moment où son père rentre du travail. Les bébés possèdent également l'extraordinaire capacité de se mettre à pleurer au « moment critique » !

Il se peut aussi que le couple soit gêné par la présence sous son toit d'une autre personne (mère, belle-mère, garde d'enfants) venue l'aider avec le bébé.

Les attitudes du père

Certains exigent « ce qui leur est dû », d'autres gardent leurs distances pour des raisons religieuses ou par jalousie à l'égard de leur enfant. Les jeunes pères aussi peuvent ressentir une baisse de désir, tout simplement du fait de la fatigue ou bien pour des causes plus émotives : certains ont du mal à se remettre de l'accouchement auquel ils ont assisté, ou encore vivent la femme devenue mère comme sacrée, intouchable.

D'autres, touchés et attendris par la naissance, sont attirés par la douceur et la volupté de la maternité.

De nombreuses femmes se forcent à reprendre leur vie sexuelle avec un sentiment de devoir, afin de faire plaisir à leur conjoint (surtout si ce dernier manifeste des signes de jalousie envers le bébé), ou même par peur qu'il n'aille « chercher ailleurs ». C'est dommage.

En résumé

Ne reprenez vos relations sexuelles que si vous en avez envie, et de toute façon :

- *Jamais avant la fin des lochies (le risque d'une infection qui remonterait du vagin vers l'utérus par le col béant est encore important).*

- *Jamais avant la cicatrisation totale de l'épisiotomie.*
- *Jamais avant la cicatrisation totale de la césarienne (vingt jours).*
- *Jamais sans contraception.*

Retrouver son intimité

Une sexualité de transition

Les premiers rapports après un accouchement demanderont une sexualité de transition. Les sensations et les points d'excitation du corps de la femme changent, et son corps est encore fragile. Certains gestes auparavant très excitants peuvent maintenant la laisser froide. Il sera peut-être nécessaire d'inventer de nouvelles caresses, de nouvelles positions. Savoir se réaffirmer comme amant est une tâche difficile pour un homme quand sa femme ne le guide pas. Certaines femmes s'offusquent de ce que leur conjoint demande un rapport sexuel lorsqu'elles sont encore plongées dans la maternité.

Le préalable à la reprise de rapports sexuels harmonieux est que le couple retrouve son intimité. Pour cela, il faut créer des conditions qui permettront de vivre ce que certains nomment de « petites fiançailles ». La sensualité et la disponibilité sont deux étapes essentielles avant la remise en route de la sexualité. On peut toujours encourager son partenaire à toucher sans pour autant chercher à provoquer. Surtout, les étapes doivent être graduelles : peut-être d'abord des caresses et des massages, avant de passer à l'orgasme clitoridien, puis à la pénétration.

La séduction

La plupart du temps, une jeune mère se sent mal dans sa peau. Ce n'est probablement pas elle qui fera le premier pas. Par contre, elle peut essayer de « casser la routine » afin de créer une atmosphère favorable à la reprise des relations intimes. C'est plutôt après un premier dîner en tête à tête ou une sortie sans le bébé que le couple se retrouvera.

Si vous avez déjà d'autres enfants et que vous n'avez pas encore pensé à poser un verrou sur la porte de votre chambre, il serait bien de le faire afin de pouvoir vous laisser aller sans craindre l'intrusion d'un enfant, et d'être ainsi plus à l'aise dans la recherche de votre plaisir. Il ne faut pas être gêné d'expliquer à vos enfants que leur papa et leur maman ont besoin d'être quelquefois tous les deux tout seuls, qu'ils ont besoin de pouvoir se retrouver tous les deux pour se faire des câlins, pour s'aimer.

L'allaitement et la sexualité

Pour beaucoup de femmes, allaiter suffit à combler le désir d'intimité. D'ailleurs, l'allaitement accroît la sécheresse vaginale et rallonge le temps de réaction sexuelle. La vie sexuelle mettra donc plus longtemps à reprendre son rythme antérieur. Si une femme n'a pas pu allaiter, elle peut ressentir cela comme une frustration qui se manifestera dans les rapports sexuels. Parfois, le père est jaloux de l'intimité de sa conjointe et du bébé. Il peut chercher à imposer les rapports comme moyen de réaffirmer sa place. Mais, chez d'autres femmes, l'allaitement s'accompagne d'un épanouissement sexuel et la libido du couple en est renforcée.

Lorsque la femme se sent prête pour un rapport sexuel

- Nourrir le bébé juste avant afin d'avoir la paix. Puis le mettre dans une autre pièce.
- Allaiter ou tirer son lait avant de passer aux câlins, pour ne pas avoir les seins trop pleins.

- Garder une serviette à portée de main car l'ocytocine, l'« hormone de l'amour », fait aussi couler le lait.
- Demander à son conjoint de se laver le pénis, surtout avant des rapports précoces.
- Bien lubrifier le vagin (à l'aide d'un lubrifiant acheté sans ordonnance en pharmacie). La chute d'œstrogènes provoque en effet un assèchement des parois vaginales qui durera jusqu'au retour de couches.
- Éviter de prendre un bain avant de faire l'amour, cela dessèche encore plus le vagin.
- Faire durer plus longtemps que d'habitude les caresses préliminaires pour laisser le temps au vagin de se lubrifier.
- La pénétration initiale peut être douloureuse, mais la douleur disparaîtra lorsque la pénétration sera plus profonde. Il est donc important de soigner la pénétration (lubrification, douceur, position). Une fois entré, l'homme doit être attentif au signal de la femme avant de continuer.
- La position classique, dite du « missionnaire », est la moins confortable après un accouchement, surtout si les seins sont pleins de lait. La verge frotte contre l'arrière du vagin, à l'endroit où se trouve la cicatrice de l'épisiotomie. Il faut que la verge soit le plus verticale possible pour ne pas heurter le col de l'utérus encore sensible, et qu'elle s'appuie sur le côté du vagin opposé à celui de la cicatrice de l'épisiotomie. Avec une césarienne, la pression contre le ventre sera presque insoutenable.
- Dans la position où la femme chevauche l'homme, elle sera plus à même de moduler la pénétration. Cette position permettra également à la femme de ne pas se sentir d'emblée dominée.
- Si l'accouchement a été difficile, il ne faut surtout pas reprendre la même position : sur le dos, les jambes levées. Cela risque de rappeler de mauvais souvenirs et de « tuer » le désir. Certaines femmes peuvent res-

sentir une sorte de « voyage à l'envers » au cours de la reprise des premiers rapports. Il faudra beaucoup de patience et de douceur pour retrouver peu à peu la confiance nécessaire à la redécouverte de la jouissance.

Si la douleur persiste

Si une frigidité est relativement fréquente après un accouchement, il est important de ne pas oublier qu'elle est probablement temporaire. Toutefois, les séquelles d'un accouchement difficile peuvent mettre plusieurs mois à guérir – et parfois ne jamais totalement disparaître, éventuellement pour des raisons psychologiques. Si les rapports continuent à être douloureux (le terme médical est « dyspareunie ») après plusieurs essais, vous devrez absolument consulter votre médecin. La détérioration de l'intimité sexuelle d'un couple est aujourd'hui à l'origine de 70 % des divorces. C'est un problème important : on ne peut se contenter d'espérer qu'il passe avec le temps.

- L'incontinence urinaire d'effort ne contre-indique pas les rapports sexuels, mais il est préférable de prévenir son conjoint : cela peut être gênant lors des mouvements de bascule du bassin et au moment de l'orgasme.
- Après une épisiotomie, il est possible de sentir une sorte de boule à la base du vagin. Afin d'éviter une pression et une friction lors de la pénétration, le bassin doit basculer vers le haut (placer des oreillers sous le bas du dos et le bassin) afin que le pénis frotte la partie supérieure du vagin et la base du clitoris.
- En cas de douleur importante, il est utile d'examiner sa vulve à l'aide d'un miroir. Un petit trait noir ou rouge est probablement un point de suture qui n'a pas été retiré ou qui ne s'est pas résorbé. Le médecin pourra le retirer en quelques secondes.

- Une cicatrice rouge, enflée ou suintante peut être le signe d'une infection. Contactez immédiatement votre médecin, qui vous prescrira un traitement approprié.
- Si la douleur est très localisée et que les rapports sont impossibles tant ils sont douloureux, il y a peut-être un névrome (une boule de nerfs) à l'endroit de l'épisiotomie. Dans les cas graves, il sera retiré chirurgicalement.
- Il arrive que les muscles du vagin se resserrent involontairement et résistent à toute pénétration. Ce phénomène, appelé vaginisme, indique que le corps n'est pas prêt à reprendre des rapports avec pénétration. Si cet état persiste, il faut envisager de consulter un psychothérapeute (de préférence une femme).

Sixième partie

LA REMISE EN FORME

Chapitre 24

Plaidoyer pour le périnée

Cette partie du livre concerne particulièrement les deux tiers des jeunes mères qui, si on les interrogeait sur leur périnée, répondraient : « Mon périnée ? Il va très bien, merci ! » Pourtant, elles ne savent quelquefois même pas où il se situe exactement. Nombreuses sont celles qui ne connaissent pas ses multiples fonctions ni son importance capitale tout au long de la vie d'une femme ; et surtout, qui ne réalisent pas combien il a été affaibli par une grossesse et un accouchement.

En revanche, le « dysfonctionnement du plancher pelvien » (pour utiliser les termes que l'on peut entendre chez un médecin) est une grande préoccupation du monde médical aujourd'hui. Peu à peu, les femmes découvrent que les problèmes d'incontinence urinaire (qui concernent plus de la moitié d'entre nous au moins une fois au cours de notre vie) et de descente d'organes (prolapsus) sont provoqués en grande partie par une faiblesse du périnée. Le vieillissement de la population, l'augmentation des accouchements chez des mères de plus de 40 ans, la plus grande activité sportive des femmes et le nombre toujours croissant de femmes qui entreprennent une carrière professionnelle obligent la médecine à trouver des solutions.

Vous pensez peut-être ne pas avoir besoin d'une remise en forme du périnée ? Savez-vous qu'une femme sur trois ne sait pas contracter correctement son périnée ? Lorsqu'un médecin, une sage-femme ou un kinésithérapeute lui demande de le faire, elle pousse en gonflant son ventre, en serrant les fesses et en soulevant le bassin. Deux femmes sur trois ne savent pas isoler les différents groupes musculaires du périnée (anus, vagin ou urètre). Elles contractent tout ou rien. Or, la tonicité d'un groupe peut être très différente de celle d'un autre... Comment pourrait-elle alors pratiquer une prévention périnéale efficace ? Comment saurait-elle correctement s'asseoir ou porter une charge lourde en contractant d'abord son périnée ? Une évaluation de la tonicité du périnée vaut la peine, ne serait-ce que pour cette raison.

La prise de conscience du rôle du périnée a été longue à venir. Encore aujourd'hui, certaines femmes ne profitent même pas des dix séances de rééducation remboursées par la Sécurité sociale. Pourquoi ?

- **La visite postnatale est loin d'être toujours effectuée :** si une jeune mère ne subit aucune des déplaisantes séquelles de la maternité, elle pense que l'accouchement est maintenant derrière elle et qu'il n'y a plus lieu d'y penser. Alors pourquoi retournerait-elle chez le médecin ?
- **Rares sont les médecins qui prennent le temps d'expliquer** à une femme l'importance cruciale d'un périnée tonique. Certains ne lui prescrivent même pas d'ordonnance pour des séances de rééducation.
- **Rares sont les obstétriciens qui font un examen périnéal correct** ou qui dirigent leurs patientes vers des spécialistes.
- **Les femmes s'imaginent qu'une seule rééducation suffira plus tard,** après la naissance de leur dernier enfant : elles ne réalisent pas qu'une dégradation du périnée se produit surtout lors du premier accouchement.
- **Les femmes ont honte d'aborder la question** de leurs problèmes de fuites urinaires ou de leurs problèmes sexuels dus à une distension du périnée.
- **Les femmes n'ont « pas le temps » :** on associe encore l'incontinence à la vieillesse. Les problèmes d'inconti-

nence de la ménopause sont pourtant directement liés à l'absence de remise en forme du périnée après un accouchement.

- **Les femmes désirent surtout retrouver leur silhouette et un ventre plat,** et réclament des exercices abdominaux sans réaliser qu'une remise en forme globale et harmonieuse passe d'abord par le périnée. Souvent, les thérapeutes n'essaient pas de les dissuader.
- **Les femmes ne réalisent pas l'impact que représentent leur posture,** leur respiration, leur façon de soulever des objets lourds, de se mouvoir.

Les prolapsus et les fuites d'urine entraînent pourtant une réaction de tristesse, empreinte d'agressivité... Ils se soldent souvent par de longs mois de rééducation, et surtout par de pénibles contraintes de style de vie (proscrire le sport, porter des garnitures, et même ne plus pouvoir voyager...).

Pourtant, l'incontinence et le prolapsus ne sont plus une fatalité de l'âge, comme l'ont cru des générations de femmes.

Que pouvons-nous faire ?

- **Savoir apprécier le schéma corporel du périnée,** son rôle comme plancher de soutien aux viscères, le fonctionnement des sphincters et des autres muscles, l'intérêt d'un périnée tonique dans une bonne sexualité.
- **Comprendre qu'il faut « se refermer » :** avant la naissance, on se prépare à s'ouvrir mais on oublie que la fermeture demande également un effort. Or, cette prise de conscience est essentielle pour redevenir « femme » maintenant que l'on tient l'enfant dans ses bras.
- **Entreprendre une remise en forme précoce, active et volontaire** du périnée après l'accouchement. Cela implique de savoir ce qui doit être fait et de bien le faire : les exercices à pratiquer soi-même à la clinique et en rentrant à la maison, une bonne rééducation périnéale.

- **Intégrer la prévention périnéale dans sa vie quotidienne :** savoir bien se mouvoir, respirer, porter en contractant le périnée au bon moment... investir dans son capital santé à venir.

Serrer et relever : un bref survol d'anatomie

La toile de muscles qui ferme l'abdomen entre nos jambes est composée de deux parties. L'une s'étire comme un hamac de l'os du pubis devant au coccyx derrière. C'est le « plancher pelvien », qui tapisse les bords du bassin osseux un peu comme un entonnoir. Il se dirige vers le bas et vers l'arrière pour terminer en pointe dans le « bec » anal. L'entonnoir reçoit les pressions dues à l'empilement des organes génitaux et excréteurs. L'autre partie est composée de trois groupes de muscles circulaires entourant les trois ouvertures du périnée, l'anus, le vagin et l'urètre. Tous ces muscles comprennent deux ou trois couches. Ainsi, lorsque les muscles du périnée sont contractés, deux choses se produisent : le **soulèvement** des muscles du hamac et le **resserrement** des muscles des trois ouvertures.

Cette notion de serrer tout en soulevant est fondamentale. On entend trop parler de « verrouiller », sans « relever », ce qui est tout aussi important.

Les fonctions du périnée sont de maintenir le poids des organes, de retenir les selles, les gaz et les urines, d'équilibrer la colonne vertébrale et de contribuer à une bonne sexualité

On peut comparer le périnée à un trampoline, suffisamment souple pour amortir les secousses des mouvements du corps mais suffisamment solide pour maintenir les organes en place. Cela est possible grâce au travail de ses fibres musculaires, divisées en deux groupes : des « fibres lentes » (70 % des fibres musculaires) qui apportent du tonus afin que le périnée joue son rôle de support des organes ; et des « fibres rapides » (30 % des fibres musculaires) qui s'activent

Anatomie du périnée

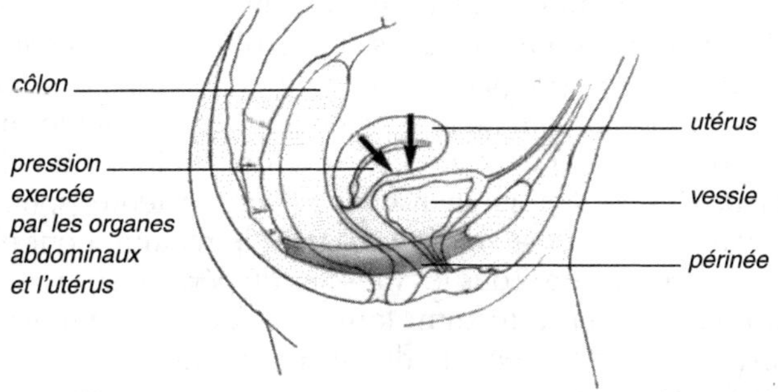

Le fond de l'abdomen, ou plancher pelvien, est constitué de trois plans :
Le plan profond, *ou diaphragme pelvien, composé de deux muscles : le muscle ischio-coccygien et le muscle releveur de l'anus.* **Le plan moyen,** *ou diaphragme urogénital, composé de deux muscles : le muscle transverse profond et le muscle sphincter urétral.* **Le plan superficiel,** *ou périnée superficiel, composé de cinq muscles : le muscle transverse superficiel, le muscle ischio-caverneux, le muscle bulbo-caverneux et le muscle contracteur de la vulve, ainsi que le sphincter anal.*

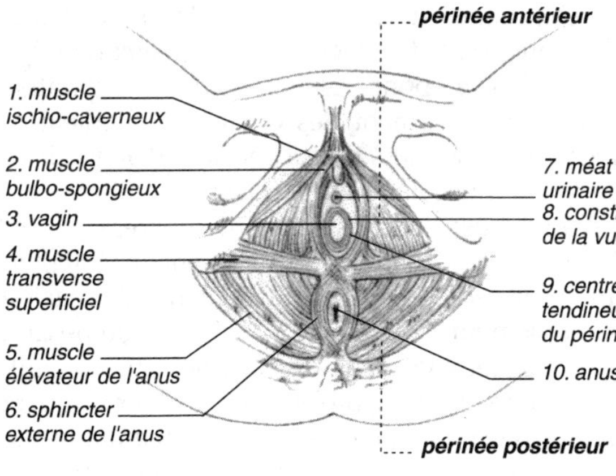

lors de changements brutaux de pression intra-abdominale par des contractions rapides, puissantes et instantanées, par exemple pour arrêter le jet d'urine pendant une miction.

Parmi tous les muscles qui s'entrecroisent dans la région périnéale, deux sont particulièrement importants : les releveurs de l'anus. Comme le reste du périnée, ils sont formés de deux parties : l'une interne, élévatrice, qui joue un rôle majeur dans la statique pelvienne ; l'autre externe, sphinctérienne, qui est une sangle entourant le rectum, dont elle permet l'ouverture. Tous les muscles du périnée se croisent entre la vulve et le rectum, formant un « noyau fibreux ». C'est ce qui est coupé lors d'une épisiotomie.

Enfin, la quantité de nerfs et de vaisseaux présents dans le périnée fait de sa bonne physiologie un élément primordial dans le fonctionnement du petit bassin. Ainsi, le périnée ne constitue pas une fin en soi mais le maillon d'une chaîne.

Ce qui affecte le périnée

- **La pression des organes :** tous les ligaments et les muscles de l'abdomen doivent travailler ensemble pour résister aux contraintes de la pesanteur, de la vie courante (marche, toux, port de charges), ainsi qu'aux hyperpressions (surcharge pondérale, maladies respiratoires, sport). Le bon placement des organes abdominaux est une question de soutien, de suspension, d'angle des forces, de tonus musculaire et de qualité des fibres.
  Les fuseaux musculaires s'adaptent progressivement à l'étirement. Toutefois, lorsqu'ils subissent un violent traumatisme (par exemple un accouchement), ils réagissent moins rapidement. Lors d'un saut, la force de pesanteur multiplie par deux le poids des organes au moment de l'impact. Si une femme saute en l'air, son utérus (qui pèse 90 grammes) exerce une pression de 180 grammes lorsqu'elle retombe sur ses pieds. Ceci explique les problè-

mes de fuites urinaires dont souffrent les femmes qui pratiquent énormément de sports à fort impact tels que le tennis, le basket, la course à pied, l'équitation, etc.

- **La respiration :** toute crispation de la respiration exerce une tension sur le périnée. Pour cette raison, la plupart des sages-femmes et des kinésithérapeutes intègrent des exercices de respiration à la rééducation périnéale. Aussi l'utilisation du souffle est-elle fondamentale pour ménager le périnée lors de l'expulsion dans l'accouchement.
- **La posture :** le périnée étant rattaché aux os du bassin, la bonne distribution des tensions musculaires dépend de sa position. Si une femme se tient mal ou se penche mal pour attraper quelque chose par terre, le périnée est distendu sur ses côtés mais « s'arc-boute » au centre autour des sphincters, créant un déséquilibre dans les tensions naturelles des muscles.
- **La constipation :** de gros efforts de poussée abdominale compriment le rectum et le plancher pelvien vers le bas. Au fil du temps, les nerfs pelviens, particulièrement importants pour une bonne sexualité, sont étirés et perdent leur sensibilité.
- **Les émotions :** les muscles du périnée peuvent être affectés par de fortes émotions. La dépression les affaiblit.
- **La grossesse :** les femmes enceintes ont tendance à cambrer le bas du dos (lordose lombaire) pour équilibrer le poids croissant de l'utérus et à enrouler les épaules (« faire le dos rond ») pour compenser cette cambrure. Une telle position entraîne des douleurs lombaires et dorsales, mais étire aussi le périnée (trop de tension sur les bords, pas assez autour des sphincters).

  Pendant la grossesse, le poids de l'utérus est multiplié par vingt à trente. En s'élargissant, il comprime la vessie vers le bas. La pression augmente donc fortement sur le périnée. Enfin, les hormones de la grossesse ont un effet relaxant sur les ligaments et les muscles du corps. Ainsi, les organes abdominaux, qui sont plus lourds, sont moins

bien suspendus. Ils dépendent donc encore plus du soutien du périnée qui, lui aussi, est plus relâché !
Pour ces raisons, les femmes ayant accouché par césarienne ont elles aussi intérêt à entreprendre une rééducation périnéale avant de commencer à travailler leurs abdominaux.

- **L'accouchement :** c'est la plus importante raison de l'affaiblissement du périnée. Contrairement à ce qu'on pourrait penser, le dommage a lieu lors du **premier** accouchement, lorsque « le passage se fait ». Les statistiques d'incontinence urinaire sont en effet les mêmes en France qu'en Chine, où les naissances sont sévèrement limitées à un enfant : 30 % des accouchements sont responsables d'une incontinence urinaire d'effort transitoire (lors d'une toux, d'un rire ou d'un éternuement), 10 % causent des incontinences définitives.

  Quelles que soient la position lors de l'expulsion du bébé, la manière de pousser ou l'importance des efforts de préparation, le périnée sera toujours distendu par le passage de la tête du bébé. Les releveurs de l'anus seront étirés. Tout l'équilibre du diaphragme pelvien sera modifié. Après tout accouchement par voie basse, le périnée perd au moins 50 % de sa force musculaire.

  L'inévitable traumatisme périnéal qu'entraîne un accouchement peut toutefois être atténué grâce à une bonne préparation : exercices d'étirement, massages du périnée, apprentissage d'une méthode de poussée sur l'expiration.

  Les facteurs aggravants de l'accouchement sont les suivants :

  - Un bébé qui sort très rapidement, en « bouchon de champagne », entraîne avec lui au passage tout l'appareil reproductif et peut provoquer de sérieux dommages : grosses déchirures du périnée, lésions des fibres musculaires, prolapsus à long terme. Aujourd'hui, les accoucheurs font tout leur possible pour diminuer la violence des accouchements trop rapides.

- La position « gynécologique », utilisée pour la plupart des accouchements, favorise la compression de l'urètre par la tête du bébé et sollicite de façon importante les articulations sacro-iliaques.
- Au moment de l'expulsion, on demande généralement aux femmes d'inspirer, de bloquer leur diaphragme et de pousser. Or, ce geste bloque également le périnée. Le Dr Bernadette de Gasquet a démontré que, si on les fait pousser plutôt sur l'expiration, les genoux repliés à quatre-vingt-dix degrés, les muscles abdominaux sont plus efficaces dans l'effort de poussée et le périnée demeure plus souple.
- Les forceps, utilisés pour 25 % des accouchements sous péridurale, distendent les muscles sphinctériens et les parois du vagin – un peu comme du linge mouillé qui se déforme lorsqu'on tire dessus. Les nerfs du plancher pelvien sont ainsi inévitablement meurtris.
- D'importantes manipulations pour tourner le bébé, une expression mal menée (pression sur le ventre de la mère pour aider à l'expulsion du bébé), ainsi que la stimulation de l'activité utérine par l'ocytocine peuvent également endommager les muscles du périnée.
- Un coccyx déplacé par la tête du bébé tire sur le périnée, augmentant la douleur d'une éventuelle cicatrice d'épisiotomie.
- Une épisiotomie mal recousue crée des tensions dissymétriques sur le périnée.

Le périnée et la sexualité

Après l'accouchement, le retour du vagin à ses dimensions normales – et donc la qualité des rapports sexuels – est lié à la tonicité du périnée. Si le vagin demeure distendu, on peut ressentir une sensation de béance qui se traduit par une absence de sensation lors des rapports. Cette distension se manifeste par des gaz vaginaux lors des rapports ou au cours de certains mouvements de gymnastique (tels que la « chandelle »), lorsque le vagin est dirigé vers le haut, ou encore par la perte d'un peu d'eau après un bain. Heureusement, on peut efficacement remédier à des problèmes de béance vaginale grâce à une rééducation périnéale si cette dernière est entreprise moins de neuf mois après l'accouchement.

Parmi les femmes qui ont un problème d'incontinence, 42 % présentent également un dysfonctionnement sexuel : miction impérieuse pendant ou immédiatement après un rapport, perte d'urine au cours d'un rapport, dyspareunie (douleurs au cours des rapports). L'incontinence peut donc aussi affecter la vie d'un couple.

On a vu que 30 à 45 % des femmes qui ont subi une épisiotomie disent que leurs rapports sexuels sont encore douloureux trois mois après l'accouchement. Mais la couleur peut également provenir d'une mauvaise cicatrisation ou d'une faiblesse générale du périnée. Certaines méthodes de rééducation (massages, électrostimulation) peuvent alors être très efficaces.

Les troubles de l'appareil uro-génital

Les troubles de l'appareil uro-génital et du plancher pelvien disparaissent généralement six semaines après l'accouchement (aux alentours du retour de couches). Mais, si l'accouchement a été particulièrement difficile ou si le périnée est très affaibli, des problèmes pourront persister.

- **Des fuites d'urine** à l'occasion d'un effort soudain, tel qu'un rire, une quinte de toux, un éternuement, un saut, ou à la suite d'une stimulation psychosensorielle (grosse frayeur).
- **Une sensation de gêne ou de pesanteur,** des tiraillements ou une lombalgie.

- **Des gaz vaginaux,** des pertes d'eau à la suite d'un bain, une sensation de béance vaginale.
- **Une constipation chronique.**
- **Des pertes** de gaz, de liquides, voire de matières fécales.
- **Des douleurs** lors des rapports sexuels (dyspareunie), une absence de sensations, une impossibilité d'orgasme.

Bien que tous soient liés à une faiblesse périnéale, chacun de ces problèmes concernera un médecin différent : chirurgien, gastro-entérologue, gynécologue, neurologue, proctologue, urologue... Chaque orifice a son spécialiste ! Il faut cependant bien comprendre les relations qui existent entre ces différents organes.

L'incontinence urinaire

L'incontinence urinaire touche 3 millions de femmes. Bien que la recherche médicale sur ses causes et sa prévention ait réalisé d'énormes progrès au cours de ces quinze dernières années, une meilleure analyse de ce problème fait aussi augmenter les statistiques ! À l'heure actuelle, 54 % des femmes souffriront d'un problème d'incontinence dans leur vie – en particulier lors de la période du post-accouchement.

Or, l'incontinence urinaire dans notre culture est volontiers considérée comme dévalorisante et honteuse... Elle met en cause une région du corps dont il est encore difficile de parler par pudeur. Des études démontrent que les femmes attendent en moyenne entre sept et neuf ans avant de parler au médecin de leurs problèmes d'incontinence urinaire !

La France compte 4 millions de personnes incontinentes.

- 12 % ont moins de 31 ans.
- 36 % ont entre 31 et 50 ans.
- 20 % ont entre 50 et 70 ans.

L'incontinence urinaire n'est donc pas un problème de vieux. Une enquête, menée par le kinésithérapeute Guy Faussat auprès de 2 000 lycéennes de classes de première et de terminale, révèle que 13 % d'entre elles présentent des problèmes d'incontinence à l'effort lors de leurs cours de gymnastique.

Dans le système uro-génital, les deux reins filtrent le sang et transforment ses déchets en urine qui arrive en permanence, goutte à goutte, dans la vessie. La vessie stocke l'urine. L'urètre est un tube d'environ 4 centimètres de long qui part du bas de la vessie et qui se termine par un petit orifice externe, le méat. Ce canal permet à l'urine de s'écouler par intermittence. Au niveau du col de la vessie, deux muscles (les sphincters) assurent son système de fermeture. L'un d'eux, le sphincter lisse, joue un rôle passif de fermeture (comme d'autres muscles lisses du corps tels que l'estomac), s'ouvrant au moment de la miction. L'autre, le sphincter strié, fait partie des muscles périnéaux. Sa commande est volontaire.

En temps normal, la vessie se remplit d'environ 250 millilitres d'urine avant d'envoyer un signal au cerveau. L'être humain commande volontairement l'acte d'uriner (la miction) en ouvrant son sphincter. Par contre, la vessie se contracte automatiquement, selon un réflexe involontaire. L'arrêt de la miction demande non seulement au muscle de comprimer l'urètre mais aussi de tirer vers le haut. Cette action, qui a lieu environ cinq fois le jour et aucune fois la nuit, demande une parfaite coordination entre la vessie et le sphincter.

- **Si le périnée est distendu ou affaibli,** le sphincter strié ne peut plus verrouiller la vessie. Sous une pression supplémentaire soudaine (toux, rire, éternuement, saut), un peu d'urine s'écoule. C'est l'incontinence urinaire d'effort.
- **Si la vessie est distendue ou meurtrie,** elle peut envoyer des commandes intempestives au cerveau et demander

une « vidange » avant d'être remplie. C'est la pollakiurie, une envie d'uriner fréquente avec émission d'un petit volume d'urine.

- **Si la vessie n'est plus bien suspendue dans l'abdomen** et descend trop bas, les sphincters ne peuvent plus fonctionner correctement.
- **Si l'urètre est endommagé,** le sphincter lisse ne peut plus s'ouvrir. Une rétention d'urine se produit alors, entraînant une distension et une infection de la vessie.

Une femme sur trois souffre d'une incontinence urinaire d'effort dans les six semaines qui suivent son accouchement. Pour une femme sur dix, ce problème se prolonge après la période postnatale. Que se passe-t-il ?

Normalement, lorsque la vessie est soumise à une forte pression abdominale (toux, rire, éternuement, saut, exercice brutal), elle communique immédiatement au sphincter l'ordre de se fermer hermétiquement. Mais, lorsque le sphincter est distendu, la vessie ne peut plus communiquer correctement avec ce dernier. Les urologues parlent alors d'un « défaut de transmission ».

Les incontinences du post-partum sont précoces et ne sont pas forcément liées à un accouchement difficile. Elles peuvent aussi être causées par une mauvaise circulation dans le petit bassin. Cela explique les fuites d'urine que subissent certaines femmes en début de grossesse (avant que le bébé ne pèse sur la vessie) ou après une césarienne (lorsque le périnée n'a pas été distendu). Dans les deux tiers des cas, la guérison pourra être totale, mais les problèmes risquent de réapparaître et même de s'aggraver lors d'un accouchement ultérieur. Il est important de réaliser que les fuites d'urine à l'effort après un accouchement peuvent être responsables de l'installation d'une franche incontinence à la ménopause. Il est donc essentiel de s'en occuper rapidement si elles perdurent après la période postnatale.

Que faire

Lorsque vous consultez un urologue pour une incontinence persistante, différents tests peuvent être prescrits : la **débitmétrie**, qui mesure les forces de résistance urétrales et sphinctériennes ; la **cistomanométrie**, qui mesure les variations de pression au cours du remplissage progressif de la vessie à l'aide de gaz ou de sérum physiologique ; la **sphinctérométrie**, qui étudie les mécanismes de clôture au repos et à l'effort ; l'**urétromanométrie**, qui mesure les pressions à différents niveaux de l'urètre.

Suivant les résultats, divers traitements seront envisagés :

- **Des médicaments allopathiques** qui augmentent la contractilité des fibres du sphincter lisse, et donc de la fermeture involontaire de la vessie.
- **Une rééducation et une tonification** du plancher pelvien, pouvant inclure des séances de stimulation électrique ou de biofeedback (voir explications p. 411 à 414).
- **Une intervention chirurgicale** dans des cas graves où la rééducation semble soulager les symptômes mais ne guérit pas totalement la maladie. Elle pourra corriger le « défaut de transmission » mais ne modifiera pas la force du sphincter qui doit verrouiller l'urètre.

Dans les six semaines suivant l'accouchement, des fuites de gaz, de liquides ou même de matières fécales affectent 13 % des primipares et 23 % des multipares. Ces problèmes d'**incontinence anale**, comme disent les proctologues, sont dus au relâchement du sphincter anal, généralement causé par un accouchement difficile qui a provoqué une distension du périnée, un étirement des nerfs et une perte de la tonicité musculaire. Lorsque le sphincter anal a été déchiré (voir p. 61 et 62), les nerfs sont également atteints et il faut intervenir non seulement au niveau du sphincter mais aussi plus profondément sur le périnée. L'état du sphincter peut être mesuré par des appareils semblables à ceux qu'utilise l'urodynamique. Si les femmes sont généralement réticentes à parler de leurs problèmes d'incontinence urinaire, elles le sont encore plus à aborder l'incontinence anale. Pourtant la rééducation existe. Comme la rééducation périnéale, elle est pratiquée par des sages-femmes et des kinésithérapeutes spécialisés en rééducation sphinctérienne.

Les descentes d'organes

Le bon placement des viscères dépend de l'état de deux systèmes : l'appareil ligamentaire suspenseur et le système musculaire de soutènement. Si l'un des deux est affaibli, les organes abdominaux seront attirés vers le bas par la pesanteur et ne pourront plus fonctionner correctement. Quels sont les responsables ?

- **L'accouchement,** en particulier dans le cas d'un bébé pesant plus de 3,750 kilos avec un périmètre crânien supérieur à 35,5 centimètres, d'un accouchement long et difficile, d'une expression manuelle abusive, d'une importante prise de poids au cours de la grossesse.
- **Une reprise de la vie active** et le port d'objets lourds trop rapidement après l'accouchement.
- **Des activités professionnelles** menées debout ou réclamant le port de charges lourdes.
- **Des pathologies pulmonaires** (toux ou éternuements chroniques).
- **Une constipation chronique** (des poussées trop importantes).
- **Certains facteurs morphologiques ou génétiques** (les femmes rousses y sont prédisposées).
- **Les perturbations hormonales de la ménopause** qui altèrent la tonicité des ligaments et des muscles de soutien.

Quelques remèdes

Phytothérapie

- L'huile de **bourrache** et l'huile essentielle de **Palma rosa**, prises oralement (2 gouttes sur un morceau de sucre), sont d'excellents tonifiants du système uro-génital.

Homéopathie

- Prendre systématiquement 1 dose d'**Arnica** 9 CH puis de **Causticum** 7 CH deux fois par jour ou de **Sepia** 9 CH deux fois par jour.
- En cas de descente d'organes accompagnée d'asthénie et d'endolorissement, prendre **Helonia** 4 CH.

Le terme médical qui désigne la descente d'organes est prolapsus. Si les ligaments avant sont relâchés, la vessie descend et forme une boule contre la paroi intérieure vaginale : c'est une **cystocèle**. Si les ligaments qui positionnent le col vésical se relâchent, la vessie s'enroule, poussant la paroi antérieure du vagin vers la vulve : c'est une **cystoptôse**. Si les ligaments arrière qui tiennent le col de l'utérus s'affaiblissent, l'utérus tombe et le col peut même atteindre la vulve : c'est une **hystérocète**. Si les ligaments arrière qui soutiennent le bas-intestin se distendent, une boule (le rectum) se forme contre la paroi postérieure du vagin et il est difficile de vider ses intestins : c'est une **rectocèle**.

Plusieurs organes peuvent descendre en même temps. Dans tous ces cas, les parois du vagin s'affaissent sous la pression d'une vessie ou d'un rectum remplis. La qualité des relations sexuelles sera presque inévitablement affectée.

Les signes d'alerte

Ce sont les suivants :

- Une sensation de pesanteur dans le bas-abdomen.
- L'impression que « quelque chose » tombe à l'intérieur.
- Une douleur dans le bas du dos.
- Une difficulté à garder en place un tampon périodique.
- Moins de sensations ou des douleurs au cours des rapports sexuels.
- Une incontinence urinaire dans les deux tiers des cas.
- Des envies d'uriner fréquentes.
- Des flatulences vaginales.
- Des hémorroïdes.
- Des douleurs en allant à la selle.
- Des gaz, ou des pertes de liquides ou de matières fécales.

Que faire

- **La rééducation périnéale** peut être très efficace dans les cas de prolapsus débutants. Dans des cas plus graves, elle sera efficace d'un point de vue fonctionnel, mais décevante d'un point de vue anatomique. Une rééducation périnéale sera cependant importante au préalable afin de s'assurer que l'opération se déroule sur un plancher pelvien aussi tonique que possible.
  Par ailleurs, toute intervention chirurgicale entraînant un relâchement du sphincter de l'urètre, il faudra le fortifier à l'avance, à l'aide de quelques séances de rééducation au cours des deux ou trois semaines qui précèdent l'opération.
- **Une intervention chirurgicale** peut être nécessaire dans des cas de prolapsus graves. Elle dépend surtout de l'âge de la patiente, de son désir d'une grossesse future, de l'importance de la gêne fonctionnelle (surtout sexuelle) et des éventuelles lésions associées au

prolapsus. Efficace dans 80 % des cas, l'opération consiste à recréer un bon soutènement pour les organes du petit bassin grâce à des bandelettes ligamentaires tendues du pubis au sacrum et venant sangler de chaque côté le col de la vessie et l'utérus.
La rééducation qui vise à renforcer les muscles releveurs et les sphincters demande environ trois mois d'exercices assidus et nécessite ensuite un entretien vigilant. À la maison, il est conseillé de faire les exercices les pieds surélevés à l'aide d'une table basse ou d'un coussin de canapé. L'exercice de « l'ascenseur », expliqué page 419, est particulièrement recommandé.

La rééducation périnéale

Un des aspects importants de la remise en forme postnatale est la « réconciliation » avec son corps, et spécialement avec sa zone génitale. Cette étape est nécessaire pour retrouver une sexualité harmonieuse. C'est un des bienfaits, subtils et peu abordés, de la rééducation périnéale, qui est essentielle **après la naissance de votre premier bébé**.

Il faut absolument consulter si...

- Vous avez pris plus de 12 kilos au cours de votre grossesse (pour une taille moyenne).
- Le bébé pèse plus de 3,750 kilos à la naissance (il semble que le poids moyen des bébés soit en train d'augmenter en France).

Pour la petite histoire...

Depuis des millénaires, l'incontinence et la descente d'organes (prolapsus) sont considérées comme des « fatalités fonctionnelles », des conséquences inévitables de l'âge.
Jusqu'en 1977, la plupart des incontinences étaient traitées grâce à la chirurgie, ce qui est encore le cas dans de nombreux pays. En 1975, Alain Bourcier, le « père » français de la rééducation périnéale, est le premier à associer la thérapie manuelle à la physiothérapie « intracavitaire » (traitant les organes uro-génitaux). Le Pr Pigné et le Dr Odile Cotelle, entre autres, entreprennent les premières recherches concernant les facteurs de risque associés à la faiblesse du périnée – notamment l'accouchement. Le milieu médical réagit en pratiquant une épisiotomie précoce et systématique, pensant ainsi « sauvegarder » les périnées.
Les premières formations pour kinésithérapeutes et sages-femmes en rééducation uro-génitale débutent en 1980. Le décret de compétence permettant son remboursement par la Sécurité sociale paraît au *Journal officiel* en 1985. Le programme actuel d'études des kinésithérapeutes comprend, en principe, des heures consacrées aux techniques urogynécologiques et trente heures de stage dans un service hospitalier spécialisé ; mais les directeurs pédagogiques ne choisissent pas toujours de dispenser cette formation. En revanche, les sages-femmes sont de plus en plus nombreuses à suivre une formation spécialisée en rééducation uro-génitale.
Un deuxième pas important est franchi lorsque les thérapeutes constatent les méfaits sur la statique pelvienne de la gymnastique abdominale classique post-partum : ciseaux, battements, et autres mouvements qui sollicitent les grands droits en poussant les viscères vers le plancher pelvien, trop faible pour bien les soutenir. Aujourd'hui, les thérapeutes reconnaissent de plus en plus l'impact de la respiration, de la posture et du mouvement sur le périnée. Les obstétriciens et sages-femmes commencent à utiliser de nouvelles positions d'accouchement et de nouvelles techniques de poussée qui endommagent moins le périnée.

- Le périmètre crânien du bébé mesure plus de 35 centimètres.
- Le bébé se présente par le siège.
- Un début de prolapsus a déjà été détecté.
- La distance entre votre anus et votre vulve est inférieure à 2 centimètres.
- Vous travaillez habituellement debout, vous devez porter des charges ou vous voyagez plus de deux heures par jour en voiture.
- Vous pratiquez un sport plus de cinq heures par semaine.
- L'accouchement actuel ou votre premier accouchement a été difficile, nécessitant le recours à une intervention pelvienne (forceps).
- Vous avez subi une déchirure périnéale.
- Vous avez eu des fuites d'urine durant votre grossesse (surtout au cours des 1er et 2e trimestres).
- Votre mère ou votre grand-mère a eu des problèmes d'incontinence.

Comment choisir un bon thérapeute ?

Dans ce domaine, il est important de consulter un thérapeute (sage-femme ou kinésithérapeute) formé en rééducation sphinctérienne. Cette dernière requiert de leur part une formation permanente comportant des stages annuels. Chaque kinésithérapeute spécialisé en rééducation sphinctérienne possède un annuaire indiquant les noms de ses confrères. N'hésitez pas à le consulter.

Ces thérapeutes savent que leurs patientes sont très prises par leur nouveau bébé (les sages-femmes et certains kinésithérapeutes vous reçoivent avec votre bébé). La plupart ont des rendez-vous tôt le matin, tard le soir ou à l'heure du déjeuner. Ainsi la reprise d'un emploi ne devrait-elle pas empêcher une femme de suivre un programme de rééducation périnéale.

L'évaluation

Évaluer la tonicité musculaire du périnée consiste à codifier l'intensité des contractions, leurs potentiels de tenue et la fatigabilité des muscles. Il existe plusieurs façons de la mesurer. L'évaluation manuelle consiste à insérer deux doigts (le thérapeute aura auparavant enfilé un gant d'examen lubrifié) légèrement écartés et fléchis dans le vagin, puis à demander à la femme de pousser contre les doigts. Bien que subjectif, un testing manuel permet une grande subtilité dans la différenciation des zones du périnée. Sa tonicité peut être par exemple très différente d'un côté et de l'autre si l'un de ses bords a été coupé par une épisiotomie.

Le praticien peut aussi utiliser des outils d'évaluation mécaniques et électriques : un périnomètre (ballon gonflé à l'intérieur du vagin et qui enregistre les contractions) pour évaluer la force de contractilité ; une pince tonimétrique pour apprécier le travail des muscles pubo-rectaux ; un appareil de mesure de la force contractile du sphincter anal ; une sonde vaginale ; ou encore différents dispositifs intravaginaux (cônes de différents poids, périnéomax).

Les résultats de l'examen périnéal, comme d'autres systèmes de testing musculaire, se mesurent selon un barème qui va de 0 à 5. Une tonicité convenable se situe à 3,5. Toutefois, les mesures électriques présentent l'inconvénient majeur de ne pouvoir être reproductibles : il est en effet très difficile de mesurer toujours au même endroit. D'autres appareils sont à l'étude, qui pourront, espérons-le, répondre un jour à tous les critères.

Les grands principes de la rééducation périnéale

- Développer un schéma corporel du périnée.
- Savoir correctement contracter et détendre le périnée sur n'importe quel temps respiratoire.

- Différencier les états de tonicité et de relâchement des trois cavités (anus, vagin et urètre), savoir isoler les groupes musculaires.
- Muscler le périnée s'il est faible.
- Intégrer les exercices du périnée avec la respiration, la statique lombo-pelvienne (posture), la défécation, le maintien corporel général (façon de se mouvoir et de porter)... Ne jamais s'asseoir ou soulever sans contracter le périnée vers le haut.
- Apprendre la technique de poussée correcte en cas de constipation (trois ou quatre contractions du périnée, relâchement, petite poussée, à répéter plusieurs fois sans forcer).
- Travailler l'entretien de la conscience des muscles abdominaux.

À noter

- **Les muscles périnéaux ne seront pas aussi solides si la femme allaite,** car la tonicité du périnée est très influencée par l'imprégnation hormonale. Il est utile alors de démarrer une rééducation pendant la période postnatale puis de la terminer par quelques séances après le retour de couches. La tonicité musculaire peut également varier au cours du cycle menstruel – elle sera plus faible en fin de cycle (moins d'œstrogènes, plus de progestérone qui affaiblit l'urètre).
- **Une rééducation périnéale ne sert à rien si le bassin a été déplacé.** En cas de grosses douleurs dans le bas du dos ou de tiraillements douloureux de la cicatrice de l'épisiotomie, il est impératif de consulter d'abord un thérapeute manuel afin de « tout remettre en place ». Sinon, les os tireront sur les tissus du périnée de manière abusive, annulant tous les effets bénéfiques de la rééducation.

Les méthodes de rééducation

L'électrostimulation passive

Très à la mode depuis quelques années, cette méthode consiste à stimuler la musculature à l'aide de courants électriques transmis par une sonde vaginale. Non douloureuses (certaines femmes ressentent quelquefois au début des picotements qui disparaissent rapidement), les séances durent entre dix et vingt minutes. La taille et la forme de la sonde sont choisies en fonction de la forme du vagin, de la présence de cicatrices, de l'existence d'un prolapsus et du tonus musculaire. De nombreux thérapeutes (sages-femmes et kinésithérapeutes) proposent aujourd'hui aux femmes d'acheter leur sonde personnelle (remboursée par la Sécurité sociale si elle est prescrite par un médecin), ce qui leur permet de continuer les exercices chez elles.

Cette méthode est particulièrement indiquée en cas d'insuffisance sphinctérienne, de faiblesse musculaire importante ou de mauvais schéma corporel au départ (la femme ne sait pas percevoir une contraction). Elle a également un effet antalgique sur les cicatrices douloureuses. L'action du courant ne fait cependant qu'exciter les muscles, il est donc indispensable que la patiente travaille elle-même sa force musculaire et la synchronisation des commandes (savoir faire réagir les muscles au moment voulu).

> **Conseils**
>
> - *Attention aux thérapeutes non spécialistes en rééducation sphincérienne qui sont insuffisamment formés pour savoir comment bien insérer la sonde.*
> - *Attention aussi à ceux qui vous demandent de l'insérer vous-même dès la première séance.*

Il faut que les nerfs du plancher pelvien soient en bon état pour bien réagir aux stimulations, et ce n'est pas toujours le cas après un accouchement difficile ou des forceps. Le positionnement de la sonde est fondamental.

Le biofeedback

Après une séquence passive d'électrostimulation, de nombreux thérapeutes proposent un travail de contraction volontaire des muscles du périnée en s'aidant d'un appareil de « biofeedback ». La jeune mère est allongée sur un lit, le buste légèrement relevé. Deux électrodes sont installées sur son ventre, une autre est introduite à l'intérieur de son vagin à l'aide d'une sonde spéciale. Les impulsions émises par l'activité des muscles sont recueillies sur un écran, ce qui permet à la femme de vérifier immédiatement la qualité de ses contractions. Sur la plupart des écrans, un tracé indique l'intensité des contractions périnéales et un second l'intensité de celles des muscles abdominaux (qui doivent rester complètement détendus). Grâce au biofeedback, la femme prend conscience de fonctions physiologiques mal intégrées (savoir contracter) et développe un contrôle volontaire. Souvent, c'est aussi un moment de dialogue avec le thérapeute. Deux ou trois séances de trente minutes chacune ont lieu chaque semaine.

Il existe également des appareils que les femmes peuvent utiliser chez elles. Mais, sans le contrôle du thérapeute, les résultats sont souvent moins bons...

Comme dans le cas de l'électrostimulation, le placement de la sonde par le thérapeute est important en début de traitement car souvent la femme ne sait pas distinguer les différentes parties de son vagin. Il se peut qu'elle suive bien les indications du thérapeute mais que la sonde mal placée n'enregistre pas ses efforts. Toutefois, certaines femmes trouvent psychologiquement pénible d'insérer une sonde dont les connotations sexuelles sont très nettes, surtout à un moment où elles se sentent encore très fragiles...

Les cônes

Ce sont des petits poids enrobés de plastique pesant entre 18 et 90 grammes, que la femme insère dans son vagin et doit maintenir en place pendant qu'elle vaque à ses occupations quotidiennes. Elle acquiert ainsi un réflexe de contraction longue et statique. Si le cône tombe, elle sait qu'elle n'a pas serré assez fort...

Ce sont de bons compléments du travail de rééducation, mais ils n'amélioreront pas un manque de perception du schéma corporel et ne permettront pas à la femme de différencier les muscles de son périnée.

Le travail manuel

Plus sensible et plus délicat que les méthodes décrites ci-dessus, il permet un travail très sélectif sur les faisceaux musculaires. Chez la plupart des femmes, en effet, certaines parties du périnée sont plus faibles que d'autres. Les doigts du thérapeute peuvent sentir les variations de tension des muscles avec beaucoup plus de subtilité qu'une sonde vaginale. Les muscles faibles sont stimulés directement pour induire des contractions réflexes. Le toucher direct permet de travailler la perception des différentes parties du périnée, en particulier le fond, souvent oublié par les techniques instrumentales. Une cicatrice d'épisiotomie douloureuse ou scléreuse peut être massée en même temps. La technique manuelle, souvent pratiquée par les sages-femmes, présente l'énorme avantage psychologique d'être moins invasive et plus « personnelle » que les appareils électriques. Elle est toutefois beaucoup plus subjective : l'état de fatigue et la tension nerveuse du thérapeute influencent sa sensibilité et son écoute.

La rééducation périnéale comporte en effet des aspects psychologiques (toucher vaginal, introduction de sondes) que de nombreuses femmes trouvent pénibles, surtout lorsqu'elles sont jeunes mères. Si c'est votre cas, nous vous recommandons de chercher un thérapeute femme et de choisir une méthode qui semble vous convenir ; sinon, vous ne serez pas motivée pour entreprendre votre rééducation jusqu'au bout.

La méthode RPG : rééquilibrer tout le corps

Lancée par le kinésithérapeute Philippe Souchard, la RPG (rééducation posturale globale) part du périnée puis élargit son champ d'action à des postures de plus en plus globales, visant à rééquilibrer l'ensemble de la morphologie du corps.
Dans un premier temps, le kinésithérapeute examine l'« amplitude respiratoire » du périnée. La patiente est allongée sur le dos, les mollets sur les épaules du thérapeute. En observant ainsi les mouvements du périnée (un gonflement à l'inspiration et une remontée à l'expiration), le kinésithérapeute peut voir si une partie est anormalement tendue ou détendue. Dans ce cas, il va travailler les excès ou les insuffisances de tension au moyen de la respiration et de petits massages sollicitant les muscles. Le travail est donc uniquement externe. Lorsqu'un début de normalisation du périnée est obtenu, le travail global commence.

La mémoire tissulaire du périnée

Il existe un remarquable point de rencontre entre le corps et l'esprit : c'est le petit bassin, explique Christine Michel, sage-femme ostéopathe. Tel un livre qu'on relit aux différents moments forts de la vie, il raconte tous les bouleversements physiques, relationnels et sexuels d'une femme. C'est la zone sexuelle et digestive basse, taboue certes, mais c'est surtout la zone la plus archaïque de nous-mêmes, refoulée, déniée, abritant nos peurs, nos pulsions, nos culpabilités personnelles et ancestrales ; c'est la trame où les fléaux humains de l'inceste et du viol physique ou psychique s'inscrivent. Nous y retrouvons même les traces des traumatismes qui ont marqué nos mères et grands-mères.

La grossesse et l'accouchement réveillent ces mémoires. Selon la capacité de la femme à gérer son passé et son présent, l'accouchement sera plus ou moins bien accepté par le corps. Souvent, d'anciens traumatismes sont réactivés par l'accouchement, perdurent pendant la période postnatale et continuent même à affecter le bien-être de la femme longtemps après. En effet, lorsqu'une femme vient d'accoucher, elle traverse une période de « vide tissulaire ». La matrice est béante. Le psychisme est inévitablement touché : elle a peur de ne plus être « comme avant ». Elle peut ressentir aussi un sentiment d'abandon, un déni du corps, une perte de désir, une sensation de deuil.

Le travail d'ostéopathie intrapelvienne a pour objet de repérer ces « traces », de les traiter afin de permettre au tissu génital féminin de s'exprimer librement dans ses différentes fonctions, qu'elles soient urinaires, sexuelles, génitales ou féminines au sens large. Comme le disent les ostéopathes, un petit bassin « de bonne humeur » présente des structures vivantes mobiles, toniques, qui peuvent parfaitement assurer leurs fonctions. Les tissus « pétillent » de vitalité. Un périnée libre de ses tensions-mémoires exprime son « humeur » par sa qualité de mouvement. En revanche, un utérus bouleversé par une fausse couche ou par un avortement, un périnée blessé par une épisiotomie, un coccyx vrillé lors d'un accouchement difficile vont perdre leur qualité tissulaire et présenter des états de congestion, de fixation, d'adhérences aboutissant à des symptômes douloureux.

De plus, ces « tensions » résiduelles ont la capacité de s'additionner, de se répandre jusqu'à provoquer un verrouillage complet du petit bassin. L'appareil génital se met alors en « quarantaine », conduisant la femme à une perte de conscience et de sensibilité touchant à sa sexualité. Il faut donc remettre en mouvement et « de bonne humeur » les structures vivantes. Il faut que la violence du passage du bébé soit effacée pour que la sexualité et la féminité reprennent pleinement. En effet, une femme peut difficilement être en phase avec son partenaire si elle n'est pas en phase avec elle-même.

Le traitement

Environ un mois après l'accouchement, une jeune mère peut procéder à une réhabilitation tissulaire par un thérapeute spécialement formé. Ce traitement l'aidera à accepter son nouvel état et à ne pas rester bloquée dans l'étape transitoire qu'est la période postnatale.

La santé tissulaire du petit bassin après un accouchement dépend avant tout de l'état du coccyx. Si ce dernier a été déplacé ou vrillé par l'accouchement, il va tirer sur les tissus meurtris et sur la cicatrice d'épisiotomie, causant dans toute la région des spasmes de douleur qui nuisent au processus de cicatrisation. Il est donc inutile et même dangereux de procéder à une rééducation du périnée avant de traiter le coccyx. Lorsque le coccyx est remis en place, la femme sent un rebond d'énergie. Toute la circulation de son corps en bénéficie.

Ensuite, tous les tissus cicatriciels qui se sont formés à l'emplacement des lésions et des éraillures doivent être assouplis pour éviter les adhérences. Une cicatrice doit « glisser » pour être acceptée. Par exemple, après un accouchement par forceps, il faut dégager l'impact sur les parois vaginales afin d'éviter un durcissement des tissus diminuant la sensibilité ou occasionnant des douleurs lors des rapports sexuels.

La mobilité de l'utérus doit aussi être travaillée, surtout après une césarienne, lorsque le processus naturel de l'accouchement a été contourné. L'état de l'utérus a des conséquences sur les fonctions de la vessie (incontinence, pesanteur, prolapsus), sur les fonctions digestives basses (constipation, hémorroïdes), sur les fonctions circulatoires des membres inférieurs (varices, jambes lourdes, œdèmes), et sur les fonctions du périnée (mauvaise contention, congestion, insensibilité, douleur).

Il est primordial d'effectuer ce travail de réhabilitation tissulaire avant tout acte de stimulation dans le cadre d'une rééducation périnéale, sans quoi la lésion risque de se fixer, mettant en péril le retour à une sexualité et à une libido épanouies.

Une séance de thérapie manuelle intrapelvienne se fait par touchers vaginal et rectal. En plus de l'évaluation gynécologique classique, l'ostéopathe va « traiter » les organes par des micromanipulations pendant le temps nécessaire pour amener le tissu à un état de mobilité (parfois jusqu'à vingt minutes). La plupart des femmes sont traitées une à trois fois, à un mois d'intervalle (une fois par mois pendant la grossesse). Malheureusement, trop peu de thérapeutes manuels (ostéopathes et étiopathes) sont formés aux techniques intrapelviennes. Le mieux est de demander à votre praticien de vous recommander un collègue habilité.

À faire soi-même

Déjà pendant la grossesse, une future mère peut dépister l'« inversion de la commande » (ne pas savoir correctement contracter les muscles), une faible musculature et surtout l'apparition de fuites. Elle peut apprendre des techniques de relaxation, se faire des massages, utiliser des façons de pousser moins nocives et améliorer sa tonicité malgré le handicap de la grossesse. Elle peut surtout surveiller sa statique, sa manière de bouger et de porter, en apprenant à contracter son périnée avant chaque mouvement qui risquerait de le solliciter. Une fois le bébé né, elle peut entreprendre les exercices préconisés pages 121 à 123, qui auront un effet antalgique contre la douleur du post-accouchement.

Ils augmentent la circulation sanguine dans cette zone et facilitent donc la cicatrisation.

- **Une fois rentrée à la maison,** elle peut enchaîner sur les exercices recommandés pages 121 à 123. Elle doit surtout continuer à protéger son périnée au maximum, en se souvenant que ses ligaments sont encore distendus et que son utérus pèse plus de quatre fois son poids normal.
- **Au bout de trois semaines,** elle doit pouvoir maintenir une contraction pendant trois à quatre secondes. L'objectif ultime est de la maintenir dix secondes. Le temps de relâchement est aussi important que le temps de contraction. Il doit être deux fois plus long que la durée de la contraction.

Comment contracter correctement son périnée ?

Allongée sur le dos, fléchissez les jambes, genoux écartés. Placez un miroir devant le vagin. Contractez votre périnée. La contraction se voit au niveau du noyau fibreux (entre l'anus et la vulve) et des muscles releveurs de l'anus. Lorsqu'elle est correcte, l'anus se serre et se creuse. Si vous posez l'index sur le noyau fibreux central, vous devez ressentir l'ascension de cette zone lors d'une contraction bien faite. Maintenez cette contraction et toussez. Y arrivez-vous ?

Au cours du travail périnéal, veillez à ne pas associer une contraction des fessiers, une bascule du bassin, une contraction de l'intérieur des cuisses ou encore une crispation des poings, du visage ou des orteils. Un bon test consiste à mettre une main sur l'abdomen : il ne faut rien sentir pendant une contraction du périnée. La respiration doit être indépendante de la contraction. Celles qui ont l'habitude de contracter le périnée à l'inspiration et de le relâcher à l'expiration feront la même erreur en toussant, d'où la fuite d'urine.

Essayez de vous concentrer uniquement sur la contraction de l'anus (comme si vous vouliez empêcher un gaz), puis uniquement sur celle du vagin (comme pendant un rapport), puis uniquement sur celle de l'urètre (comme pour arrêter une goutte d'urine). Y arrivez-vous ?

Enfin, la qualité de la décontraction est tout aussi importante que celle de la contraction. Concentrez-vous aussi sur le « lâcher prise » afin d'éliminer les tensions qui rendent le périnée trop rigide.

Lorsqu'on pratique des exercices seule à la maison, la répétition, la persistance et la régularité sont des facteurs essentiels. Il faut aussi apprendre à associer la respiration aux exercices du périnée afin de travailler un peu l'endurance, à s'oxygéner (ce qui aide à brûler et à éliminer), à se masser le ventre, à faire travailler la ceinture abdominale profonde et à créer une détente. Plus le périnée est mobilisé, plus le sang circule et mieux le petit bassin est drainé.

L'ascenseur

Vers la 6e semaine après l'accouchement, imaginez que le périnée est un ascenseur à l'intérieur du corps qui peut monter de quatre étages jusqu'au niveau de la taille. Montez un étage. Attendez une seconde, puis montez encore un étage. Tenez et continuez jusqu'au quatrième. Redescendez jusqu'au premier (mais pas jusqu'au rez-de-chaussée). Souriez. Ne raidissez pas les épaules. Ne serrez pas les fesses. Recommencez.

Le stop-pipi

L'exercice consiste à essayer de retenir son flot d'urine en cours de miction. Pour le réussir, une femme doit contracter les muscles de son sphincter urinaire. Dans les maternités, il a longtemps été recommandé aux jeunes accouchées de pratiquer le stop-pipi afin de tonifier leur périnée et éviter l'incontinence. Les médias, trouvant l'exercice amusant, facile à comprendre et à réaliser, l'ont aussi beaucoup préconisé. Mais, aujourd'hui, les spécialistes de la rééducation uro-génitale sont formels : le stop-pipi ne doit servir que de test, comme un moyen de prendre conscience de son périnée, et ce uniquement une ou deux fois par semaine, jamais plus d'une fois par jour.

Même si vous n'y arrivez pas, ne recommencez pas. (La plupart des femmes n'y arrivent qu'au bout d'un mois après l'accouchement.) Il doit être tenu pendant au moins dix secondes (l'objectif est de pouvoir se retenir suffisamment le temps de répondre au téléphone, par exemple). **Le stop-pipi doit être pratiqué uniquement en début de miction.** Si la miction n'est pas interrompue au début, il ne restera plus suffisamment d'urine pour inciter la vessie à bien se vider. L'urine stagne et cause des infections. Enfin, ce test est à faire uniquement si vous faites également d'autres exercices du périnée. À lui seul, le stop-pipi ne suffit pas à retonifier tous les muscles importants du périnée.

Sachez aussi qu'il n'est pas possible de « trop muscler » le périnée lors d'une rééducation – on ne passe pas d'un testing de 2 à un testing de 5. Une bonne force de contraction musculaire n'est pas synonyme d'hypertonie ! Des exercices réguliers du plancher pelvien devraient faire partie d'une prévention et de soins de routine tout au long de la vie d'une femme, comme le frottis bisannuel et l'examen des seins.

Conseils

Si vous interrompez le traitement ou si vous êtes malade, vous remarquerez que les fuites réapparaissent. Il sera probablement nécessaire de reprendre quelques exercices à la maison. Ainsi, lors de votre dernière séance de rééducation, vérifiez que vous savez parfaitement exécuter les exercices.

À LIRE :

Blandine Calais-Germain, *Périnée féminin et l'accouchement*, Désiris, 1999.

Odile Cotelle-Bernède, *Guide pratique de la rééducation uro-gynécologique*, Ellipsos Marketing Éd., 1998.

Sandrine Gaillac-Alanbari, *Rééducation périnéale féminine : mode d'emploi*, Robert Jauze Éd., 2005.

Roland Leclerc, *Corps de mère, corps de femme*, *op. cit.*.

ADRESSES UTILES :

www.aapi.asso.fr – Le site de l'Association d'aide aux personnes incontinentes. Un excellent site bourré d'informations et de conseils.

La plupart des sites d'intérêt général sur la maternité (voir p. 190-198) proposent une rubrique sur la rééducation périnéale.

Chapitre 25

Un nouveau schéma corporel

La rééducation périnéale est essentielle même si « tout va bien de ce côté-là », on l'a vu, mais ce n'est pas une fin en soi. Elle doit s'inscrire dans un travail corporel global :

- tonifier ses muscles,
- renforcer sa statique,
- perdre du poids,
- affiner sa silhouette.

Ces quatre objectifs sont difficiles à réaliser sans encouragement extérieur. Plutôt que de vous proposer toute une liste d'exercices que vous ne ferez probablement pas, nous vous encourageons à utiliser les dix séances de rééducation postnatale remboursées par la Sécurité sociale, et à les considérer comme un tremplin pour enchaîner avec des séances régulières de gymnastique et un régime.

La remise en forme dépend du métabolisme de chacune, c'est-à-dire des vitesses de combustion des calories, à laquelle sa circulation alimente son corps en oxygène et à laquelle son système lymphatique brûle les toxines. L'énergie devra donc bien circuler. Sans pratiquer d'exercices, il est difficile de revenir à son poids d'avant la grossesse. C'est ainsi qu'une approche concertée et simultanée – régime, gymnastique, amincissement – pourra entraîner un résultat rapide et durable.

Quand et comment démarrer

À mesure qu'elle retrouve son autonomie après les suites de couches immédiates, la jeune mère a besoin de retrouver son corps, son image de femme. Or, de nombreuses jeunes mères sont découragées d'avance par l'ampleur du travail de remise en forme.

Certaines, déçues de ne plus être enceintes, restent attachées à leur ventre rond qui justifiait l'attention dont elles bénéficiaient pendant la grossesse. D'autres ne songent plus qu'à leur fonction maternelle et ne repensent pas à séduire avant des mois. Elles peuvent même vouloir « tester » l'amour de leur conjoint en le faisant patienter. Leur propre corps passe au second plan, après l'enfant. Mais l'image que l'on offre à son conjoint et à ses autres enfants est importante – la mère reste toujours une femme. Un jour ou l'autre le déclic se fait, souvent à la suite d'une remarque du conjoint qui prouve bien qu'il s'intéresse à elle.

Ce ne sera pas vraiment le corps d'« avant », ce sera un corps de femme, différent de celui de la jeune fille, plus affirmé, plus sensuel, avec des qualités nouvelles. Les traces, mêmes minimes, de l'accouchement sont inévitables. Il faut se reconnaître dans son nouvel état. Il a fallu neuf mois pour fabriquer cet enfant. Il va falloir plusieurs mois pour s'en remettre : cinq à six mois pour que les ligaments retrouvent leur tonus et donc leur capacité à soutenir les organes ; un an pour que le tour de taille redevienne normal ; six à sept mois en moyenne pour que le poids soit normalisé. Il est bien tentant de ne pas perdre ces trois derniers kilos et de s'acheter désormais des vêtements plus larges.... Mais si on compte avoir d'autres enfants, désire-t-on vraiment accumuler 3 kilos supplémentaires après chacun ? De plus, après 40 ans, le métabolisme ralentit et les kilos sont bien plus difficiles à perdre. Il vaut donc mieux faire maintenant l'effort de retrouver son poids idéal (voir p. 441 à 444).

À l'opposé, certaines femmes sont obsédées par l'idée de retrouver leur corps d'avant, au point qu'elles refusent d'allaiter, entament des régimes beaucoup trop tôt et en veulent même à leur enfant. Comme nous l'avons vu p. 202 à 206, cette attitude est non seulement futile mais néfaste. Nous envions toutes ces femmes qui semblent retrouver dès le lendemain de l'accouchement un ventre plat comme au premier jour. Mais ne rêvons pas : même les top models constatent des changements après avoir accouché !

Travailler son corps dans sa globalité

Six premières semaines

- Exercices pour le périnée et les abdominaux
- Marche (une heure par jour – pousser un landau ne compte pas) – 132 calories brûlées
- Régime interdit

À 6 semaines

- Natation (sauf si vous saignez encore) – 462 calories brûlées par heure

À 2 mois

- Marche aérobique (5 km/h) – 180 calories brûlées par heure

À 4 mois

- Bicyclette – 300 calories brûlées par heure
- Natation compétitive – 960 calories brûlées par heure
- Tennis – 560 calories brûlées par heure

À partir d'une année après l'accouchement

- Footing (course à pied) – 530 calories brûlées par heure (déconseillé après trois enfants)

Sport	Calories brûlées	Quand reprendre
Cyclotourisme	300	Au minimum quatre mois après l'accouchement
Course à pied	528	Pas avant un an. Proscrire après 3 enfants
Marche lente	132	Dès que possible une heure par jour
Marche à 5 km/h	180	Dès deux mois après l'accouchement
Natation	462	Le meilleur de tous, dès six semaines
Natation sportive	960	Au minimum quatre mois après l'accouchement
Tennis	564	Au minimum quatre mois après l'accouchement

L'importance du complément cardio-vasculaire

Une femme qui perd du poids sans faire d'exercice n'élimine en fait que de l'eau et du muscle. Le corps se rebelle en conservant ses stocks de graisse. Les graisses, en effet, ne sont éliminées que lorsqu'elles sont « brûlées » par les muscles.

Le travail de musculation, essentiel après la fonte des muscles pendant la grossesse, nécessite un complément cardio-vasculaire (des exercices qui font augmenter le rythme cardiaque) environ quatre mois après l'accouchement, avec l'accord du médecin (sauf pour la marche et la natation, qui peuvent être reprises dès les saignements terminés). Sans augmentation du rythme cardiaque, les graisses ne brûlent pas et ne s'éliminent pas.

La marche est le meilleur exercice pour une jeune mère – le moins coûteux des moyens de maigrir et de retrouver son équilibre émotionnel, à condition de marcher au moins quarante-cinq minutes par jour de manière continue.

Les abdominaux

On pourrait comparer les abdominaux à un tube en tissu élastique qui se trouverait sous la peau, ancré à la colonne vertébrale, aux côtes et au bassin – un peu comme les corsets de nos aïeules : des muscles sur l'avant et le côté, une armature en dessous, en bas et à l'arrière. Deux longs muscles, les grands droits, sont superposés sur ce tube, allant des côtes au bassin, comme les sangles d'une valise. Lorsqu'ils se contractent, ils tirent les côtes vers le bassin.

Les muscles de l'abdomen travaillent tous ensemble pour créer un mur protégeant les viscères, pour assurer (avec les muscles fessiers) le bon alignement du bassin, pour soutenir la colonne vertébrale, pour permettre au tronc de se mouvoir dans des directions différentes, et pour aider le corps dans les mouvements d'expulsion (accouchement, toux, éternuement, etc.).

Outre les deux grands droits se trouvent de chaque côté les obliques, qui s'entrelacent dans des directions différentes, et plus en profondeur le transverse, une couche de muscles qui va d'un côté à l'autre. Mais, au centre de l'abdomen, il n'existe qu'une seule épaisseur de muscles car toutes ces autres couches ne se rejoignent pas au milieu. Ce qui explique la faiblesse et la vulnérabilité de cette partie du ventre.

Pendant la grossesse, ces muscles seront étirés et distendus. Chez la femme, la distance entre le bas du sternum et l'os du publis est de 33 centimètres. Chez la femme enceinte, elle augmente de 50 % pour atteindre environ 50 centimètres. Le tour de taille double de volume.

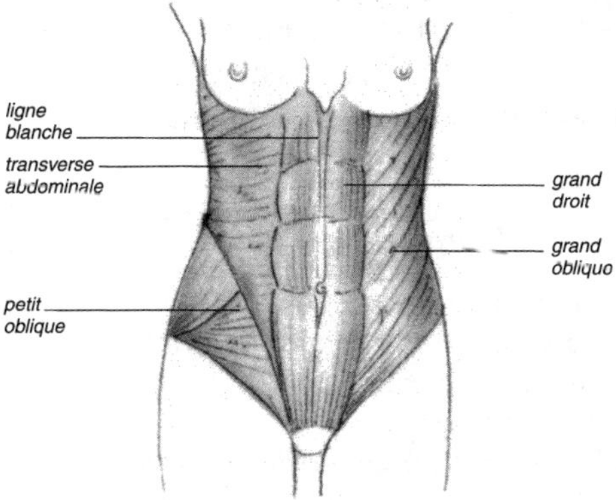

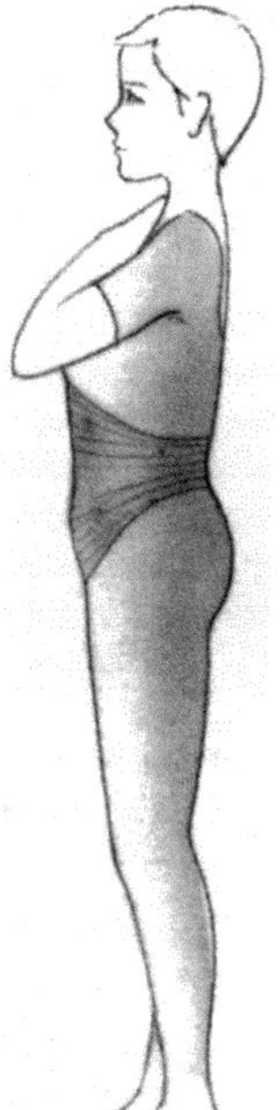

Quatre grands groupes musculaires composent la sangle abdominale :

- *Les muscles droits, tendus verticalement de bas en haut, proches de la ligne médiane.*
- *Les muscles obliques, grands et petits, qui croisent le ventre dans ses diagonales.*
- *Le muscle transverse, véritable ceinture qui entoure la taille, du milieu du ventre en avant, jusqu'à la colonne vertébrale en arrière.*

Ces muscles sont séparés en deux parties symétriques, en avant, au niveau de l'ombilic, par une ligne verticale, membraneuse et non musculaire – la ligne blanche. Le diaphragme thoracique constitue le plafond du ventre, le périnée en est le plancher.

Juste après l'accouchement, vous pourrez remarquer deux saillies verticales, séparées par un creux lorsque le ventre est contracté. Ce sont les grands droits qui ont été sollicités au cours de la grossesse. Les quatre jours suivant l'accouchement, il est possible d'insérer deux doigts dans l'espace laissé entre les grands droits. Peu à peu, cet espace se réduira pour redevenir plus étroit que le bout d'un doigt. Toutefois, sans exercices spécifiques, les muscles abdominaux ne retrouveront pas leur tonicité antérieure. Chaque grossesse les affaiblira un peu plus. Les raisons de récupérer ses abdominaux ne sont pas seulement esthétiques.

Conseils

Pour récupérer un ventre plat, il faut :

- *Ne prendre que peu de poids pendant la grossesse et avoir retrouvé son poids normal.*
- *Maintenir une bonne posture.*
- *Pratiquer quotidiennement des contractions des muscles transverses.*

- **Les problèmes de dos** résultent de la faiblesse des muscles du ventre. Un ventre relâché n'est pas seulement un ventre mou. Ses muscles manquent de tonus et sont en outre allongés. Il est entraîné par son poids vers l'avant, le creux des reins est exagéré et le bassin penche en avant.
- **Le périnée** est à l'image des abdominaux : si le bas-ventre est ballonné, le périnée sera certainement aussi relâché. Si les muscles abdominaux sont faibles, la posture sera probablement mauvaise et les tensions seront mal réparties sur le plancher pelvien.
- **Le travail des muscles abdominaux,** enfin, a un important intérêt psychologique pour « réhabiliter » l'espace laissé vide par le bébé.

  Il faut donc travailler les adominaux, mais pas n'importe quand ni n'importe comment.
- **Il est impératif de fortifier d'abord le périnée.** Des muscles abdominaux tonifiés pousseront les viscères vers le bas. Si le périnée n'a pas la force nécessaire pour les soutenir, un prolapsus sera presque inévitable. Si un début de prolapsus existe déjà (dont on ne se rend pas

nécessairement compte), travailler les abdominaux ne fera que l'aggraver.
Dès les premiers jours suivant l'accouchement et à l'aide de certaines techniques de respiration, il est tout à fait possible d'intégrer au travail du périnée des mouvements qui seront également bénéfiques pour les abdominaux (voir p. 121-123). Contractez toujours le périnée avant chaque exercice abdominal. Au début, ces contractions ne pourront être maintenues que sur de très courtes périodes, le périnée étant incapable de résister plus de quelques secondes. Tant que le périnée n'aura pas retrouvé son tonus, évitez tout travail abdominal volontaire debout. Dans le cas d'un accouchement par césarienne, il est recommandé de pratiquer ces exercices allongée par terre, les genoux pliés, pendant les huit premiers mois.
Il faut travailler la ceinture (les muscles qui rentrent, remontent, resserrent le ventre et le soutiennent de bas en haut) et ne jamais travailler les grands droits, qui font sortir le ventre, poussent la vessie et l'utérus vers le bas. Ces exercices sur les muscles transverses ne sont pas spectaculaires mais, pratiqués quotidiennement, ils permettent de récupérer un ventre plat au niveau de la silhouette. Plus tard, vous pourrez travailler les muscles internes des cuisses (« abducteurs »), par exemple en maintenant une balle de tennis entre les genoux, ainsi que les abdominaux profonds et la remontée du diaphragme. Ajoutez progressivement les contractions des fessiers, des cuisses, des mollets et des chevilles en flexion /extension.
Les pédalages et les battements sont à proscrire, ainsi que le fait de lever les deux jambes en même temps (à partir de la position jambes tendues au sol) ou de se redresser complètement de la position allongée.

- *Couchée sur le dos, les jambes fléchies, les pieds bien à plat sur le sol, écartés à peu près de la largeur du bassin et parallèles, les genoux au même écart. Faites rouler le coccyx vers le bas, vers le sol (antéversion) et vers le haut (rétroversion). Sentez-en la répercussion vers le haut jusqu'à la tête, vers le bas jusqu'aux pieds. Quand il roule vers le haut, les abdos travaillent.*
- *Couchée sur le dos, pendant l'expiration, levez la tête en même temps que le bassin roule vers le haut, comme si le coccyx et la tête allaient l'un vers l'autre. Vous pouvez faire cette expiration forcée en entrecroisant les doigts derrière la tête coudes vers l'avant (le plafond) pour lever la tête avec les mains. Ou en position assise, les mains posées sur le sol très légèrement vers l'arrière, les jambes en tailleur ou fléchies, les pieds à plat sur le sol un peu écartés ou plante contre plante, tête et coccyx l'un vers l'autre en expirant jusqu'au bout.*
- *En position allongée, les jambes perpendiculaires au bassin à la verticale contre un mur, les fesses touchant bien le bas du mur, pendant l'expiration, levez et posez la tête, soit toute seule, soit avec les mains derrière la tête et les coudes vers le plafond.*
- *Couchée sur le dos, les genoux fléchis, rentrez puissamment le ventre à l'expiration.*

Attention : si vous ressentez une pesanteur dans la région du bassin après avoir fait des exercices abdominaux, essayez toujours de terminer la série en faisant travailler les muscles de la région lombaire pour que le flux sanguin ne se congestionne pas dans le petit bassin.

Chez la plupart des femmes, les abdominaux se rapprochent naturellement dans les jours et les semaines qui suivent l'accouchement. Il est regrettable que de nombreux kinésithérapeutes s'occupent bien du périnée dans un premier temps mais reviennent ensuite aux abdominaux classiques, alors qu'il existe tant d'exercices pour les abdominaux qui ne sont pas « toxiques » pour le dos, le ventre et le périnée.

L'écartement persistant des muscles abdominaux

En temps normal, les muscles de l'abdomen sont séparés de quelques millimètres par une bande fibreuse et solide. Au cours de la grossesse, cette « ligne blanche » s'élargit, se détend et s'amincit – un peu comme une fermeture à glissière qui permettrait aux muscles abdominaux de faire de la place pour le bébé. Elle disparaît après la première grossesse, mais réapparaît et persiste après les grossesses suivantes. Si vous avez accouché d'un gros bébé, de jumeaux, ou si vous avez eu des grossesses rapprochées, la séparation des muscles peut être suffisamment grande (plus de 1 centimètre) pour que les organes poussent contre la peau.

Pour tester vos muscles abdominaux :

- Allongez-vous sur le dos, genoux pliés et bras sur les côtés.
- En expirant, soulevez doucement la tête et les épaules de 15 centimètres en étendant les bras devant vous.
- Appuyez avec une main aussi fort que possible, sans vous faire mal, juste sous le nombril. Si vous pouvez sentir une petite dépression ou un espace entre deux bandes serrées, cela veut dire que les muscles ne sont que peu écartés.
- Si vous pouvez placer seulement un ou deux doigts dans cet espace, cela correspond à un niveau normal de relâchement des muscles après un accouchement.
- Si vous pouvez insérer plus de deux doigts, vous avez un réel problème de diastasis qui demandera une consultation médicale (parlez-en au médecin au cours de la visite postnatale).
- Une autre façon de tester la tonicité de vos muscles abdominaux est de placer ses doigts au centre de l'abdomen, juste sous l'ombilic, avant de soulever la tête et les épaules. Vous sentirez alors les grands droits bouger vers le centre en se contractant.

Chez certaines femmes, l'écartement entre les muscles de l'abdomen est si sévère qu'une intervention chirurgicale est nécessaire.

- **La plastie abdominale** est une intervention qui dure environ une heure et demie sous anesthésie générale. Elle consiste à enlever la peau et la graisse en excès, puis à remettre en tension la paroi abdominale. La plastie abdominale est considérée comme une chirurgie réparatrice et donc remboursée par la Sécurité sociale. Il faut compter entre trois semaines et un mois avant de reprendre une activité normale. Surtout, il faut attendre au moins deux ans avant une nouvelle grossesse.
- **Si une intervention chirurgicale est nécessaire,** il faut éviter tous les exercices qui demandent de lever une jambe ou les deux en position allongée. Pas de battements, ciseaux, pédalages ou autres exercices qui sollicitent les grands droits.
  En revanche, il est conseillé de pratiquer l'exercice suivant pour tonifier les grands droits et garantir le succès de l'opération : en position allongée, genoux pliés, pieds à plat, mains croisées sur l'abdomen, lever la tête jusqu'au point où on sent la séparation. Surtout ne pas lever les épaules. Ramener les deux parties séparées du ventre ensemble avec les mains. Faire ceci cinquante fois par jour, mais pas plus de dix fois en une heure.

La statique et le dos

Le dos, qui peut paraître très solide, est pourtant une cible privilégiée pour l'expression douloureuse de nos problèmes émotionnels. C'est pourquoi les muscles du dos sont souvent durs et contractés. Un travail de décontraction est donc nécessaire **avant** le travail de tonification.

L'étirement du dos est le complément indispensable du travail abdominal. Si l'on tire sur un muscle en oubliant les autres, ce muscle va tricher. Un dos crispé représentera ainsi un frein au travail abdominal. Assurez-vous que votre praticien intègre bien à votre travail des exercices d'étirement du dos. La clé d'une bonne statique réside dans la position du bassin et des pieds. Prenez quelques minutes pour faire le test indiqué ci-dessous. Si vous répondez par l'affirmative à l'une de ces questions, demandez à votre praticien de corriger votre posture. En marchant dans la rue, regardez-vous dans la vitrine des boutiques et corrigez spontanément votre démarche. Comme nous l'avons répété plusieurs fois, une mauvaise statique entraîne des tensions anormales sur le périnée et sur la suspension des viscères... Un dos trop courbé ou, inversement, un bassin trop rentré coupe non seulement le souffle mais aussi le flux d'énergie qui doit circuler librement à travers le corps.

Pour savoir si votre statique est bonne :

- Vos épaules se trouvent-elles au même niveau ?
- Vos épaules tombent-elles vers l'avant ou sont-elles tirées vers l'arrière ?
- Votre poitrine est-elle concave ou bombée ?
- Votre abdomen est-il tendu et rigide ou détendu et plein ?
- Le bas de votre dos est-il relevé vers l'arrière comme celui d'un canard ?
- Vos hanches sont-elles tendues et tirées vers l'avant ?
- Vos genoux penchent-ils l'un vers l'autre ou semblent-ils bloqués ?
- Vos hanches sont-elles placées au-dessus de vos pieds ?
- Vos pieds pointent-ils vers l'extérieur ?
- Vos mains, vos doigts et vos orteils sont-ils détendus ?
- Votre mâchoire paraît-elle détendue ?
- Vous sentez-vous souple ou rigide ?
- Vous sentez-vous lourde ?

Conseils

L'idéal est de faire des exercices dans l'eau. Chauffée à environ 30 ºC, l'eau est le milieu idéal pour recommencer une activité musculaire avec le maximum d'efficacité et le minimum d'efforts. La température favorise le travail des muscles. L'apesanteur permet une approche plus en douceur. Dans l'eau qui nous porte, les contraintes articulaires sont allégées, notamment au niveau des vertèbres lombaires qui ont souffert lors de la grossesse. La pression de l'eau améliore aussi la circulation et le drainage veineux, tout en massant les muscles.

Les piscines municipales sont de plus en plus nombreuses à proposer des séances de gymnastique postnatale. De nombreux centres de thalassothérapie et de balnéothérapie ont mis en place d'excellentes cures « maman-bébé » pour celles qui ont le temps et les moyens de se les offrir. Mais attention, les jets d'eau violents sur le ventre sont à proscrire, car ils peuvent entraîner une congestion du petit bassin et n'aident aucunement à retrouver un ventre plat.

Les seins

Ils n'ont pas de muscles et sont donc beaucoup moins bien armés pour supporter la pesanteur du corps. Cette partie du corps étant extrêmement sensible à l'effet des hormones, la poitrine subit d'importantes modifications pendant la grossesse. Les seins perdent leur tonicité après l'accouchement et ne retrouvent leur galbe qu'à la reprise du cycle hormonal (naturellement ou sous pilule). Chez certaines femmes, malheureusement, le processus de retour à la normale est excessif et la glande mammaire s'atrophie avec ou sans allaitement. Allaiter n'abîme pas les seins ; au contraire, cela apporte à la poitrine un équilibre esthétique, mais il faut attendre un an pour le remarquer. Le volume pris par les seins pendant la grossesse et la progressivité du sevrage sont des facteurs déterminants. Un bon soutien-gorge joue donc un rôle primordial – c'est pour cela qu'il est important, avec ou sans allaitement, d'en porter un nuit et jour après l'accouchement.

Les jambes

La grossesse peut parfois causer un amaigrissement des jambes, surtout au niveau du mollet. Mais la graisse se redistribue ailleurs... Le remède ? La marche et les escaliers.

Les gymnastiques holistiques

Une bonne conscience de soi est souhaitable pour se réconcilier avec son corps malmené et parfois négligé dans une période où toute l'énergie de la jeune mère est naturellement tournée vers son enfant. Voici une approche particulièrement appropriée pour ce moment dans la vie d'une femme.

Tout au long de ce livre, nous avons évoqué plusieurs points essentiels à la remise en forme et au bien-être durable de la jeune mère.

- **Une certaine prise de conscience :** le corps n'est pas un objet qu'on emmène à soigner mais qui est soi. Apprendre à connaître son corps et ses manifestations est la première étape du bien-être.
- **Une vision globale est primordiale** afin d'accepter l'étroite interaction entre le corps et l'esprit, de créer une bonne adéquation entre physique et psychique, d'appliquer une approche globale, de comprendre la différence entre les symptômes et la cause d'une maladie.
- **Un sens de la responsabilité personnelle** est aussi important. Il faut prendre les dispositions nécessaires pour bien se soigner (hygiène de vie, alimentation), savoir

distinguer les symptômes d'un problème grave qui nécessite une intervention médicale.

- **La recherche d'un équilibre corporel et psychique** est souhaitable : bouger en ayant une bonne statique, s'organiser, se faire aider afin de créer un environnement aussi peu stressant que possible.

Les gymnastiques douces

Parce qu'elles répondent à ces quatre critères, on l'a vu, les médecines douces sont particulièrement indiquées pendant la période postnatale. Il existe également des « gymnastiques douces » dont l'objectif est de permettre à la femme de se réaliser au maximum dans sa globalité, de se sentir bien dans sa vie quotidienne. Les gymnastiques douces nous permettent d'utiliser notre conscience pour accélérer ce processus de régularisation en développant et en utilisant au mieux nos capacités. L'organisme possède, si l'on veut bien lui en laisser la possibilité, une tendance innée à aller vers ce qui est le plus équilibré et le plus adapté. Parce que le rythme et la liberté de chacun sont respectés, cette pratique mène à un changement profond et durable, à une plus grande autonomie. Chaque partie du corps retrouve sa place, rendant ainsi l'ensemble plus harmonieux ; les mouvements deviennent plus souples, plus arrondis.

Le corps appelle le mouvement, il désire la souplesse, il aspire à la force. C'est un besoin naturel qui, satisfait, apporte un sentiment d'accomplissement. L'énergie jaillit et renforce la colonne, qui ne demande qu'à s'ériger. Pour la jeune mère mal dans sa peau, les gymnastiques douces sont très valorisantes car elles la considèrent dans sa globalité.

La jeune mère est particulièrement réceptive à cette prise de conscience corporelle, car elle a pu observer de près sa propre métamorphose et la capacité de son corps à s'adapter pendant la grossesse. C'est la première fois que de nombreuses femmes s'occupent correctement de leur corps. Après la naissance, elles assistent à l'évolution presque quotidienne de leur bébé et cela représente également un éveil à la conscience corporelle. Elles savent combien les stimulations sensorielles influencent la motricité de leur enfant. Or, l'objectif de base des gymnastiques douces est la découverte de soi. Si la femme se sent lourde et laide, les gymnastiques douces peuvent lui permettre de retrouver le plaisir d'habiter son corps. Pendant la séance, elle offrira à son corps le temps et l'attention dont il a besoin.

Il existe trois grandes écoles de gymnastique douce :

- La méthode Ehrenfried est plus orientée sur la structure harmonieuse du corps.
- L'eutonie Gerda Alexander recherche la sensation et la perception du corps.
- La méthode Feldenkrais, la plus ludique, vise surtout à délier les automatismes. La plupart des praticiens mêlent les trois approches. À chacune de choisir ce qui lui convient.

♦ **Le yoga**

Le yoga, dont le plus ancien traité remonte à 500 ans avant Jésus-Christ en Inde, signifie « union » entre le corps et l'esprit. Cette approche privilégie le travail sur le souffle, la respiration et l'exercice musculaire en douceur entraînant ainsi la relaxation, l'assouplissement et la tonicité musculaire. La forme de yoga la plus connue en Occident est le *hatha yoga* : la pratique des postures physiques. Particulièrement bien adapté à la grossesse, il favorise une approche sereine de la naissance mettant la femme à l'écoute de son propre corps. Le yoga apprend l'équilibre entre le tenu et le lâché en se concentrant sur le souffle. Après l'accouchement, d'autres formes de yoga plus dynamiques, tel le *ashtanga yoga*, équivalent aussi bien à un excellent moyen de tonifier le corps qu'à une source de détente antistress. Les postures sont enchaînées en un minimum de temps. Le but est de faire circuler l'énergie du corps vers le cerveau. Le corps est affiné, les perceptions développées. Pour celles qui recherchent une forme de yoga plus contemplative, le *yoga iyengar* est défini comme « la méditation dans l'action ». Les gestes sont très lents, la pose est tenue plus longtemps, tout se fait en douceur en prenant grand soin de chaque geste. Le but est de développer un état de calme profond.

- **La méthode Pilates**

  Développée au début du XIXe siècle par Joseph Pilates, un Allemand naturalisé américain, la méthode Pilates s'appuie sur le principe selon lequel « la force du corps vient de son centre ». Le but est donc de renforcer cette base pour permettre de travailler tous les muscles du corps, de les étirer, d'assouplir la colonne vertébrale et d'acquérir une position stable. Les exercices, des mouvements fluides, ne se consacrent pas à un muscle en particulier mais à une chaîne musculaire que l'on étire et que l'on assouplit. C'est aussi une très bonne façon de dégager le stress et la tension. Les exercices se pratiquent soit au sol avec un petit matériel (ballon, élastiques...), soit sur des appareils spécialement conçus dans un « studio Pilates ». Son approche lente et contrôlée donne des résultats à long terme.

  Cette méthode, qui a toujours été très prisée par le monde du spectacle, en particulier par les danseurs, ainsi que par les athlètes de haut niveau, est aujourd'hui de plus en plus utilisée pour compléter le travail des kinésithérapeutes et des ostéopathes.

À LIRE :

Jean-Christophe Berlin, *Cinquante Exercices pour Maman et bébé*, Flammarion, 2001.

Marie-Claude Buzzetti, *Gym maternité : Gardez la forme avant et après l'accouchement*, Ellebore, 2005.

Chantal Dumoulin, *En forme après bébé*, Hôpital Sainte Justine, 2000.
Dr Bernadette de Gasquet, *Abdos, arrêtez le massacre*, Éditions Robert Jauze, 2004.
Sally Lewis, *Retrouver sa silhouette après une grossesse*, Marabout, 2003.
Judy Sadgrove, *Se remettre en forme après l'accouchement*, Broquet Eds, 2004.

Yoga :

Rosamund Bell, *Yoga, les techniques simples du bien-être*, Éditions Solar, 2004.
Johanna Bouanchaud, *Harmonie et santé par le yoga*, Éditions Agamât, 2003.
Françoise Barbira Freedman, *Yoga prénatal – renforcer son corps et son mental pendant la grossesse*, Manise Ed, 2003.
Ina Townsend, *Yoga anti-stress*, Marabout, 2003.
Rosalind Widdowson, *Yoga pour femme enceinte*, Marabout, 2003.

Méthode Pilates :

Lesley Ackland, *La Méthode Pilates en 10 étapes*, Guy Trenardile Ed., 2001.
Michael King et Yolande Green, *La Méthode Pilates pendant la grossesse*, Homme Éd., 2005.
Lynne Robinson et Caroline Brie, *La Méthode Pilates*, Marabout, 2004.
Kellina Stewart et Antonia Leibovici, *La Méthode Pilates chez soi*, Le Courrier du Livre, 2003.

ADRESSES UTILES :

Gymnastique holistique
Association des praticiens de la méthode Feldenkrais
9, rue Nicolas-Appert
44100 Nantes
Tél. : 02 40 69 58 46.
www.feldenkrais-france.com

Association des élèves du Dr Ehrenfried
et des praticiens de gymnastique holisitique
29, rue des Îles
94100 Saint-Maur-des-Fossés
Tél. : 01 49 76 05 01.
www.nitnet.com.br/gh/frances.htm

Fédération internationale d'eutonie Gerda Alexander
80, rue Jean-Jaurès
77100 Meaux
Tél. : 01 60 41 06 58.
www.eutonie.com

Yoga

Fédération française de yoga
11, passage Saint-Pierre-Amelot
75011 Paris
Tél : 01 47 00 26 12.

Fédération nationale des enseignants de yoga (FNEY)
3, rue Aubriot
75004 Paris
www.lemondeduyoga.org

Fédération française de hatha yoga (FFHY)
50, rue Vaneau
75007 Paris
Tél. : 01 45 44 02 59.
www.ff-hatha-yoga.com

Méthode Pilates
Jusqu'à présent, tous les sites en français sont privés, mais *www.pilatfit.com* contient néanmoins de bonnes informations sur cette méthode.

Chapitre 26

Le poids et la silhouette

Il ne faut pas rêver : on commence vraiment à maigrir et à retrouver sa forme environ sept mois après l'accouchement, même si on décide d'entamer la remise en forme six semaines après. Alors, n'attaquez pas un régime draconien ou un programme d'exercices (hormis ceux indiqués p. 121 et 123) avant que le bébé ait 3 mois, et cela uniquement si vous n'allaitez plus et si le bébé fait des nuits de plus de sept heures. Cela ne veut pas dire qu'il ne faut pas surveiller son alimentation.

Quel objectif se fixer ?

Le meilleur moyen pour le connaître est de calculer son indice de masse corporelle, égal au poids (en kilos) divisé par la taille (en mètres) élevée au carré. Résultat :

- moins de 18, vous êtes probablement trop mince ;
- entre 18 et 20, vous êtes mince ;
- entre 20 et 25, vous avez un poids idéal ;
- entre 25 et 30, vous avez des kilos superflus ;
- plus de 30, consultez impérativement un nutritionniste ou une diététicienne.

Il ne faut pas confondre le poids souhaité avec le poids possible (programmé en fonction de notre hérédité et de notre histoire de poids), le poids idéal (celui avec lequel nous avons le moins de risques de maladies cardio-vasculaires) et le poids de forme (celui avec lequel nous nous sentons bien).

Quelques remèdes

Les vitamines B6 et B12 jouent un rôle important pour le contrôle de la faim. Un supplément pourra vous être utile.

Homéopathie

- Pour moins manger : **Pilosella** TM ou **Nicotinum** 5 CH.
- Pour garder le moral : **Ignatia** 5 CH ou **Escholtia** TH.
- Contre les envies de sucreries : **Pulsatilla** ou **Anacardium** 5 CH.
- Pour éviter les creux : **Oligostim zinc**, qui régularise l'organisme en graisses et en sucres.
- Si vous étiez déjà ronde avant votre grossesse et que vous aimez les nourritures riches : **Antimonium crudum** 5 CH.
- Si vous mangez trop vite et avez tendance à être dépressive : **Anacardium orientale** 7 CH.
- Si vous êtes indolente et fatiguée, vite rassasiée : **Ammonium carbonicum** 5 CH.
- Si vous mincissez quand vous travaillez, mais grossissez quand vous ne faites rien : **Calcarea carbonica** 7 CH.
- Si vous êtes frileuse avec une digestion lente : **Graphites** 7 CH.
- Un protocole quotidien en période de régime :
  – matin : **Anacardium** 7 CH, 4 granules (freine l'appétit) ;
  – midi : **Sulfur** 4 CH, 4 granules (pour l'élimination) ;
  – dîner : **Antimonium crudum** 4 CH, 4 granules ;
  – coucher : **Natrum sulf** 4 CH, 4 granules.

Phytothérapie

- Prendre des mélanges d'extraits de plantes : **cassis, artichaut, prêle** et **pissenlit**, ou bien **cassis, ronce** et **thé vert.**

- Ou boire chaque jour 2 à 3 tasses de tisane (dont une à jeun) composée de **fumeterre** (plante), **douce-amère** (tiges), **noyer** (feuilles) et **chiendent** (racines) à parts égales, à raison de 5 grammes de décoction par tasse.

Aromathérapie

- Mélanger à parts égales des huiles essentielles de **girofle**, de **romarin**, de **menthe poivrée**, de **carvi** et de **cyprès**. Prendre 1 goutte trois fois par jour sur un petit morceau de sucre ou avec du miel.

- **Si votre indice s'est modifié par rapport à celui que vous aviez avant d'être enceinte,** mais est compris entre 20 et 25, vous êtes toujours à un poids normal. Mais peut-être que vous vous sentirez mieux avec un poids inférieur. Suivez alors une alimentation minceur le temps de revenir à votre « poids de forme ».
- **Si votre indice est le même avant et après la naissance du bébé,** vous avez retrouvé votre poids d'équilibre. Pour le conserver, suivez nos conseils d'hygiène de vie.
- **Si votre indice se trouve entre 25 et 30,** faites un régime mais sans vous priver, sur plusieurs mois.
- **Si votre indice est supérieur à 30,** consultez un spécialiste (diététicien, nutritionniste, médecin...). La tâche sera facilitée par une aide extérieure.

  Une bonne mesure est de consommer 1 500 calories par jour, ce qui représente une diminution du tiers par rapport à l'alimentation conseillée pendant la grossesse et suffit pour entraîner une perte de poids. Cet apport énergétique permet de varier les menus, d'excuser des élans de gourmandise, puis de se stabiliser à des taux souhaitables (1 800 à 2 000 calories par jour) tout en perdant entre 2 et 3 kilos par mois. Il est de plus préférable pour la peau, déjà distendue pendant la grossesse, de perdre du poids progressivement.

N'oubliez pas l'adage « plus on fait de régimes, plus on grossit ». Passser de 2 000 calories à 1 000 calories par jour crée un état de manque pour le corps. Il réagit en puisant dans l'énergie de ses réserves, entraînant une fonte des muscles : or, les muscles d'une jeune mère sont déjà affaiblis, il est donc inutile de les diminuer encore. Le corps se met en état d'alerte et stocke plus de graisse, tout en tirant un « signal d'alarme » : la sensation de faim est accrue.

Le décalage excessif entre votre alimentation spontanée et le régime ne pourra pas être maintenu longtemps. Vous finirez par craquer ! Tout est une question d'équilibre : si l'on absorbe chaque jour 50 calories de plus qu'on n'en brûle, on prend 3,1 kilos par an...

- **Mincir est un processus qui doit s'effectuer sur le long terme : il faut modifier ses habitudes alimentaires.**

La silhouette et l'esthétique

Ce dernier volet de la remise en forme postnatale est peut-être le plus agréable : retrouver une silhouette seyante. De nombreuses jeunes mères s'aperçoivent que leur régime les fait maigrir du visage et de la poitrine, mais qu'il ne supprime pas le moindre centimètre de leurs cuisses. Il existe heureusement de nombreuses techniques pour « remodeler » son corps, des techniques passives ou actives, certaines plus efficaces que d'autres. L'objectif devrait toujours être de stimuler le corps afin qu'il draine les excès de graisse et de toxines, et d'encourager l'oxygénation des tissus. Nous avons sélectionné quelques approches qui nous paraissent être des compléments efficaces à un régime, à une bonne statique et à une remusculation.

Le drainage lymphatique

Les cellules du corps baignent dans un liquide appelé la lymphe. Or, toutes les activités entreprises par les cellules produisent des déchets qui sont évacués dans la lymphe. Ce liquide est ensuite renouvelé par le système lymphatique, un réseau de vaisseaux remplis de toxines, de cellules gorgées de graisse en cours d'auto-asphyxie, de virus et de microbes qui parcourt le corps vers les stations d'épuration : les ganglions. Une fois « traités », les déchets sont acheminés vers la vessie et évacués par les urines. Le liquide lymphatique purifié retourne dans le circuit sanguin afin de réalimenter les cellules.

Le système lymphatique, moins connu mais tout aussi vital que le système circulatoire, ne bénéficie pas d'un « moteur » tel que le cœur. Situé juste sous la peau, il dépend de pulsions très douces (selon un rythme solaire) actionnant un système de valves qui s'ouvrent et se ferment pour faire avancer le liquide. Ces pulsions dépendent principalement de deux mouvements du corps, la marche, pour créer une pression vers le haut, et la respiration, qui retransmet cette pression par le diaphragme.

Or, la vie moderne est de plus en plus sédentaire. Nous restons souvent assis, le thorax plié en deux, réduisant l'amplitude du mouvement du diaphragme et donc l'efficacité du système de pompage : les valves du système lymphatique deviennent flasques et inefficaces, les déchets s'éliminent moins bien. Il faut donc trouver un moyen pour relancer le mécanisme et obliger les valves à être plus toniques. Cela se fait par une pression très douce à fleur de peau, en particulier au niveau du cou, du diaphragme, des jambes et des ganglions. Il ne faut surtout pas écraser les vaisseaux, mais les stimuler pour qu'ils reprennent leur travail.

Le drainage lymphatique manuel représente un précieux complément à tout effort d'amincissement, car il permet à un corps « endormi » de mieux éliminer la graisses et les toxines qui l'empâtent.

Après une grossesse et un accouchement, une femme a énormément de déchets à évacuer. Si la séance en elle-même est très relaxante, l'effet différé est tonifiant. Savoir bien « drainer » un corps demande beaucoup de patience, d'attention et de douceur. Une séance de drainage doit durer au moins cinquante minutes et commencer par les aines, pour stimuler les ganglions. Cette technique a malheureusement été utilisée de manière abusive par de nombreuses esthéticiennes insuffisamment formées ou par des kinésithérapeutes qui réduisaient le travail à une demi-heure, ignoraient souvent le cou et l'abdomen, et massaient trop en profondeur en écrasant les vaisseaux. Depuis le printemps 1998, le drainage lymphatique ne peut plus être effectué que par des praticiens diplômés.

La cellulite

C'est l'engorgement du tissu conjonctif et des lymphes. Des amas graisseux (appelés « adipocytes » en termes médicaux) sont enfermés dans un réseau d'adhérences (compartiments étanches remplis d'eau, de sel et d'hormones) qui empêchent l'évacuation naturelle des déchets. La cellulite touche essentiellement les femmes et toujours aux mêmes endroits : le bassin, les cuisses, les genoux et les chevilles... alors que la graisse peut exister à n'importe quel endroit du corps. Les signes de la cellulite sont la peau d'orange, le signe des grains de riz (la pression de la cellulite fait apparaître des granulations qui ressemblent à des grains de riz) et la douleur (contrairement à la graisse).

Ses causes principales sont les troubles circulatoires, le dérèglement nerveux et le déséquilibre hormonal. Mais les causes secondaires sont nombreuses : constipation, affaiblissement du foie (surtout par abus de sucreries), mauvaise digestion ou mauvaise statique qui entrave la circulation.

Les hormones de la grossesse favorisent l'apparition de cellulite, en provoquant une rétention d'eau et des troubles circulatoires.

Un traitement efficace requiert deux actions : désagréger les amas graisseux (déloger les adhérences) et évacuer les déchets. Si un traitement comporte uniquement l'une de ces actions, il ne peut être efficace.

Ce que vous pouvez faire

- **Les massages manuels :** c'est une approche mécanique. La méthode du massage « palpé-roulé », effectuée par des mains expertes (qui savent doser la pression et insister aux endroits stratégiques), a une action de « désengorgement » sur les tissus cellulitiques. Elle est suivie par un massage circulatoire qui améliore les échanges au niveau cellulaire, ce qui augmente l'élimination.
  Son action au niveau de la microcirculation de la peau permet la restructuration du tissu conjonctif et améliore donc l'apparence de la peau. Enfin, son action relaxante est aussi bénéfique pour le corps que pour l'esprit.
  La technique du « palpé-roulé » est pratiquée par des kinésithérapeutes spécialement formés. Une séance dure environ une heure. Une dizaine de séances sont nécessaires pour obtenir un résultat.
- **Les massages mécaniques :** il existe plusieurs machines qui reproduisent le mécanisme du massage palpé-roulé en aspirant la peau. Toutefois, il est essentiel que le travail mécanique soit suivi d'un massage circulatoire manuel afin de permettre l'élimination des déchets délogés par la machine. Si vous avez une tendance aux varicosités, le praticien évitera de mettre une forte pression. Certaines femmes préfèrent cependant la plus grande sensibilité de la main humaine...
  Évitez tout massage traumatisant, qui attaque la cellulite avec des moyens manuels ou mécaniques et la décolle sans la faire disparaître.

- **L'électrostimulation :** il existe actuellement sur le marché un grand nombre d'appareils qui utilisent le courant électrique, soit pour stimuler les fibres musculaires (« gymnastique passive »), soit pour « liquéfier » les couches de graisse. Certains petits appareils sont même destinés aux particuliers pour une utilisation chez soi.
  Utilisée sous la surveillance d'un praticien bien formé, l'électricité peut renforcer un travail de remise en forme qui doit comporter obligatoirement une dimension diététique et de l'exercice. Toutefois, les petits appareils à courant galvanique vendus aux particuliers sont dangereux. Leur utilisation est d'ailleurs souvent douloureuse.
- **L'électro-cellulo-lipolyse :** il s'agit d'un courant électrique biphasique à moyenne nulle (ne présentant aucun danger pour les femmes qui ont un stérilet) transmis aux parties graisseuses du corps (cuisses, ventre, fesses) par de fines bandelettes adhésives. La séance d'électro-cellulo-lipolyse, proposée dans certains centres sportifs et de remise en forme, dure environ trente minutes. Elle est immédiatement suivie par quarante-cinq minutes d'exercices cardio-vasculaires (machine à ramer, bicyclette stationnaire, machine à grimper, tapis), à une fréquence cardiaque de 60 à 70 (vitesse maximum des battements du cœur de la femme).
  L'électricité sollicite les couches de graisse afin de rendre les membranes perméables et de permettre à l'organisme de s'en débarrasser naturellement dans le sang et dans les urines. Pour cette raison, une activité physique qui utilise la graisse « débloquée » comme combustible est indispensable. Environ dix séances sont nécessaires, en complément d'un plan diététique, afin de perdre de la graisse de façon localisée. Ces séances devront être répétées presque tous les ans.
- **La mésothérapie :** son principe est de soigner le plus près possible de la racine du mal, en injectant sous la peau des minidoses de substances thérapeutiques appropriées à la pathologie. Cela permet d'éviter le transit des

médicaments par l'estomac ainsi que leur dispersion dans les régions saines du corps. Le médicament est injecté avec de minuscules aiguilles de 4 millimètres (donc très peu traumatisantes) au niveau du derme. Pour un traitement anticellulite, au rythme d'une séance par semaine pendant huit à dix semaines, le médecin injecte sous la peau un mélange d'enzymes qui dissolvent la graisse et combattent la rétention d'eau, ainsi que des produits qui stimulent la circulation afin d'éliminer les déchets ainsi « délogés ».

- **La liposuccion :** c'est la façon la plus radicale, par la chirurgie esthétique, d'éliminer définitivement la cellulite en l'aspirant. Mais, si les troubles circulatoires, hormonaux ou d'hygiène de vie persistent, elle peut réapparaître ailleurs sur le corps.

  En complément aux méthodes mentionnées ci-dessus, un traitement général de la cellulite devrait inclure les démarches suivantes :

- **Un régime alimentaire** riche en eau et pauvre en sel, avec une augmentation de la ration protéinée (beaucoup de viande maigre, de poisson, de crustacés, de volailles) car les protéines ont un rôle anti-œdémateux.
- **Une régularisation hormonale** si un trouble existe, par exemple si la prise de la pilule a entraîné l'apparition de cellulite.

Un traitement régulateur (de préférence naturel) du système nerveux, en particulier chez les femmes anxieuses.

De la gymnastique abdominale qui tonifie la musculation et combat la paresse intestinale.

Un diurétique léger associé au potassium, mais pas plus d'une ou deux fois par semaine.

Toutefois, aucun régime hypocalorique ne pourra éliminer la cellulite.

Quelques remèdes

Phytothérapie

- Pour favoriser la microcirculation et aider à contenir la cellulite : massages avec de la **santelle sisatique**. L'efficacité des massages peut être augmentée par l'utilisation d'huiles essentielles dont les effets drainants, raffermissants et tonifiants sont bien connus.
- Pour refaire le galbe de la poitrine : l'huile essentielle de **géranium** est riche en phytohormones qui agissent à l'égal des hormones humaines. Un massage des muscles de la poitrine et de la région qui se trouve sous les seins deux fois par jour peut avoir d'excellents effets pour accélérer le retour d'un beau galbe (attention, il faut être persévérante pour obtenir de bons résultats) : 16 gouttes d'**ylang-ylang** et 9 gouttes de **géranium** dans 50 millilitres d'huile végétale (autre que jojoba).
- Pour amincir les cuisses : l'huile essentielle de **genévrier** *(Juniperus communis)* possède une action diurétique qui raffermit et tonifie. L'huile essentielle de **cyprès** *(Cupressus sempervirens)* a une action astringente. Et l'huile de **jojoba** *(Simmondsia chinensis* ou *Simmondsia californica)* aide à éliminer la graisse et les toxines superflues. Masser donc avec : 10 gouttes de **cyprès**, 10 gouttes de **genièvre** et 5 gouttes de **lavande** dans 50 millilitres de base végétale contenant au moins 50 % d'huile de **jojoba**.
- Mettre quelques gouttes d'huile essentielle de **genévrier** dans son bain. Attention : si vous avez de grosses cuisses mais de petits seins, ne mouillez pas vos seins !

Les varices

En complément des **artères** qui transportent du sang « neuf », riche en nutriments et en oxygène, les **veines** servent à diriger le sang « usagé » vers le cœur afin qu'il soit purifié et réalimenté en oxygène. Plus nombreuses et plus grosses que les artères, les veines ont toutefois des parois plus minces, capables d'une constriction et d'une dilatation plus importantes. Deux grands systèmes veineux sillonnent notre corps : le système profond, qui draine 90 % du sang veineux ; et le système superficiel, qui en transporte 10 %. Les deux systèmes sont reliés par des veines perforantes qui laissent passer le sang uniquement de la superficie vers la profondeur. Le retour veineux est assuré par l'aspiration cardiaque, les contractions musculaires et l'impulsion donnée chaque fois que l'on pousse sur la plante des pieds.

À l'intérieur des veines, une série de valvules reprend le rythme de pompage du cœur et pousse le sang en avant. Elles doivent donc être bien toniques et serrées pour empêcher le sang de stagner ou de refluer dans le mauvais sens. Si les veines du système superficiel gonflent trop ou si leurs valvules ne fonctionnent plus efficacement, elles deviennent très apparentes, provoquent des fourmillements et des crampes. Ce sont les varices. Les varices peuvent apparaître au premier trimestre de la première grossesse, surtout si la femme a une prédisposition familiale. Contrairement à l'opinion générale, 70 % des varices apparaissent avant le 6e mois de grossesse. La maladie variqueuse (son nom médical) est héréditaire et congénitale. Elle évolue toute la vie et peut être bien soignée, mais elle n'est jamais guérie ; 70 % des malades sont des femmes. Les phlébologues (médecins spécialisés dans les problèmes veineux) disent pouvoir prédire l'avenir veineux d'une femme en regardant les jambes de ses parents. Comme les hormones ont un impact important sur la qualité des veines, l'apparition de varices est souvent déclenchée par un dérèglement hormonal : une grossesse, la prise de la pilule, la ménopause ou un traitement hormonal.

C'est avant tout l'action des hormones de la grossesse sur les tissus élastiques qui entraîne une dilatation veineuse généralisée. Les parois des veines deviennent lisses, fragiles, et se gonflent donc facilement avec l'augmentation du volume sanguin (qui passe de 4 à 6 litres pendant la grossesse). Les valvules, suffisantes pour une veine de calibre normal, n'assurent plus leur rôle lorsque la veine est dilatée par l'effet hormonal. Le sang stagne ou circule dans le mauvais sens, surtout dans les veines perforantes.

Plus l'utérus grossit, plus il écrase la veine cave contre les vertèbres, comprimant ainsi le retour veineux. Lorsque la femme enceinte se tient longtemps debout, son poids et l'effet de la pesanteur ralentissent encore la circulation sanguine, accentuant le processus que nous venons de décrire. En effet, 1 kilo de poids supplémentaire dans le ventre représente une pression supplémentaire de 4 kilos sur le système veineux et lymphatique des membres inférieurs.

Si une veine retrouve son tonus normal, ses valvules peuvent à nouveau fonctionner normalement. Mais, si la veine reste dilatée, ses valvules perdent définitivement leur efficacité. Pour cette raison, les varices peuvent aussi apparaître pendant les dérèglements hormonaux de la période postnatale ou s'accentuer au fil des grossesses (elles peuvent régresser complètement après une première grossesse puis de moins en moins par la suite).

Chez la femme enceinte ou chez la jeune mère, les varices apparaissent surtout sur le bord inférieur de la fesse, les faces latérales des cuisses et des jambes, l'arrière du genou (endroit de prédilection pour le mal aux jambes), le bord du pied et les chevilles, la vulve (mais elles disparaissent dans les heures qui suivent l'accouchement, souvent pour réapparaître lors de la grossesse suivante). Les varices peuvent aussi se former sur l'œsophage, sur les cordes vocales ou sur l'abdomen, mais celles-ci sont rarement liées à la grossesse.

Les varices sont accentuées par l'hérédité (dans 80 % des cas), la chaleur et le soleil (qui augmentent la dilatation des veines), le croisement des jambes (cela coince la saphène externe, une des deux veines principales du réseau superficiel du corps), la vie sédentaire (ralentissement du phénomène de pompe à la marche), la station debout (effet aggravant de la pesanteur), une prise de poids de plus de 12 kilos pendant la grossesse.

Les facteurs héréditaires ont une telle influence sur l'apparition des varices que la prévention n'est que moyennement efficace. Toutefois, l'utilisation de veinotoniques et certains facteurs d'hygiène de vie peuvent avoir un effet bénéfique.

Ce que vous pouvez faire

- Surélevez le bas de votre lit.
- Portez des collants ou des chaussettes de contention.
- Prenez des bains dont la température n'excède pas 38 °C.
- Évitez les chauffages au sol.
- Évitez les aliments pimentés.
- Prenez des vitamines du groupe B.
- Faites de l'exercice : à chaque respiration, la montée et la descente du diaphragme aspirent la circulation veineuse, facilitant ainsi le retour du sang au cœur. Dans des situations de stase veineuse, il est donc nécessaire de mobiliser de façon importante le diaphragme (exercices qui augmentent le rythme cardiaque tels que la marche, la course, la natation, la bicyclette, le tennis).

Ce que peut faire le médecin

La douleur ou le souci esthétique peuvent amener une jeune mère à consulter un phlébologue après son retour de couches (il faut que le cycle hormonal normal ait repris). Le phlébologue lui proposera deux traitements possibles.

- **La sclérose :** si seules les petites veines sont affectées, il est possible d'y injecter un produit sclérosant qui se déposera sur les parois de la veine. Les parois s'accoleront entre elles, causant une réaction fibreuse. Le sang coagulera sur place, la veine ne fonctionnera plus et sera réabsorbée dans les tissus. Elle disparaîtra. La sclérose doit être entretenue chaque année, car les veines se reconstituent.

- **La chirurgie :** si la maladie variqueuse affecte une des deux veines principales du réseau superficiel du corps (les saphènes), il faut l'enlever. L'intervention consiste à extraire une section de veine après l'avoir ligaturée. Heureusement, le système vasculaire du corps humain dépasse de loin les besoins de l'organisme. La circulation ne sera pas affectée par la disparition de cette veine. Si la maladie affecte d'autres veines superficielles, elles peuvent être enlevées en partie par phlébotomie ambulatoire. Cependant, les veines repoussent...

  Un examen Doppler doit être pratiqué pour vérifier la taille des veines avant toute intervention chirurgicale.

  Autrefois, les femmes attendaient d'avoir eu leur dernier enfant avant de consulter un phlébologue. Aujourd'hui, sachant que les traitements ne sont pas définitifs, elles préfèrent commencer à se soigner dès la première grossesse.

Quelques remèdes

Phytothérapie

- **Marron d'Inde** ou **mille-feuille**, **hamamélis** et **vigne rouge** en tisanes.
- Ou les mêmes plantes, ainsi que le **cassis**, le **petit-houx** et le **mélilot**, sous forme de gélules ou de poudre concentrée.

Homéopathie

- Prendre, à parts égales, de l'**Hamamélis**, de l'**Aesculus**, de la **Pulsatilla** et de l'**Arnica**.

- **La mésothérapie** propose aussi des injections dans les veines saphènes et sur le parcours des varices, au rythme d'une par mois, jusqu'à ce que la tonicité veineuse soit améliorée. Comme pour la sclérose, la patiente devra consulter un mésothérapeute chaque année, particulièrement avant l'été.

La chirurgie esthétique

C'est une solution rapide pour sculpter une silhouette qui refuse de s'affiner plus d'un an après l'accouchement. Les femmes y ont de plus en plus recours, parfois plus pour leur bienfait psychologique que pour un réel besoin physique. La décision est presque toujours d'origine psychologique, et correspond souvent à l'envie de prendre un nouveau départ. Certaines femmes se l'offrent à la suite de leur dernière maternité afin de clore cette période. D'autres pensent accélérer leur remise en forme et s'épargner des régimes et des séances de gymnastique. D'autres encore se retrouvent avec un superbe bébé mais se sentent pénalisées sur le plan esthétique par une trop grande prise de poids pendant la grossesse – poitrine hypertrophiée, vergetures très visibles, diastasis des grands droits abdominaux. La chirurgie esthétique n'est pas une façon de maigrir, c'est le complément d'un programme de diététique et de gymnastique bien conduit. Elle ne pourra tonifier des muscles flasques ni empêcher un ventre de gonfler.

La maternité (comme plus tard la ménopause) modifie le schéma hormonal du corps, entraînant une redistribution de la graisse, en particulier dans les hanches et les cuisses. Malgré de nombreux régimes et efforts de remodelage, certaines femmes n'arrivent toujours pas à affiner leurs cuisses. La gymnastique peut également être impuissante dans certains cas avancés de diastasis des grands droits. Quelles sont les interventions les plus courantes ?

Conseils

Il est important de parler de votre décision avec votre conjoint avant d'entreprendre une opération de chirurgie esthétique (surtout sur les seins). La plupart des hommes trouvent leur femme à leur goût, et ne sont pas emballés par l'idée d'une prothèse mammaire ou d'une intervention sur son corps. Prenez le temps de mûrir ensemble la décision.

Et surtout, n'oubliez pas qu'il faut presque un an au corps de la femme pour se remettre d'un accouchement. Après tout, la femme préhistorique avait des réserves de graisse pour deux années d'allaitement ! Votre silhouette va évoluer au cours des mois qui suivent l'arrivée de l'enfant, et réagira de mieux en mieux à vos efforts d'amincissement.

Les seins

Il est conseillé aux mères d'attendre d'avoir eu tous leurs enfants avant de se faire remodeler la poitrine, surtout si elles comptent allaiter de nouveau (l'allaitement fait trop varier le volume des seins et va donc tirer sur les tissus cicatriciels). La reprise d'une activité normale est possible huit à quinze jours après l'intervention, avec la reprise du sport environ six semaines plus tard.

Le ventre

Nous avons déjà parlé de l'opération du diastasis des grands droits page 432. La chirurgie esthétique peut aussi diminuer un ventre trop rond (petit bedon sous le nombril). Si les muscles de la femme sont toniques, une lipoaspiration peut suffire.

Qu'il s'agisse des seins ou du ventre, l'intervention doit être pratiquée au plus tôt six mois après le dernier accouchement et une fois le poids normal d'avant la grossesse retrouvé. Il faut attendre deux mois afin de voir 50 % du résultat (au début, l'œdème remplace la graisse extraite). Le résultat définitif n'apparaît qu'au bout de six mois.

Les cuisses et les hanches

C'est la partie du corps qu'on peut traiter sans attendre d'avoir eu tous ses enfants, car la peau est encore tonique chez une femme jeune (la cicatrice sera par contre plus esthétique chez une femme plus âgée). L'intervention se fait par liposuccion, efficace pour réduire la « culotte de cheval », mais qui ne peut toutefois éliminer la « peau d'orange » sur des cuisses déjà minces, ni garantir que la peau ne deviendra pas flasque sur la face intérieure des cuisses. Elle nécessite surtout un entretien – surveillance du poids, gymnastique – afin que ses effets soient durables. La liposuccion n'est pas un procédé d'amaigrissement mais un remodelage. L'aspect définitif apparaîtra trois à quatre mois après l'opération.

Par ailleurs on a souvent tendance à minimiser les suites de telles interventions.

Comment choisir un bon chirurgien ?

Selon les statistiques fournies par les compagnies d'assurances, il existe en France environ 4 000 médecins qui s'intéressent à la chirurgie esthétique alors que 500 seulement sont reconnus par le Conseil de l'Ordre (qui tient à jour des listes dans chaque département).

Un bon chirurgien a reçu un solide enseignement théorique et pratique dans un hôpital, sanctionné par l'internat des hôpitaux d'une ville de faculté, et possède le titre d'« ancien chef de clinique ». La présence sur l'ordonnance des termes « chirurgie esthétique » ou « chirurgie dermatologique » indique une pratique, mais pas nécessairement une qualification. Les recommandations de votre médecin de famille, des résultats observés chez une amie peuvent également être utiles.

À LIRE :

Dr Henri Danon, *Après la grossesse – formes et esthétique*, De Vecchi, 2003. Ecrit par un spécialiste de la chirurgie plastique, ce livre décrit les règles préventives et les mesures curatives (liposculpture, remodelage...) que propose la chirurgie.

ADRESSES UTILES :

Le drainage lymphatique
www.médecine-douce.com/biblio/drainage.htm et www.naturosante.com – Ces sites généraux proposent des annuaires de praticiens de drainage lymphatique.

Pour trouver un praticien de la technique Vodder :

www.drainagelymphatique.info – Site privé mais qui propose une liste des praticiens en Belgique, au Canada, en France et en Suisse.

Pour trouver un praticien de la lympho-énergie (approche qui associe des manœuvres originales de relance lymphatique à des points d'énergie chinoise) :
www.lympho-énergie.com

Mésothérapie

www.sfmesothérapie.com – Site de la Société française de mésothérapie qui propose une liste de praticiens.

La chirurgie esthétique

Association française des médecins esthéticiens
60, Bd Malesherbes
75008 Paris
Tél. : 05 57 81 41 73.
www.afme.org

www.estheweb.com – « L'esthétique en blouse blanche. » Portail offrant un accès direct à l'information et à des avis d'experts dans le secteur de la forme et de la beauté.

www.esthétique-chirurgie.org – Notamment, des informations sur l'écartement des muscles grands droits.

www.plasticiens.org – Le site portail de la chirurgie plastique reconstructrice et esthétique.

ANNEXES

Index

Remerciements

Ce livre n'aurait jamais vu le jour sans la participation d'un grand nombre de spécialistes qui ont accepté de partager leur expertise.

Trois d'entre eux se sont particulièrement investis dans ce projet :

Le Dr Daniel de Pariente, gynécologue-obstétricien
Mme Monique Jolly-Poulain, kinésithérapeute, DE et psychothérapeute
Mme Agnès Mignonac, diététicienne

Et cinquante-deux autres m'ont apporté leur temps, leurs connaissances et leur soutien :

Anesthésiste : Dr Dominique Viard
Chirurgien plastique et esthétique : Pr Jean-Marc Soubiran
Dermatologue : Dr Monique Pelisse
Gynécologue-sexologue : Dr Marc Ganem
Gynécologue-psychosomaticien : Dr Sylvain Mimoun
Kinésithérapeutes : Philippe Barman, Heide Bose, Catherine Casini, Véronique Lancereau, Roland Leclerc
Médecin acupuncteur : Dr Jean-Michel Frey
Médecins homéopathes, phytothérapeutes et oligothérapeutes : Drs Sylviane Koch, Bernard Saal, J.-M. Tétau
Naturopathes, aromathérapeutes : Ghislaine Gerber, André Nahum (aromathérapie-shiatsu), Dr Christian Perez
Nutritionnistes : Drs Eva Mimoun, Patrick Sabatier
Périodentiste : Dr Sylvain Altglas
Phlébologue : Dr Claudine Sicard
Proctologue : Dr Jean-Marc Gélinet

Professeurs de gymnastique : Susan Barlier, Josette Calmeil, Patrick Joly, Mme Mars, Françoise Weidmann

Sages-femmes : Chantal Birman, Alice Grainger-Gasser, Maria Knerr, Benoît Legoedec, Christine Michel, Anne-Marie Mouton, Valérie Niel, Dominique Olivier, Anne-Marie Pierret, Geneviève Ravillon, Séverine Ravillon, Marcelline Retailleau, Mme Siri, Gudule Taffin-Reneaud, Margot Thieux, Dominique Trinh-Dinh

Sophrologue : Dominique Ravarit

Thérapeutes manuels : Jean-Michel Eté, Dominique Guetta, José Kunstler, Laurent Serpaggi, Marie-Claude Vidal

Urologues : Drs Odile Cotelle-Bernède, Jean-Marc Duclos, Yves Thébaut

Parmi les trois cents femmes qui ont bien voulu me parler de leur expérience et m'apporter leurs conseils, je tiens à remercier particulièrement Alina Barrowcliffe, Corinne Bauer, Mathilde Coste, Amanda Fischer, Ileana Giesen et surtout Annick Mareuse, sans qui ce livre serait encore un mélange de franglais incompréhensible !

Table des matières

CINQUIÈME PARTIE – **Le couple**

SIXIÈME PARTIE – **La remise en forme**

Annexes